JN244280

婦人科がん取扱い規約

抜粋【3版】

日本産科婦人科学会・日本病理学会・
日本医学放射線学会・日本放射線腫瘍学会 ● 編

金原出版株式会社

　2013 年 2 月に婦人科がん取扱い規約 抜粋の第 2 版が出版されてから 5 年が経つ。この間に，まず卵巣癌の FIGO 進行期分類改訂（2014 年）に対応した卵巣腫瘍・卵管癌・腹膜癌取扱い規約 臨床編 第 1 版（2015 年）が発刊され，婦人科がんの WHO 組織学的分類（2014 年）に対応するために，卵巣腫瘍・卵管癌・腹膜癌取扱い規約 病理編 第 1 版（2016 年）・子宮頸癌取扱い規約 病理編 第 4 版（2017 年）・子宮体癌取扱い規約 病理編 第 4 版（2017 年）が相次いで発刊された。その結果，規約と規約抜粋との間で情報の乖離が見られるようになり，規約抜粋 第 2 版をご利用の先生から改訂を望む声が出版社に多数寄せられるようになった。また，進行期などの情報をスマートフォンやタブレットなどの電子媒体に入れて持ち運ぶ医師も増えつつあるが，実際の臨床現場では電子媒体を利用することが難しいことも多く，紙媒体である規約抜粋の実用性は依然として高いことから，第 3 版の発刊に至った。

　取扱い規約自体の内容増加に伴い，第 2 版の内容を引き継いだまま改訂すると大幅にページ数が増加することから，第 3 版発刊にあたり，あくまで白衣のポケットに入るサイズになるよう工夫する必要があり，抜粋内容の再検討を行った。現在，婦人科癌に対して治療ガイドラインが発刊されていることを受け，各癌の「治療法」及び「絨毛性疾患の化学療法」の項目を削除した。また子宮頸癌及び子宮体癌の「診断法」の項目が取扱い規約 第 3 版（2012 年）からの抜粋とな

り，現在の臨床にそぐわない点があることから，取扱い規約抜粋からは削除した。一方，臨床の現場で利用されることの多い「ベセスダシステム 2001 細胞診結果とその取扱い」と「コルポスコピー所見分類」については，「婦人科腫瘍関連リンパ節の部位と名称」，「RECIST に準拠した効果判定規準」，「有害事象共通用語規準」とともに資料として掲載し，実用性を損なわないようにしている。

　取扱い規約作成・改訂に尽力されたすべての先生に感謝申し上げるとともに，本書が多くの先生に臨床の現場で役立てていただけることを願う次第である。

2018 年 4 月

日本産科婦人科学会 婦人科腫瘍委員会

委員長　榎本 隆之

日本産科婦人科学会 婦人科腫瘍委員会

委員長	榎本 隆之
副委員長	八重樫 伸生
委　員	井箟 一彦，牛嶋 公生，生水 真紀夫，
	田代 浩徳，永瀬 智，　万代 昌紀，
	三上 幹男，宮本 新吾，森重 健一郎，
	吉田 好雄

（50 音順）

　1999 年 2 月，婦人科がん取扱い規約 抜粋の第 1 版が出版されてから，すでに 14 年近くになる。規約抜粋は婦人科腫瘍の臨床現場において，長きにわたり産婦人科専攻医から婦人科腫瘍専門医に至るまで，幅広い層で愛用されてきた。婦人科腫瘍を取り扱う医師の白衣のポケットには，必ずといっていいほど，抜粋の書が忍び込んでいたと思う。病棟，外来，そしてカンファレンスの場で，われわれを迅速に取扱い規約の世界へと導いてくれた。婦人科腫瘍の諸規約の改訂に伴い，抜粋第 1 版は 3 年前に絶版となり，現場の産婦人科医，病理医，放射線科医からは改訂版の出版を望む声が非常に強く，この度，婦人科がん取扱い規約 抜粋第 2 版の発刊に至った。

　この改訂版には，1997 年 8 月卵巣腫瘍取扱い規約第 2 部第 2 版に加え，ここ 4 年間に改訂された 2009 年 12 月卵巣腫瘍取扱い規約第 1 部第 2 版，2011 年 7 月絨毛性疾患取扱い規約第 3 版，2012 年 4 月子宮頸癌取扱い規約第 3 版，2012 年 4 月子宮体癌取扱い規約第 3 版の抜粋が収められている。また，臨床の現場で頻用されるリンパ節名称，RECIST に準拠した効果判定規準，有害事象共通用語規準 v4.0，さらに婦人科腫瘍 TNM 分類それぞれの抜粋も資料として巻末に加え，実用の書としての有用性も非常に高い域に達したと思う。

　本書が再び婦人科腫瘍に携わる医師の白衣のポケットに潜り込み，日常の婦人科腫瘍臨床に役立つのみならず，婦人科腫瘍登録，臨床研究，さらに臨床試験に

際しても，大いに貢献してくれることを願ってやまない。

2013 年 2 月

日本産科婦人科学会 婦人科腫瘍委員会
委員長　青木 陽一

　1990 年に日本産科婦人科学会と日本病理学会の協力により卵巣腫瘍取扱い規約第 1 部が刊行された。それを皮切りに 1995 年絨毛性疾患取扱い規約改訂版，1996 年子宮体癌取扱い規約改訂版，1997 年卵巣腫瘍取扱い規約第 2 部改訂版，そして子宮頸癌取扱い規約改訂版がそれぞれ日本病理学会や日本医学放射線学会の協力を得て刊行された。これらの取扱い規約は，暫時，国際的に通用するような工夫を加えて改訂されてきており国内はもとより国際的にも運用可能なものとなってきている。加えて，これまでの改訂の経緯は日本や世界における婦人科腫瘍に対する考え方の歴史をも反映しており，その点からも興味深く，特に子宮頸癌の Ia 期分類においては日本が国際的な基準決定に貢献した証でもある。また，子宮頸癌，子宮体癌，絨毛性疾患はこれらの取扱い規約に準じて全国的な登録がなされてきており，その実際の治療法の選択や予後解析などにおいて各方面で貢献してきたことは周知のところである。卵巣癌においても試験的登録の段階を終了し本格的な全国登録が開始され，これまでの臨床的取扱いの指針に加え予後解析などにおいても貢献することであろう。

　各取扱い規約に精通し，さらに研鑽を加え，これらの疾患独自の特徴を把握することは婦人科腫瘍に携わるものにとっては必要不可欠なことではあるが，全ての疾患に習熟することはそれほどたやすいことではない。そこで，各疾患の理解の手がかりあるいは臨床現

場での迅速な対応への道標を望む声に対応し，今回の抜粋版の発刊に至った。

　本書は抜粋版ではあるが読みやすくするため一部の文章を手直しするなど導入本としての工夫も加えてある。本書が一人でも多くの方の臨床や研究などの一助にならんことを切に願う次第である。

　尚，本書の作成の全行程は婦人科腫瘍委員会事業（プロジェクト名「婦人科腫瘍取り扱い総集編作成事業」プロジェクト番号 H9-10-2）として日本産科婦人科学会のサポートにより行なわれたことを付記する。

1999 年 2 月

日本産科婦人科学会 婦人科腫瘍委員会
委員長　薬師寺 道明

■卵巣腫瘍取扱い規約第 1 部第 1 版（1990 年 7 月）
■絨毛性疾患取扱い規約改訂第 2 版（1995 年 8 月）
■子宮体癌取扱い規約改訂第 2 版（1996 年 3 月）
■卵巣腫瘍取扱い規約第 2 部改訂第 2 版（1997 年 8 月）
■子宮頸癌取扱い規約改訂第 2 版（1997 年 10 月）

改訂委員会　委員

子宮頸癌取扱い規約委員会
第3版改訂委員会

委員長　　嘉村敏治

日本産科婦人科学会委員

　　　　　櫻木範明 (婦人科腫瘍委員会委員長)

　　　　　青木陽一　加来恒壽　吉川史隆　小林　浩
　　　　　斎藤　豪　玉腰浩司　日浦昌道　平井康夫
　　　　　八重樫伸生

日本病理学会委員

　　　　　坂本穆彦 (癌取扱い規約委員会委員長)

　　　　　河内茂人　笹島ゆう子　長坂徹郎　名方保夫
　　　　　安田政実

日本医学放射線学会委員

　　　　　戸板孝文　山下康行

日本放射線腫瘍学会委員

　　　　　生島仁史　加藤真吾　茶谷正史　　　　(50音順)

子宮体癌取扱い規約 (病理編)
第4版委員会

日本産科婦人科学会婦人科腫瘍委員会 (平成27〜28年度)

委員長　　片渕秀隆

副委員長　榎本隆之

委　　員　井箟一彦　牛嶋公生　齋藤俊章　杉山　徹
　　　　　鈴木　直　田代浩徳　永瀬　智　万代昌紀
　　　　　三上幹男　宮本新吾

婦人科がん取扱い規約改訂小委員会 （平成 27～28 年度）

委員長　　杉山　徹

委　員　　榎本隆之　岡本愛光　田代浩徳　馬場　長

子宮体癌取扱い規約改訂小委員会

婦人科系

委員長　　片渕秀隆

副委員長　榎本隆之

小委員長　杉山　徹

委　員　　青木大輔　岡本愛光　加未恒壽　小西郁生
　　　　　斎藤　豪　三上幹男　八重樫伸生

病理系

委員長　　安田政実

委　員　　笹島ゆう子　津田　均　名方保夫　三上芳喜
　　　　　柳井広之

幹　事　　田代浩徳[*]　馬場　長 （[*]は主幹事） (50 音順)

子宮体癌取扱い規約委員会
第 3 版改訂委員会

委員長　　嘉村敏治

日本産科婦人科学会委員

　　　　　櫻木範明 （婦人科腫瘍委員会委員長）

　　　　　青木陽一　加来恒壽　吉川史隆　小林　浩
　　　　　斎藤　豪　玉腰浩司　日浦昌道　平井康夫
　　　　　八重樫伸生

日本病理学会委員

　　　　坂本穆彦 （癌取扱い規約委員会委員長）

　　　　手島伸一　寺戸雄一　三上芳喜　安田政実

　　　　柳井広之

日本医学放射線学会委員

　　　　戸板孝文　山下康行

日本放射線腫瘍学会委員

　　　　生島仁史　加藤真吾　茶谷正史　　　　（50音順）

卵巣腫瘍・卵管癌・腹膜癌取扱い規約
第1版委員会

日本産科婦人科学会婦人科腫瘍委員会（平成25～26年度）

委員長　　　　青木大輔

副委員長　　　片渕秀隆

委　　員　　　加藤秀則　齋藤俊章　鈴木　直　蜂須賀徹

日本産科婦人科学会婦人科腫瘍委員会（平成27～28年度）

委員長　　　　片渕秀隆

副委員長　　　榎本隆之

委　　員　　　井筒一彦　牛嶋公生　齋藤俊章　杉山　徹

　　　　　　　鈴木　直　田代浩徳　永瀬　智　万代昌紀

　　　　　　　三上幹男　宮本新吾

本邦における卵巣腫瘍の登録のあり方検討小委員会（平成
25～26年度）

委員長　　　　杉山　徹

委　　員　　　岡本愛光　紀川純三　齋藤　豪

　　　　　　　長谷川清志

婦人科がん取扱い規約改訂小委員会（平成 27〜28 年度）

委員長　　　杉山　徹
委　員　　　榎本隆之　岡本愛光　田代浩徳　馬場　長

卵巣腫瘍取扱い規約改訂小委員会

委員長　　　杉山　徹
婦人科系委員　青木大輔　牛嶋公生　岡本愛光　加来恒壽
　　　　　　　片渕秀隆　紀川純三　小林裕明　小林　浩
　　　　　　　齋藤　豪　齋藤俊章　蜂須賀徹　深澤一雄
　　　　　　　万代昌紀　三上幹男　八重樫伸生
　　　　　　　山上　亘
病理系委員　　清川貴子　笹島ゆう子　津田　均
　　　　　　　福永眞治　三上芳喜　安田政実
幹　事　　　田代浩徳　馬場　長
実務委員　　　小島淳美　　　　　　　　　　　　　（50 音順）

絨毛性疾患取扱い規約
第 3 版改訂委員会

委員長　田中忠夫
日本産科婦人科学会委員
　　　　　青木陽一　井箟一彦* 片渕秀隆*
　　　　　加藤秀則　木原真紀　吉川史隆
　　　　　工藤美樹　増崎英明　松井英雄*
　　　　　三浦清徳　大場　隆　佐村　修
　　　　　佐々木茂* 佐々木康　塩田敦子
　　　　　碓井宏和　和氣徳夫　山本英子
　　　　　柳田　聡　矢内原臨

目　次

子宮頸癌取扱い規約　抜粋

子宮体癌取扱い規約　抜粋

卵巣腫瘍・卵管癌・腹膜癌取扱い規約　抜粋

資 料

子宮頸癌取扱い規約

【病理編 第4版】

2017年 7月

抜粋

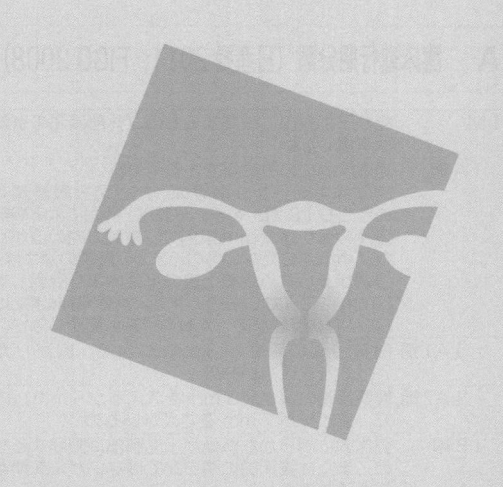

Ⅰ．進行期分類

　進行期分類は，治療法の決定や予後の推定あるいは治療成績の評価などに際し，最も基本となるものである。日本産科婦人科学会では国際的な比較を可能にするため，FIGO による臨床進行期分類と UICC による TNM 分類を採用している。

A　臨床進行期分類（日産婦 2011, FIGO 2008）

Ⅰ期	癌が子宮頸部に限局するもの（体部浸潤の有無は考慮しない）
ⅠA期	組織学的にのみ診断できる浸潤癌 肉眼的に明らかな病巣は，たとえ表層浸潤であってもⅠB期とする。浸潤は，計測による間質浸潤の深さが 5 mm 以内で，縦軸方向の広がりが 7 mm をこえないものとする。浸潤の深さは，浸潤がみられる表層上皮の基底膜より計測して 5 mm をこえないものとする。脈管（静脈またはリンパ管）侵襲があっても進行期は変更しない。
ⅠA1期	間質浸潤の深さが 3 mm 以内で，広がりが 7 mm をこえないもの
ⅠA2期	間質浸潤の深さが 3 mm をこえるが 5 mm 以内で，広がりが 7 mm をこえないもの
ⅠB期	臨床的に明らかな病巣が子宮頸部に限局するもの，または臨床的に明らかではないがⅠA期をこえるもの
ⅠB1期	病巣が 4 cm 以下のもの
ⅠB2期	病巣が 4 cm をこえるもの

Ⅱ期	癌が子宮頸部をこえて広がっているが，骨盤壁または腟壁下 1/3 には達していないもの
ⅡA 期	腟壁浸潤が認められるが，子宮傍組織浸潤は認められないもの
ⅡA1 期	病巣が 4 cm 以下のもの
ⅡA2 期	病巣が 4 cm をこえるもの
ⅡB 期	子宮傍組織浸潤の認められるもの
Ⅲ期	癌浸潤が骨盤壁にまで達するもので，腫瘍塊と骨盤壁との間に cancer free space を残さない，または腟壁浸潤が下 1/3 に達するもの
ⅢA 期	腟壁浸潤は下 1/3 に達するが，子宮傍組織浸潤は骨盤壁にまでは達していないもの
ⅢB 期	子宮傍組織浸潤が骨盤壁にまで達しているもの，または明らかな水腎症や無機能腎を認めるもの
Ⅳ期	癌が小骨盤腔をこえて広がるか，膀胱，直腸粘膜を侵すもの
ⅣA 期	膀胱，直腸粘膜への浸潤があるもの
ⅣB 期	小骨盤腔をこえて広がるもの

[分類にあたっての注意事項]

(1) FIGO 2008 分類では，上皮内癌（CIS）0 期は進行期から除外された。

(2) 臨床進行期分類は原則として治療開始前に決定し，以後これを変更してはならない。

(3) 進行期分類の決定に迷う場合には軽いほうの進行期に分類する。習熟した医師による麻酔下の診察が望ましい。

(4) 進行期決定のために行われる臨床検査は以下のものである。

a) 全身理学的所見，視診，双合診，コルポスコピー，組織生検，頸管内掻爬，子宮鏡，肺および骨の X

　　　線検査。膀胱鏡，直腸鏡，排泄性尿路造影は必須
　　　の項目ではない。

　b）子宮頸部円錐切除術は，臨床検査とみなす。

(5) 従来の進行期分類では「CT や MRI などによる検査結果は治療計画決定に使用するのは構わないが，進行期決定に際しては，これらの結果に影響されてはならない」とされていたが，『子宮頸癌取扱い規約第3版』（2012 年）では FIGO に準じて「CT や MRI などによる画像診断を腫瘍の進展度合いや腫瘍サイズの評価に用いても構わない」とした。CT や MRI などによる腫瘍の進展度合いや腫瘍サイズについては別途記載する。ここでいう進展度合いとは，子宮傍組織浸潤，腟浸潤，膀胱・直腸浸潤，骨盤リンパ節転移のことである。

子宮頸癌の臨床進行期分類（日産婦 2011）診断への画像診断の使用については 2013 年 3 月に以下の追記がなされたことに留意する。「CT や MRI などによる画像診断を腫瘍サイズや腫瘍の進展度合いの評価に用いて構わないが，臨床進行期決定は従来からの診断方法により行う。画像診断の結果は婦人科腫瘍登録時に報告し，将来の進行期決定に役立てる。」さらに，2017 年 4 月に画像診断の所見の扱い方について，次の踏み込んだ考え方が示された。「実質臓器転移（肺，肝臓，脳など）の評価は画像診断（CT，MRI，胸部 X 線など）で行う。画像診断で実質臓器転移があれば IVB 期とする。リンパ節転移の診断には画像を用いない。」なお，画像を用いたリンパ節転移の診断は，進行期分類ではなく，TNM 分類として

取扱い，婦人科腫瘍登録に報告する〔8頁 TNM 分類にあたっての注意事項（4）を参照〕。

(6) IA1 期と IA2 期の診断は，摘出組織の顕微鏡検査により行われるので，病巣がすべて含まれる円錐切除標本により診断することが望ましい。

IA 期の浸潤の深さは，浸潤が起こってきた表層上皮の基底膜から計測して5mm をこえないものとする。静脈であれリンパ管であれ，脈管侵襲があっても進行期は変更しない。しかしながら，脈管侵襲が認められるものは将来治療方針の決定に影響するかもしれないので別途記載する。

子宮頸部腺癌についても IA1 期，IA2 期の細分類は行うこととする。

(7) 術前に非癌，上皮内癌，または IA 期と判断して手術を行い，摘出子宮に IA 期，IB 期の癌を認めた場合は（2）の規定にかかわらず，それぞれ IA 期，IB 期とする。

(8) 術前に非癌，上皮内癌，または IA 期と判断して子宮摘出を行ったところ，癌が子宮をこえて広がっていた場合，このような症例は臨床進行期分類ができないので治療統計には含まれない。これらは別に報告する。

(9) 進行期分類に際しては子宮頸癌の体部浸潤の有無は考慮しない。

(10) ⅢB 期とする症例は子宮傍組織が結節状となって骨盤壁に及ぶか原発腫瘍そのものが骨盤壁に達した場合であり，骨盤壁に固着した腫瘍があっても子宮頸部との間に間隙があればⅢB 期としない。

(11) 膀胱または直腸浸潤が疑われるときは，生検により組織学的に確かめなければならない。膀胱内洗浄液中への癌細胞の出現，あるいは胞状浮腫の存在だけではⅣA 期に入れてはならない。膀胱鏡所見上，隆起と裂溝（ridges and furrows）が認められ，かつ，これが触診によって腫瘍と固く結びついている場合，組織診をしなくてもⅣA 期に入れてよい。

B　TNM 分類（UICC 第 8 版に準じる[†]）

T：原発腫瘍の進展度（T 分類は FIGO の臨床進行期分類に適合するように定義されている）

TX	原発腫瘍が評価できないもの
T0	原発腫瘍を認めない
Tis	浸潤前癌（carcinoma in situ）
T1	癌が子宮頸部に限局するもの（体部への進展は考慮に入れない）
T1a	組織学的にのみ診断できる浸潤癌 肉眼的に明らかな病巣は，たとえ表層浸潤であっても T1b とする。浸潤は，計測による間質浸潤の深さが 5 mm 以内で，縦軸方向の広がりが 7 mm をこえないものとする。浸潤の深さは，浸潤がみられる表層上皮の基底膜より計測して 5 mm をこえないものとする。脈管（静脈またはリンパ管）侵襲があっても進行期は変更しない
T1a1	間質浸潤の深さが 3 mm 以内で，広がりが 7 mm をこえないもの
T1a2	間質浸潤の深さが 3 mm をこえるが 5 mm 以内で，広がりが 7 mm をこえないもの
T1b	臨床的に明らかな病巣が子宮頸部に限局するもの，または臨床的に明らかではないが T1a をこえるもの

	T1b1	病巣が 4 cm 以下のもの
	T1b2	病巣が 4 cm をこえるもの
T2		癌が子宮頸部をこえて広がっているが，骨盤壁または腟下 1/3 には達していないもの
	T2a	腟壁浸潤が認められるが，子宮傍組織浸潤は認められないもの
	T2a1	病巣が 4 cm 以下のもの
	T2a2	病巣が 4 cm をこえるもの
	T2b	子宮傍組織浸潤の認められるもの
T3		癌浸潤が骨盤壁にまで達するもので，腫瘍塊と骨盤壁との間に cancer free space を残さない，または腟壁浸潤が下 1/3 に達するもの
	T3a	腟壁浸潤は下 1/3 に達するが，子宮傍組織浸潤は骨盤壁にまでは達していないもの
	T3b	子宮傍組織浸潤が骨盤壁にまで達しているもの，または明らかな水腎症や無機能腎を認めるもの
T4		癌が小骨盤腔をこえて広がるか，膀胱，直腸粘膜を侵すもの

N：所属リンパ節

NX	所属リンパ節を判定するために最低必要な検索が行われなかったとき
N0	所属リンパ節に転移を認めない
N1	所属リンパ節に転移を認める

M：遠隔転移

M0	遠隔転移を認めない
M1	遠隔転移を認める

[TNM 分類にあたっての注意事項]

(1) 組織診のないものは区別して記載する。
(2) TNM 分類は一度決めたら変更してはならない。
(3) 判定に迷う場合は進行度の低いほうの分類に入れる。

(4) TNM 分類では，画像診断（CT，MRI など）を腫瘍の進展度合いやサイズの評価，実質臓器転移（肺，肝臓，脳など），リンパ節転移の評価に用い，内診・直腸診による局所所見に画像所見を加味して総合的に判断する。リンパ節転移の診断は短径 10 mm 以上をもって腫大とする（『子宮頸癌取扱い規約 第3 版』）。PET-CT によるリンパ節転移の評価については，現時点では SUV 値などに関するコンセンサスが得られていないため，集積の強弱に関係なく前述の取扱い規約 第 3 版の基準に従う。

UICC TNM 分類には MA（傍大動脈リンパ節転移）の記載はないが，婦人科腫瘍登録においては従来どおり MA として登録する。

[pTNM 術後分類]

　手術所見や摘出材料の病理組織学的検索により TNM 分類を補足修正したもので，pT，pN，pM として表す。その内容については TNM 分類に準じる。手術前に放射線治療，化学療法などが行われている場合は y 記号をつけて区別する（例：ypT2a）。再発腫瘍の場合には r 記号をつけて区別する。前版から引き継がれる注意事項は以下の通りである。

(1) 子宮頸部円錐切除術は臨床検査とみなし，これによる組織検査の結果は原則として TNM 分類に入れ，pTNM 分類には入れない。ただし，臨床検査（狙い組織診，円錐切除診を含む）によって術前に確認された癌が，摘出子宮の組織学的検索では認められない場合，あるいは術前のものより軽度の癌しか認

　　　　められない場合には，pT の入力は術前検査で確認
　　　　された組織診断によることとする。
(2) 摘出物の組織学的な癌の広がりを検索しないときは
　　　X とする。
(3) 不完全手術または試験開腹に終わり，その際バイオ
　　　プシー程度の組織検査で癌の広がりを検索した結
　　　果，癌が小骨盤腔をこえていない場合は pTX とし，
　　　癌が小骨盤腔をこえて認められた場合は pT4 とし
　　　て報告する。また，このような場合の pN について
　　　の報告は（4）に準ずる。
(4) pN の報告に際して，組織学的検索を施行しなかっ
　　　た場合と施行した場合に分けて報告する。
　1) 検索方法としては，検索せず，生検，郭清，セン
　　　チネル生検とする。
　2) リンパ節検索部位は骨盤領域と傍大動脈領域に分
　　　ける。
　3)「リンパ節郭清」とは，ある領域のリンパ節をすべ
　　　て切除することである。
　4)「リンパ節生検」とは，転移が疑わしいリンパ節を
　　　切除する，または肉眼的に認識できるリンパ節を
　　　切除することである。
　5)「センチネル生検」とは，センチネルリンパ節生検
　　　にとどめ，陰性あるいは陽性いずれの場合にも郭
　　　清を行わなかった場合である。
　6) リンパ節検索に必要なリンパ節摘出個数は規定し
　　　ない。

[†] TNM 分類 UICC 第 8 版に関する詳細は，英語版ならびに日本語版を参照されたい。

Ⅱ. 病理診断報告書の記載法

　子宮頸癌の病理診断報告書には，腫瘍の肉眼所見，組織型，組織学的異型度（Grade），間質浸潤の範囲，脈管侵襲の有無，切除断端露出の有無，リンパ節転移の有無，進行期などが記載される。近年は診療に必要な情報を項目別に漏れのないよう，かつ系統的に簡潔・明確に記載する様式（概要病理報告 synoptic pathology reporting）が用いられるようになっている。その一例として，米国病理学会 College of American Pathologists (CAP) ならびに International Collaboration on Cancer Reporting (ICCR) のガイドラインを参考とした報告様式を以下に記す。本取扱い規約ではこの報告様式の使用を推奨するが，進行中の臨床研究や施設の実情などに応じて，病理医と婦人科医が協議をした上で改変して使用してもよい。

A　組織学的予後因子

　主たる組織型である扁平上皮癌の組織学的予後因子としては進行期が重要で，組織学的異型度は予後とほとんど相関がない。これに対して腫瘍径，深達度，子宮傍組織浸潤，腟壁浸潤，脈管侵襲，リンパ節転移の有無は生存率に影響を与えるため，陽性リンパ節の個数・部位（お

子宮頸癌取扱い規約

子宮頸部切除（子宮頸部円錐切除術，LEEP/LLETZ）検体の病理診断報告様式

子宮頸癌取扱い規約 病理編 第 4 版（2017）

- (1) 検体　　子宮頸部　　その他（　　　　　）
- (2) 術式　　子宮頸部円錐切除術（コールドナイフ，電気メス，超音波メス，レーザー）
  loop electronic excision procedure（LEEP）/
  large loop excision of the transformation zone（LLETZ）
  その他（　　　　　　　　　　　）
- (3) 腫瘍の部位　　左上 1/4（12〜3 時）　左下 1/4（3〜6 時）　右下 1/4（6〜9 時）
  右上 1/4（9 時〜12 時）　その他（　　　　　　　　　　）
- (4) 腫瘍径
- (5) 組織型
- (6) 組織学的異型度（Grade）（24 頁参照）
- (7) 間質浸潤（47 頁参照）
  深達度：　　　mm　　水平方向の広がり：　　　mm
- (8) 切除断端
  体部側断端　　陰性（断端までの最短距離：　　　mm）　　陽性
  腟側断端　　　陰性（断端までの最短距離：　　　mm）　　陽性
  深部断端　　　陰性（断端までの最短距離：　　　mm）　　陽性
  陽性の場合　　浸潤癌　非浸潤癌（上皮内病変）
- (9) 脈管侵襲　　　なし　　あり
- (10) その他の所見　LSIL*（CIN 1）　　HSIL**（CIN 2 ないし CIN 3）
  AIS***　　　SMILE****　　コイロサイトーシス　　炎症
  その他（　　　　　　　　　　　）
- (11) 病理所見に関するコメント（治療方針に関する事項などを含む）

*low-grade squamous intraepithelial lesion
**high-grade squamous intraepithelial lesion
***adenocarcinoma in situ
****stratified mucin-producing intraepithelial lesion

および検索したリンパ節の個数）とともに病理診断報告書に記載する必要がある。リンパ節転移巣のサイズも予後と相関することが示されているが，CAP のガイドラインには含まれていない。

　その他の組織学的予後因子としては，浸潤様式，脈管侵襲の程度，神経周囲浸潤などが挙げられる。

子宮頸部摘出検体の病理診断報告様式

子宮頸癌取扱い規約 病理編 第4版（2017）

(1) 検体　　頸部　体部　右卵巣　左卵巣　右卵管　左卵管　腟　膀胱　直腸
　　　その他（　　　　　　　　　　　　　　　）

(2) 術前治療
　　なし　　あり　　（化学療法　　放射線治療　　同時化学放射線療法　　不明）

(3) 円錐切除の施行の有無
　　なし　　あり　　（腫瘍径：　　　mm×　　　mm）（13頁参照）

(4) 術式　子宮頸部切断術　　単純子宮全摘出術　　準広汎子宮全摘出術
　　　広汎子宮全摘出術　　広汎子宮頸部摘出術　　超広汎子宮全摘出術
　　　その他（　　　　　　　　　　　　　　　）

(5) 検体の大きさ

(6) 腫瘍の外観　外向発育/ポリープ様　　平坦　　潰瘍　　全周性/バレル型
　　　その他（　　　　　　　　　　　　　　　）

(7) 腫瘍の部位　左上1/4（12～3時）　左下1/4（3～6時）　右下1/4（6～9時）
　　右上1/4（9時～12時）　　その他（　　　　　　　　　　　　　　　）

(8) 腫瘍径（水平方向）　　　　（　　　　　）mm×（　　　　　）mm

(9) 組織型

(10) 組織学的異型度（Grade）（24頁参照）

(11) 間質浸潤（47頁参照）
　　　深達度：　　　mm　　浸潤部の頸部壁の厚さ：　　　mm

(12) 切除断端
　　　陰性（断端までの最短距離：　　　mm）
　　　陽性の場合　浸潤癌　　非浸潤癌（上皮内病変）（陽性部位：　　　　　　）

(13) 脈管侵襲　　なし　　あり

(14) 腟壁浸潤　　なし　　あり

(15) 子宮傍組織浸潤　　なし　　あり

(16) その他の臓器への浸潤・転移
　　　なし
　　　あり　子宮体下部　　子宮内膜　　子宮体部筋層　　卵巣　　卵管　　膀胱
　　　　直腸　　骨盤壁　　その他（　　　　　　　　　　　　）

(17) リンパ節転移
　　　骨盤リンパ節
　　　（なし　あり，陽性リンパ節総数/検索リンパ節総数，部位別陽性リンパ節個数）
　　　傍大動脈リンパ節
　　　（なし　あり，陽性リンパ節総数/検索リンパ節総数，部位別陽性リンパ節個数）

(18) 進行期（FIGO分類/UICC分類，pTNM）

(19) その他の所見　LSIL*（CIN 1）　　HSIL**（CIN 2ないしCIN 3）
　　　　　　AIS***　　SMILE****　　コイロサイトーシス　　炎症
　　　　　　その他（　　　　　　　　　　　　　　）

(20) 補助的診断法の所見（免疫組織化学など）

(21) 病理所見に関するコメント（治療方針に関する事項などを含む）

B　腫瘍径の評価

　腫瘍径は肉眼所見と組織所見を考慮して評価する。水平方向の腫瘍径は 2 方向で計測して記録し，深達度はこれとは別個に記載する。子宮摘出検体では肉眼観察で計測した腫瘍径は概ね正確だが，顕微鏡による観察で肉眼的腫瘍径をこえる範囲で腫瘍が浸潤していることが判明する場合があるため，組織学的評価に基づいて適宜修正する。これに対して，子宮頸部円錐切除組織で認められた微小な浸潤癌では肉眼観察による腫瘍径の評価は困難であるため，通常は組織学的評価で腫瘍径が確定される。具体的には，切片上で計測した最大の水平方向の広がりとともに，これと垂直方向の広がりを病変が存在する切片の数とパラフィンブロックの組織の厚さ（一般的には 2.5〜3 mm）を勘案して評価する。後者が前者を上回っている症例ではこの作業を適切に行わない場合，進行期を過小評価することがあるため注意を要する。

　円錐切除後の子宮摘出検体では病変がほとんど含まれていないか，わずかしか残存していないことがあるため，円錐切除で評価した腫瘍径，深達度をもとにして進行期を決定する。

C　治療効果判定

　切除組織や治療継続中に行われた生検において組織学的に放射線あるいは同時化学放射線療法の治療効果判定

が求められることがある。治療により腫瘍は壊死に陥るが、組織学的検索が行われる時点では壊死はみられないか、認められても僅少で、多くの場合、瘢痕形成、肉芽組織、泡沫状組織球の浸潤・集簇と残存腫瘍組織が種々の割合で混在する。急性および慢性の炎症細胞浸潤もしばしばみられる。残存する腫瘍組織は、扁平上皮癌の場合、豊富な好酸性細胞質を有する扁平上皮分化が明瞭な腫瘍細胞で構成されるようになり、核はクロマチンの増量や濃縮を示す。奇怪な形の大型核を有する細胞もみられる。細胞質、核内では空胞が形成される。残存している腫瘍組織の量は腫瘍の縮小率とは必ずしも相関せず、特に生検組織では腫瘍内多彩性により残存腫瘍全体の組織像を反映していない可能性があるため、最終的には治療前後の腫瘍径なども考慮した上で評価する必要がある。病理診断報告書には組織像とともに、腫瘍実質と間質の割合などを記載するとよい。

D　リンパ節転移の扱い

　一般的には径 0.2 mm 以下の転移は遊離腫瘍細胞 isolated tumor cells（ITC）、0.2 mm をこえるが 2 mm 以下の転移巣は微小転移 micrometastasis とよばれる。乳癌については ITC の概念と取扱いは確立されているが、子宮頸癌では ITC が認められた場合の病理学的 N 因子の記載に関するコンセンサスがなく、UICC 第 8 版ではその扱いに関する記述はない。しかし、AJCC 第 8 版では pN0（i+）として記載することを明記しており、

CAP のガイドラインでは ITC を同定した方法（HE 染色，免疫組織化学，分子遺伝学的解析）を記載すること，リンパ節郭清術を省略し，センチネルリンパ節のみで病理学的 N 因子を確定した場合は「(sn)」を加え，「pN0 (sn)」と記載することを推奨している。なお，子宮頸癌では微小転移を伴う症例と径 2 mm をこえる肉眼的転移を伴う症例の予後が同等であるのに対して，ITC は全生存率，無病生存率に影響を与えないことが報告されている。しかし，ITC の意義を明らかにするためには，今後の臨床研究の進展を待つ必要がある。

ITC を検出するために抗サイトケラチン抗体を用いた免疫組織化学や分子遺伝学的解析（OSNA 法，PCR 法など）が行われたり，多数の切片が作製されたりすることがある。HE 染色標本でリンパ節が陰性と判断されたⅠA2〜ⅠB2期症例の8〜15％で免疫組織化学によって微小転移が判明することが報告されている。しかし，現時点では実地臨床においてこのような"ultrastaging"は必須ではないと一般的には考えられており，その施行を推奨するガイドラインも存在しない。

Ⅲ．切除・摘出検体の取扱い

A　生検材料

　採取された検体は，速やかに十分量の固定液に浸す。肉眼観察により粘膜面を確認し，その垂直方向で薄切をして標本を作製することが望ましい。

B　子宮頸部円錐切除材料 図1

1) 前壁正中（12 時）で縦軸方向に切開し，粘膜面を上にして伸展する。
2) 粘膜面を避けて針でコルク板やゴム板上にピンなどで留め，十分量の固定液に浸す。
3) 病変部の分割を避けるため前壁正中で切開しない場合は，切開の部位を明記するか，または 12 時や 6 時の位置に印を付す。
4) 切除断端にはインクでマーキングを行う。
5) 標本作製前に肉眼的病変の有無を観察する。固定後，縦軸方向で原則として 12 個に分割し，通常 12 時を起点に時計回りの順に番号を付して組織標本を作製する（図2）。
6) LEEP 検体の切り出しは円錐切除に準じるが，分割切

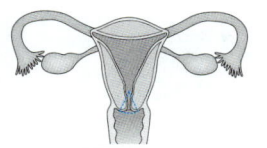
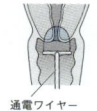
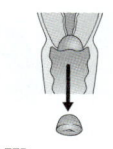

子宮頸部円錐切除術 　　通電ワイヤー 　　LEEP

図1 子宮頸部円錐切除術と LEEP による検体

 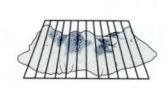
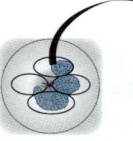 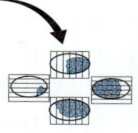

図2 円錐切除検体
の切り出し 　**図3** LEEP 検体の切り
出し

除された場合は，各組織片を体部側断端，腟側断端を結んだ線に平行となる方向で分割して標本を作製する（**図3**）。

7) 病変の広がりと切除断端の評価が重要であるため，検体のオリエンテーションが不明である場合には婦人科医に確認して作業を進める。

C　子宮摘出材料

1) 最適な病理組織診断を行うため，婦人科医は摘出材料を愛護的に扱い，可能な限り細切や分割を避け，オリエンテーションが把握可能な状態で病理部門に

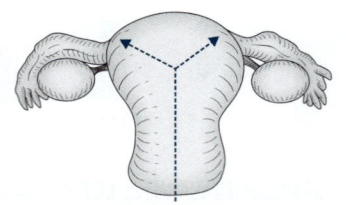

図 4 子宮の切開線（Y 字切開法）

提出する。

2) 材料全体，各部位，病巣，それぞれの大きさ，重量を適宜計測する。病巣の発育形態，局在，割面の性状なども記録する。

3) 子宮の前壁正中（12 時方向）で縦軸に沿って Y 字型に切開を加える（**図 4**）。腫瘍の主座が前壁である場合は後壁正中（6 時方向）で切開し，腫瘍を分断しないように留意する。

4) 変形をきたさない程度に伸展し，コルク板やゴム板上にピンなどで留めて十分量の固定液に浸す。

5) 以下に従い，組織標本を作製する。

a) 肉眼的に病変の広がりを捉えることが困難な場合：HSIL や上皮内腺癌，微小浸潤癌などの症例では頸部の粘膜面が十分に含まれるよう全周性（放射状）に原則 12 個連続して切り出す（**図 5**）。円錐切除後の場合も同様に切り出す。

b) 肉眼的に病変の広がりが明らかな場合：腫瘍に縦軸方向に割を入れ，腫瘍の広がり，深さ，腟壁断端までの距離などの情報が得られるように切り出す。腫瘍の状態に応じて十字状に切開を加

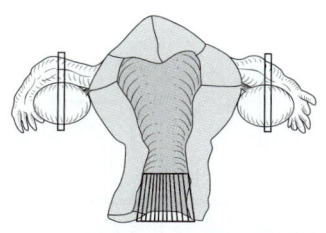

図5 肉眼的に病巣の広がりを捉えるこ
とが困難な場合

える（**図6**）。広汎子宮全摘出検体の場合は子宮
傍組織も標本とするが，切り出し前に断端にイン
クで標識することが望ましい（**図7**）。適宜5 mm
程度の間隔で割を入れて，割面の観察を行い，複
数の組織を標本としてもよい。

6) 卵管・卵巣が切除されている場合，病変の有無にか
かわらず代表的割面を標本にする。

7) リンパ節郭清術が行われている場合，最大割面を基
本に組織標本を作製する。

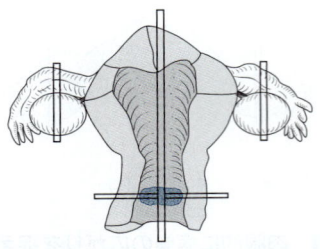

図6 肉眼的に病変の広がりが認識できる
単純子宮全摘出標本の場合

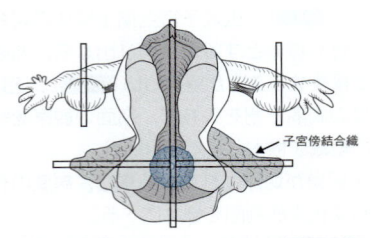

図7 肉眼的に病変の広がりが認識できる
広汎子宮全摘出標本の場合

IV. 術中迅速組織診断

　子宮頸癌の手術では，①リンパ節転移の有無，②断端への腫瘍の露出の有無，などを確認するために術中迅速組織診断を行う。提出された組織は凍結されて薄切され，染色が施されて標本が作製されるが，その質はホルマリン固定，パラフィン包埋による通常の標本に劣り，かつ採取組織量が僅少で，時間的制約もあるため，病理医は不利な条件で診断をせざるを得ない。したがって，婦人科医，病理医の双方が術中迅速組織診断の限界を理解し，その目的を明確にしておく必要がある。単に病変の性状の確認のみが目的で術式決定に寄与しない場合は，術中迅速組織診断の依頼をするべきではない。検体の数は必要最小限とすることが望ましい。なお，手術室での病変部の切開は後の切り出しに支障をきたす危険があるため，病理医にゆだねるか，協議の上で行う方がよい。

　検体を提出する場合には，採取部位，解剖学的位置関係が理解しやすいように配慮する。
術者が特定の部位の検索を望む場合はインクや縫合糸で印をつけ，その旨を病理医に伝える。

V．組織学的分類

A　はじめに

　『子宮頸癌取扱い規約 第 3 版』（2012 年）の腫瘍組織分類は WHO 分類（2003 年）に準拠したものであった。近年の知見を反映して 2014 年に WHO 分類が改訂され，さらに 2017 年には FIGO 分類（2008 年）を反映させた AJCC/UICC による進行期分類第 8 版が出版されたため，このたび病理編に限って，取扱い規約の改訂に踏み切った。

　婦人科腫瘍の治療において組織型，組織学的異型度，手術進行期（pTNM 分類）は極めて重要な情報である。したがって，病理医は病理学的事項のみならず，進行期分類と診療ガイドラインにも十分配慮する必要がある。

B　組織学的分類の主な変更点と留意事項

　WHO 分類第 3 版（2003 年）から第 4 版（2014 年）への移行に伴う本取扱い規約の主な改訂点を以下にまとめた。

- ベセスダシステムで使用されていた細胞診判定用語であった軽度扁平上皮内病変 low-grade squamous

intraepithelial lesion（LSIL），高度扁平上皮内病変 high-grade squamous intraepithelial lesion（HSIL）が組織診断用語として採用された。これは，今回 WHO 分類（2014 年）が，米国コルポスコピー・頸部病理学会 American Society of Colposcopy and Cervical Pathology（ASCCP）と米国病理学会 College of American Pathologists（CAP）が 2012 年に合同で提案した LAST（Lower Anogenital Squamous Terminology）ガイドラインを踏襲したことによる。したがって，本取扱い規約では特に明示がない限り，LSIL と HSIL の用語を細胞診判定ではなく，組織診断名として記述している。

- 微小浸潤扁平上皮癌や微小浸潤腺癌は組織型ではなく，進行期で規定されるものであるため，組織分類から削除された。すなわち，それぞれ IA 期の扁平上皮癌，腺癌と表記される。
- 腺異形成 glandular dysplasia が削除された。
- 腺癌の大部分を占めていた内頸部型粘液性腺癌はその多くが実際には細胞質内粘液が僅少であるかほとんど認められないため，名称が変更されて通常型内頸部腺癌となった。腫瘍細胞が豊富な細胞質内粘液を有する腺癌のみが粘液性癌として分離され，独立した組織型となった。粘液性癌には胃型粘液性癌が新たな組織型として加わり，最小偏倚腺癌（いわゆる悪性腺腫）は極めて分化度の高い胃型粘液性癌の亜型として位置づけられた。
- 絨毛腺管状粘液性腺癌が独立した組織型となり，名称が絨毛腺管癌となった。

- 神経内分泌癌を伴う腺癌が新たに腺癌の亜型として位置づけられた。
- 明細胞腺癌，粘液性腺癌，類内膜腺癌，漿液性腺癌，中腎性腺癌の名称がそれぞれ明細胞癌，粘液性癌，類内膜癌，漿液性癌，中腎癌となった。
- 神経内分泌腫瘍が独立し，低異型度神経内分泌腫瘍と高異型度神経内分泌癌の2つに分けられた。前者にはカルチノイド腫瘍，非定型的カルチノイド腫瘍，後者には小細胞神経内分泌癌，大細胞神経内分泌癌が含まれる。WHO分類では低異型度神経内分泌腫瘍をGrade 1（G1），Grade 2（G2）に分けているが，胃・消化管や膵臓の神経内分泌腫瘍で規定されているような診断基準は子宮頸部では確立されていない。

C　組織学的異型度（Grade）

　形態的評価による悪性腫瘍の生物学的な侵襲性の指標は組織学的Gradeとよばれる。本取扱い規約ではGradeの表記を「異型度」とした。AJCC，UICCのTNM分類では子宮頸癌の組織学的異型度はG1（Grade 1），G2（Grade 2），G3（Grade 3）と表記され，それぞれ分化度分類の高分化，中分化，低分化に相当する。

　扁平上皮癌については角化の程度に基づくBroders分類に準拠した分化度分類（modified Broders分類）の他，浸潤様式，細胞異型なども考慮に入れた異型度分類が存在する。しかし，Gynecologic Oncology Group（GOG）によるIB期症例を対象とした検討では

これらが必ずしも予後とは相関しないことが示されており、国際的に広く使用されている評価基準は存在しない。

　これに対して腺癌では管状および乳頭状増殖と充実性増殖の割合、核異型の程度によってG1〜G3に分けるという判定基準が予後と相関することが知られている。通常型腺癌は充実性成分が10%以下で、かつ核異型が軽度から中等度である場合はG1、充実性成分が50%をこえ、かつ核異型が高度である場合はG3、充実性成分が11〜50%を占め、異型の程度が両者の中間である場合はG2として扱う。なお、未分化癌はG4と表記されることがある。胃型粘液性癌、漿液性癌、明細胞癌はすべて高異型度であるため、異型度評価の対象外と考えられており、中腎癌では異型度判定の基準が確立されていない。

D　組織学的分類

I 上皮性腫瘍 Epithelial tumors　　　　ICD-O コード

A. 扁平上皮病変および前駆病変 Squamous cell tumors and precursors

　1. 扁平上皮内病変 Squamous intraepithelial lesions（SIL）/子宮頸部上皮内腫瘍 Cervical intraepithelial neoplasia（CIN）

　　a. 軽度扁平上皮内病変 Low-grade SIL（LSIL）/ CIN 1　　　　　　　　　　8077/0

　　b. 高度扁平上皮内病変 High-grade SIL（HSIL）/ CIN 2　　　　　　　　　　8077/2

　　c. 高度扁平上皮内病変 High-grade SIL（HSIL）/

CIN 3   8077/2

2. 扁平上皮癌 Squamous cell carcinoma
        8070/3

　a. 角化型扁平上皮癌 Squamous cell carcinoma, keratinizing type   8071/3

　b. 非角化型扁平上皮癌 Squamous cell carcinoma, non-keratinizing type   8072/3

　c. 乳頭状扁平上皮癌 Papillary squamous cell carcinoma   8052/3

　d. 類基底細胞癌 Basaloid carcinoma 8083/3

　e. コンジローマ様癌 Condylomatous (warty) carcinoma   8051/3

　f. 疣（いぼ）状癌 Verrucous carcinoma
        8051/3

　g. 扁平移行上皮癌 Squamotransitional carcinoma   8120/3

　h. リンパ上皮腫様癌 Lymphoepithelioma-like carcinoma   8082/3

3. 良性扁平上皮病変 Benign squamous cell lesions

　a. 扁平上皮化生 Squamous metaplasia

　b. 尖圭コンジローマ Condyloma acuminatum

　c. 扁平上皮乳頭腫 Squamous papilloma
        8052/0

　d. 移行上皮化生 Transitional metaplasia

B. 腺腫瘍および前駆病変 Glandular tumors and precursors

1. 上皮内腺癌 Adenocarcinoma in situ（AIS）

8140/2

2. 腺癌 Adenocarcinoma　8140/3

 a. 通常型内頸部腺癌 Endocervical adenocarcinoma, usual type　8140/3

 b. 粘液性癌 Mucinous carcinoma　8480/3

  (1) 胃型粘液性癌 Mucinous carcinoma, gastric type　8482/3

   最小偏倚腺癌 Minimal deviation adenocarcinoma

  (2) 腸型粘液性癌 Mucinous carcinoma, intestinal type　8144/3

  (3) 印環細胞型粘液性癌 Mucinous carcinoma, signet-ring cell type　8490/3

 c. 絨毛腺管癌 Villoglandular carcinoma　8263/3

 d. 類内膜癌 Endometrioid carcinoma　8380/3

 e. 明細胞癌 Clear cell carcinoma　8310/3

 f. 漿液性癌 Serous carcinoma　8441/3

 g. 中腎癌 Mesonephric carcinoma　9110/3

 h. 神経内分泌癌を伴う腺癌 Adenocarcinoma admixed with neuroendocrine carcinoma　8574/3

C. 良性腺腫瘍および腫瘍類似病変 Benign glandular tumors and tumor-like lesions

 1. 頸管ポリープ Endocervical polyp

 2. ミュラー管乳頭腫 Müllerian papilloma

 3. ナボット囊胞 Nabothian cyst

4. トンネル・クラスター Tunnel clusters
5. 微小腺管過形成 Microglandular hyperplasia
6. 分葉状頸管腺過形成 Lobular endocervical glandular hyperplasia （LEGH）
7. びまん性層状頸管過形成 Diffuse laminar endocervical hyperplasia
8. 中腎遺残および過形成 Mesonephric remnants and hyperplasia
9. アリアス-ステラ反応 Arias-Stella reaction
10. 頸管内膜症 Endocervicosis
11. 子宮内膜症 Endometriosis
12. 卵管類内膜化生 Tuboendometrioid metaplasia
13. 異所性前立腺組織 Ectopic prostate tissue

D. その他の上皮性腫瘍 Other epithelial tumors
1. 腺扁平上皮癌 Adenosquamous carcinoma
8560/3
すりガラス細胞癌 Glassy cell carcinoma
8015/3
2. 腺様基底細胞癌 Adenoid basal carcinoma
8098/3
3. 腺様嚢胞癌 Adenoid cystic carcinoma
8200/3
4. 未分化癌 Undifferentiated carcinoma
8020/3

E. 神経内分泌腫瘍 Neuroendocrine tumors
1. 低異型度神経内分泌腫瘍 Low-grade neuroendocrine tumor （NET）

a. カルチノイド腫瘍 Carcinoid tumor 8240/3
b. 非定型的カルチノイド腫瘍 Atypical carci-
   noid tumor 8249/3
2. 高異型度神経内分泌癌 High-grade neuroen-
   docrine carcinoma（NEC）
   a. 小細胞神経内分泌癌 Small cell neuroendo-
      crine carcinoma（SCNEC） 8041/3
   b. 大細胞神経内分泌癌 Large cell neuroendo-
      crine carcinoma（LCNEC） 8013/3

Ⅱ **間葉性腫瘍および腫瘍類似病変 Mesenchymal
tumors and tumor-like lesions**
A. 良性 Benign
   1. 平滑筋腫 Leiomyoma 8890/0
   2. 横紋筋腫 Rhabdomyoma 8905/0
B. 悪性 Malignant
   1. 平滑筋肉腫 Leiomyosarcoma 8890/3
   2. 横紋筋肉腫 Rhabdomyosarcoma 8910/3
   3. 胞巣状軟部肉腫 Alveolar soft-part sarcoma
      9581/3
   4. 血管肉腫 Angiosarcoma 9120/3
   5. 悪性末梢神経鞘腫瘍 Malignant peripheral
      nerve sheath tumor 9540/3
   6. その他の肉腫 Other sarcomas
      a. 脂肪肉腫 Liposarcoma 8850/3
      b. 未分化頸管肉腫 Undifferentiated endocer-
         vical sarcoma 8805/3
      c. ユーイング肉腫 Ewing sarcoma 9364/3

C. 腫瘍類似病変 Tumor-like lesions
  1. 術後性紡錘細胞結節 Postoperative spindle-cell nodule
  2. リンパ腫様病変 Lymphoma-like lesion

Ⅲ 上皮性・間葉性混合腫瘍 Mixed epithelial and mesenchymal tumors
  A. 腺筋腫 Adenomyoma — 8932/0
  B. 腺肉腫 Adenosarcoma — 8933/3
  C. 癌肉腫 Carcinosarcoma — 8980/3

Ⅳ メラノサイト腫瘍 Melanocytic tumors
  A. 青色母斑 Blue nevus — 8780/0
  B. 悪性黒色腫 Malignant melanoma — 8720/3

Ⅴ 胚細胞腫瘍 Germ cell tumors
  A. 卵黄嚢腫瘍 Yolk sac tumor

Ⅵ リンパ性および骨髄性腫瘍 Lymphoid and myeloid tumors
  A. リンパ腫 Lymphomas
  B. 骨髄性腫瘍 Myeloid neoplasms

Ⅶ 二次性腫瘍 Secondary tumors

E　組織学的分類の説明

I　上皮性腫瘍 Epithelial tumors

A　扁平上皮病変および前駆病変 Squamous cell tumors and precursors

1. 扁平上皮内病変 Squamous intraepithelial lesions（SIL）/子宮頸部上皮内腫瘍 Cervical intraepithelial neoplasia（CIN）

　子宮頸部扁平上皮癌の前駆病変は，異形成 dysplasia（軽度，中等度，高度）と上皮内癌 carcinoma in situ（CIS）に分けられていたが，現在は子宮頸部上皮内腫瘍 cervical intraepithelial neoplasia（CIN）の用語が広く用いられている（表1）。CIN, grade 1（CIN 1）が軽度異形成，CIN, grade 2（CIN 2）が中等度異形成，CIN, grade 3（CIN 3）が高度異形成および上皮内癌に相当する。WHO 分類（2014 年）では，細胞診の報告様式の指針であるベセスダシステム The Bethesda System で用いられてきた SIL の用語が組織診断名として採用された。すなわち，CIN 1 が LSIL，CIN 2 および CIN 3 が HSIL とされた（表1）。3 分類法である CIN から 2 分類法である SIL に変更された理由として，①同じ用語を用いるために細胞診判定との整合性が得られること，②LSIL がヒトパピローマウイルス human papillomavirus（HPV）による感染症であるのに対して HSIL は腫瘍であり，両者は異なる病態であると考えられるようになったこと，③CIN 2 と CIN 3 の判別の診断者間再

表1 扁平上皮癌の前駆病変の分類

	軽度異形成	中等度異形成	高度異形成	上皮内癌	
	CIN 1	CIN 2	CIN 3		異形成/上皮内癌分類
	CIN 1	CIN 2	CIN 3		CIN 分類
コンジローマ	CIN 1	CIN 2	CIN 3		コンジローマ/CIN 分類
CIN 1		CIN 2	CIN 3		子宮頸癌取扱い規約第2版（1997年），第3版（2012年）
LSIL（細胞診）		HSIL（細胞診）			ベセスダ分類（1989年）
LSIL（組織診）		HSIL（組織診）			WHO 分類（2014年）

扁平上皮癌は軽度異形成から中等度異形成，高度異形成に段階的に進展し，上皮内癌を経て発生すると考えられていた。しかし，Richart らによって提唱された子宮頸部上皮内腫瘍 cervical intraepithelial neoplasia（CIN）分類（1969年）では，高度異形成と上皮内癌が，①判別の再現性が高くない，②しばしば併存する，③浸潤癌に進展するリスクが同程度で，臨床的取扱いも同様である，などの理由からともに CIN 3 に分類された。その後，コンジローマと CIN はいずれもコイロサイトーシスを示すことから，一連の病変として位置づけられるようになった。本邦の『子宮頸癌取扱い規約』第2版（1997年），第3版（2012年）は WHO 分類（1994年）にしたがってコンジローマを CIN 1 とみなしてきた。細胞診の報告様式のガイドラインであるベセスダシステム（1989年）で用いられてきた LSIL，HSIL が WHO 分類（2014年）では組織診断用語として採用されたが，この場合の LSIL は細胞診判定用語としての LSIL とは完全に対応するものではない。すなわち，WHO 分類（2014年）では LSIL が HPV 感染として位置づけられ，基底側において高度の核異型や異型核分裂が認められないものと規定されている。したがって，従来の CIN 1 の中には HSIL に相当するものが含まれていると考えられる。

現性が必ずしも高くないこと，などが挙げられる。既に ICD-O においても CIN 2，CIN 3 はともに上皮内癌のコードである「/2」が付与されている。また，実際に米国の指針では，妊婦や若年女性の場合を除いて CIN 2 以上を治療対象としており（ASCCP ガイドライン 2006，2012），事実上 2 分類法に基づいて診療が行われている。しかし，本邦では，CIN 2 までは経過観察，CIN 3 を治療対象とすることが一般的であるため，病理診断報告書には SIL と CIN を併記することが望ましい（例：HSIL/CIN 2，HSIL/CIN 3）。

a. 軽度扁平上皮内病変 Low-grade squamous intraepithelial lesion (LSIL)/子宮頸部上皮内腫瘍 1 (CIN 1)

　HPV 感染により重層扁平上皮内でウイルス粒子の複製が行われている状態で，平坦な病変であることが多い。そのため，平坦型コンジローマ flat condyloma，コイロサイトーシス koilocytosis ともよばれる（用語については下記参照）。HSIL や癌の併存，あるいはこれらに進展するリスクが低く，約 60％は消退，約 30％は遷延し，約 10％が HSIL に進展する。約 80％の例でハイリスク HPV が検出される。

【LSIL，コンジローマ，CIN 1 の用語に関する議論】

　これまで使用されてきた『子宮頸癌取扱い規約』第 2 版（1997 年），第 3 版（2012 年）および WHO 分類（1994 年）では，重層扁平上皮の表層でコイロサイトーシスが認められる一方で，基底側において異型がみられない病変（いわゆる平坦型コンジローマ）を CIN 1 と判定することが明記されていた（**表 1**）。このような病変は厳密には HPV 感染（いわゆる平坦型コンジローマ）であり，腫瘍（CIN 1）とよぶことは科学的な観点から正しいとはいえないため，両者を区別するべきであると考える病理医が少なくない。しかし，①組織像のみで両者を鑑別することは必ずしも容易ではなく，診断者間の再現性が低いと考えられること，②両者ともにほとんどが自然消退し，高度病変に進展するリスクが低いため，鑑別することに臨床的意義がほとんどないこと，などの理由から LAST ガイドライン（2012 年）では両者をあわ

せて LSIL とすることが推奨されるに至った。WHO 分類（2014 年）ではこの考え方が反映され，LSIL は HPV 感染による病変として厳密に定義されることになった一方で，CIN 1 が依然としてその同義語として記載されている。すなわち，LSIL という一つの診断カテゴリーの中に，①HPV 感染，②腫瘍 neoplasia（CIN 1），という 2 つの異なる病態が含められている。これらを正確に区別することが理想的だが，現時点ではそれを可能とする有効な補助的手段がなく，今後解決されるべき課題の一つとなっている。ただし，実地臨床においては LSIL の亜分類よりも，これらを反応性異型や HSIL と区別することの方がより重要である。

　外向性の乳頭状増殖によって特徴づけられる尖圭コンジローマ condyloma acuminatum の多くは外陰部で発生し，子宮頸部では比較的稀な病変である。尖圭コンジローマも LSIL に含まれるが，6 型，11 型などのローリスク HPV によって生じ，扁平上皮癌に進展することは基本的にはない（47 頁参照）。したがって，尖圭コンジローマとの混乱を防ぐため，ほとんどがハイリスク HPV によって生じる平坦な LSIL に対して平坦型コンジローマという名称を用いることは避けた方がよい。

臨床事項

　20 代前半に多い。特徴的な臨床症状はない。細胞診を契機としてコルポスコピーが施行され，生検で診断される。HSIL への進展を念頭に置き，ハイリスク HPV の型判定を参考に経過観察を行う。生検部位と異なった部位に HSIL が併存することがあることにも留意する。

病理所見

　重層扁平上皮の表層側で HPV 感染による細胞変化であるコイロサイトーシスがみられ，過角化 hyperkeratosis・錯角化 parakeratosis を伴うことが多い。個細胞角化 individual cell keratinization の他，上皮の基底側 1/3 の範囲で軽度の核腫大がみられることはあるが，核分裂は僅少で，異常核分裂がみられることは稀である。

　コイロサイトーシスは重層扁平上皮を構成する有棘細胞の核内におけるウイルス粒子の複製に伴う細胞傷害効果の結果として生じる変化で，核の腫大と大小不同，核形不整，すりガラス様 ground glass あるいは濃染する無構造 smudgy の核，核周囲明庭（ハロ halo）の形成などによって特徴づけられる。核周囲明庭の辺縁は明瞭で，周囲の細胞質は厚い。核の大きさは周囲の有棘細胞の核の 2〜4 倍で，核のくびれにより 2 核あるいは多核にみえる細胞もみられる。コイロサイトーシスは重層扁平上皮の表層側約 1/3 の範囲で特に顕著で，LSIL の診断にほぼ必須といってよい。ただし，厳密にはコイロサイトーシスは所見名であり，後述する HSIL でも認められることがある。したがって，WHO 分類（2014 年）ではコイロサイトーシスが LSIL および CIN 1 の同義語として記載されているが，これを診断名として使用するべきでない。

　LSIL は重層扁平上皮の基底側では細胞異型や極性の乱れは認められないか軽微である。これに対して，細胞の極性の乱れや細胞の多形性が顕著で，異常核分裂（3 極分裂などの多極分裂）が認められる場合には，これらが重層扁平上皮の下 1/3 に留まっていても，HSIL/CIN 2

と診断する。

なお，LSIL の約30％の例では上皮の基底側を中心としてハイリスク HPV 関連腫瘍の代替マーカーである p16^{INK4a} が陽性となることがあるため，p16^{INK4a} 陽性所見のみで HSIL と診断するべきではない。

b. 高度扁平上皮内病変 High-grade squamous intraepithelial lesion（HSIL）/子宮頸部上皮内腫瘍2（CIN 2）

重層扁平上皮の基底側 1/3〜2/3 の範囲で異型が認められる扁平上皮内病変である。約30％が消退，約60％が遷延し，約10％が HSIL/CIN 3 に進展する。ほぼ全例でハイリスク HPV が検出される。

臨床事項

20代後半に多い。特徴的な臨床症状は伴わず，細胞診で検出され，コルポスコピー下生検で診断される。経過観察中に消退する例がある，切除によって流産などのリスクがあるなどの理由から，若年者の CIN 2 に対して安易に切除術を加えないために，本取扱い規約では HSIL に一括される CIN 2 と CIN 3 を2つに分ける形で残した。若年者である場合には1回の生検結果に基づいて外科的切除を行うことは避け，その後の生検で繰り返し CIN 2 が検出される場合でも，術後に頸管狭窄や流産のリスクが増すことも考慮して切除術や蒸散術を行うことが望ましい。

病理所見

核・細胞質（N/C）比が高く，核クロマチンの増量，核の大小不同や多形性，核の極性・配列の乱れ，核形不整を示す基底細胞型の異型細胞が重層扁平上皮の基底側

2/3 の範囲で認められる。核小体は不明瞭であることが多い。核分裂が増加し，異常核分裂がみられることもある。上皮の表層ではコイロサイトーシスが認められることがある。免疫組織化学的には基底側で p16^{INK4a} がびまん性に強陽性であるが，表層側にいくにしたがって徐々に染色性が低下する。

c. 高度扁平上皮内病変 High-grade squamous intraepithelial lesion（HSIL）/子宮頸部上皮内腫瘍 3（CIN 3）

HSIL/CIN 2 でみられる異型が上皮の基底側 2/3 をこえる範囲で認められる病変である。異型は全層に及ぶこともある。HSIL/CIN 3 にはかつて高度異形成，上皮内癌とよばれていた病変が含まれる。ほぼ全例でハイリスク HPV が陽性である。

臨床事項

20 代後半から 30 代に多い。特徴的な臨床症状は伴わない。細胞診異常を契機としてコルポスコピー検査が行われ，生検で診断される。外科的治療を行う。細胞診判定が HSIL であっても可視病変や性器出血を伴う場合には浸潤癌の存在を考慮して精査・加療を進める。

病理所見

重層扁平上皮の全層にわたって核異型や核分裂が認められる。表層分化が保持されている場合にはコイロサイトーシスがみられることもある。形態的には，比較的小型で均一な細胞で構成されることがある一方で，多形性に富む例がある。また，上皮が菲薄化していたり，表層で角化が目立つ場合もある。繊細な線維血管性の芯を有する乳頭状発育を示すことは基本的にはないと考えてよ

い。生検で HSIL の形態を示す異型上皮が乳頭状発育を示す場合は乳頭状扁平上皮癌ないし扁平移行上皮癌として診断することが実際的で，子宮頸部円錐切除や子宮全摘出検体で破壊性間質浸潤がないことが確認された場合には非浸潤性乳頭状扁平上皮癌あるいは扁平移行上皮癌と診断する（次項参照）。HSIL（CIN 2，CIN 3）が非破壊性に既存の頸管腺内に進展した場合（腺侵襲 glandular involvement），これを破壊性間質浸潤とみなさないように注意する必要がある。

　免疫組織化学的には，上皮の全層あるいはほぼ全層にわたって Ki-67 陽性細胞が分布して標識率が 50％をこえる他，p16^{INK4a} 陽性である。p16^{INK4a} はハイリスク HPV の E7 が宿主の DNA に組み込まれた場合に発現が誘導されるため，ハイリスク HPV 関連腫瘍のマーカーとして用いられる。しかし，扁平上皮化生では上皮の表層側を中心として巣状に軽度ないし中等度の染色性を示すことがあるため，基底層および傍基底層を含む細胞の細胞質と核が連続してびまん性に強陽性（block-positive）である場合にのみ，陽性であると解釈する。p16^{INK4a} の免疫組織化学は HSIL と未熟化生，萎縮，反応性異型などとの判別に有用で，LAST ガイドライン（2014 年）でもその使用が推奨されている。

2. 扁平上皮癌 Squamous cell carcinoma

　重層扁平上皮への分化を示す浸潤癌である。扁平上皮癌の約 1/3〜1/4 の例では粘液染色（アルシアンブルー染色，PAS 染色など）で細胞質内粘液を有する腫瘍細胞が混在していることがある。しかし，通常の HE 染色標本で認識が難しいほど僅少な細胞質内粘液空胞の存在が

予後に影響を与えるという証拠がないため，これが認められたとしても腺扁平上皮癌あるいは粘表皮癌といった名称は用いない。

臨床事項

　平均年齢は HSIL よりも 20 歳ほど高く，50 代に多いが，20〜30 代の若年女性にもみられる。早期の場合は無症状で，細胞診を契機に診断されるが，進行例では性交後出血，無痛性の間歇性あるいは有痛性の持続性出血がみられる。膀胱・直腸浸潤，リンパ節転移を伴う場合はそれらによる症状を伴う。血中腫瘍マーカーである SCC が上昇する例もある。径 4cm をこえる腫瘍は「バレル（樽）型頸癌 "barrel-shaped cervical cancer"」とよばれることがある。

病理所見

　肉眼的には微小浸潤扁平上皮癌は紅色調で表面が顆粒状，あるいは粗造な低隆起性病変で，易出血性であるが，粘膜のびらんと判別が難しいことがある。進行癌の肉眼像は腫瘍の主座や発育様式によって異なる。多くは外子宮口に進展し，外向性に発育して突出する場合にはコルポスコピーで容易に視認可能であるが，頸管側に限局し，頸部壁内でびまん性に浸潤する内向性発育が主体の場合には視認困難なことがある。広範な壊死を伴う場合には，潰瘍が形成される。

　組織学的には扁平上皮癌は通常型と特徴的な形態を示す特殊型に大別され，通常型は角化型と非角化型に二分される。ただし，組織型が予後や治療法決定に影響を与えることはほとんどない。通常型，特殊型ともにほぼ全例が HPV 関連腫瘍である。組織学的分化度・異型度は

様々で，角化型であっても高分化型（G1）とは限らない。分化度は核の多形性，核小体の大きさ，核分裂数，壊死の有無などに基づいて評価される組織学的異型度とは必ずしも相関せず，分化度，異型度ともに予後因子としての意義は確立されていない。

a. 角化型扁平上皮癌 Squamous cell carcinoma, keratinizing type

角化真珠 keratin pearl（癌真珠 cancer pearl）によって特徴づけられる角化傾向の顕著な扁平上皮癌である。

角化真珠は角化のパターンの一つで，上皮細胞集塊の中で同心円状に配列する層状の角質層からなる好酸性の球状構造物として認められる。豊富な好酸性細胞質を有するよく分化した腫瘍細胞が充実性胞巣を形成したり，索状に配列して増殖する。細胞境界は明瞭で，細胞間橋 intercellular bridges が容易に認められる。ケラトヒアリン顆粒を伴っていることが多い。核は腫大し，クロマチンの増量を示す。核分裂は他の組織型と比較して少ない。角化傾向が著明な HSIL と併存することが多く，早期病変は外子宮口側でみられる傾向がある。

b. 非角化型扁平上皮癌 Squamous cell carcinoma, non-keratinizing type

個細胞角化，細胞間橋の出現を認めることはあるが，角化真珠を欠く扁平上皮癌である。扁平上皮癌の中で最も頻度が高く，全体の約 2/3 を占める。角化型と比較して腫瘍細胞の多形性が目立ち，核分裂が多い。

多稜形の細胞の充実性シート状あるいは胞巣状増殖で構成される。角化真珠は認められないが，少なくとも一部で個細胞角化や細胞間橋が認められる。核は比較的大

型で，クロマチンは粗大顆粒状で不均等に分布する。核小体も明瞭である。高異型度の腫瘍では細胞の多形性が顕著で，多数の核分裂が認められる。N/C 比が高く，比較的小型の細胞で構成される腫瘍はかつて小細胞非角化型扁平上皮癌とよばれていた亜型に相当し，小細胞癌 small cell carcinoma に一見類似する。扁平上皮癌は小細胞癌と併存していることもある。稀に腫瘍細胞が紡錘形であるために肉腫様形態を示すことがある（紡錘細胞扁平上皮癌/肉腫様扁平上皮癌）。

c. 乳頭状扁平上皮癌 Papillary squamous cell carcinoma

狭い線維血管性間質の周囲を HSIL のように重積した基底細胞様の腫瘍細胞が取り囲み，乳頭状の増殖を示す扁平上皮癌である。

子宮頸部表層より外向性に発育し，鶏冠状の腫瘤を形成する。コンジローマ様癌，疣（いぼ）状癌との鑑別を要する。予後は非角化型の扁平上皮癌と変わらないが，外見から予測されるほど浸潤が深くないことが多い。晩期再発もあることが特徴である。

組織学的には，腫瘍細胞は核クロマチンが増量した N/C 比が高い基底細胞様の形態を呈し，膀胱に発生する尿路上皮癌に類似した著しい乳頭状の増殖形態を示す。核分裂も目立つ。生検では間質浸潤が認められないことが多いが，切除検体では多くの例で間質浸潤が認められる。したがって，生検組織で間質浸潤が認められない場合でも乳頭状扁平上皮癌と診断することが許容され，浸潤癌に準じて取り扱われる。切除組織の検索で間質浸潤を欠く場合は非浸潤性乳頭状扁平上皮癌と診断する。

d. 類基底細胞癌 Basaloid carcinoma

　細胞質に乏しい未熟な基底細胞様の腫瘍細胞からなる扁平上皮癌で，悪性度が高い。腺様基底細胞癌や腺様嚢胞癌と同一の形態的スペクトラムの中に含められる。

　HSIL を構成する細胞に類似した卵円形の基底細胞様小型細胞が大型の充実性胞巣を形成して増殖する。腫瘍胞巣辺縁では細胞が柵状に配列する。腫瘍細胞の核は均一で，クロマチンの増量を示す。核分裂が多い。個細胞角化がみられることがあるが，角化真珠は稀である。地図状あるいは面疱型壊死が認められることがある。小細胞癌に類似するため注意が必要である。

e. コンジローマ様癌 Condylomatous (warty) carcinoma

　ウイルス疣贅様の乳頭状隆起を示す高分化型の扁平上皮癌の亜型で，表層の腫瘍細胞がコイロサイトーシスを示すため，尖圭コンジローマに一見類似する。しかし，尖圭コンジローマと異なり，ハイリスク HPV に関連する腫瘍である。すなわち，腫瘍発生において両者は無関係であると考えられている。

　乳頭状構造を示して増殖し，表層分化 surface differentiation，角化，錯角化，コイロサイトーシスを示すが，浸潤部では通常の扁平上皮癌でみられるような侵入性の破壊性間質浸潤と高度の細胞異型がみられる。細胞診や生検ではコンジローマとの鑑別が困難であることがある。

f. 疣（いぼ）状癌 Verrucous carcinoma

　極めて分化度の高い扁平上皮癌の亜型で，表面では過角化を伴う太い乳頭状の外向性発育を示す一方，深部で

は棍棒状の圧排性（膨張性）浸潤を示す。線維血管性の芯を伴うことはない。腫瘍細胞は豊富な好酸性細胞質と核小体が明瞭な空胞状の大型核を有するが，核の大きさは比較的均一で，高度の核形不整，大小不同，核重積は認められない。コンジローマ様癌と異なり，コイロサイトーシスは認められない。核分裂も極めて少なく，あっても基底側で少数認められるに過ぎない。核異型が高度で侵入性発育を示す成分が併存している場合には，疣状癌を背景に通常型扁平上皮癌が発生したと解釈する。

疣状癌は局所切除後に再発することがあるが，発育が緩徐で転移をきたすことはない。したがって，予後良好であることが多い。巨大コンジローマ（giant condyloma of Buschke and Lowenstein, 1925 年）とよばれた病変は現在では疣状癌であると考えられている。

g. 扁平移行上皮癌 Squamotransitional carcinoma

膀胱に発生する乳頭状移行上皮癌（尿路上皮癌）に類似する扁平上皮癌である。多くは HPV16 型陽性で，免疫組織化学的に尿路上皮の形質を示さないことから，尿路上皮とは無関係であると考えられている。

HSIL（CIN 3）に類似した異型上皮が増殖し，線維血管性の芯を取り囲んで乳頭状構造を形成する。内反性発育を示すこともある。

h. リンパ上皮腫様癌 Lymphoepithelioma-like carcinoma

鼻咽頭に発生するリンパ上皮腫様癌に類似した形態を示す扁平上皮癌である。リンパ節転移の頻度が低く，予後良好である。アジア人に多い。

組織学的には高度のリンパ球浸潤を背景として，比較

的豊富な淡好酸性細胞質と核小体が明瞭な空胞状の大型核を有する異型細胞が，境界不明瞭な充実性胞巣を形成して増殖する。網目状あるいは個別性に配列することもある。腫瘍細胞の境界は不明瞭で合胞状である。鼻咽頭のリンパ上皮腫様癌では Epstein-Barr ウイルス（EBV）が検出されるが，本腫瘍ではほとんどが陰性で，ハイリスク HPV が検出される。したがって，免疫組織化学的には p16^{INK4a} 陽性となる。

【微小浸潤扁平上皮癌】

『子宮頸癌取扱い規約 第 3 版』（2012 年），WHO 分類（2003 年）では早期浸潤（微小浸潤）扁平上皮癌 early invasive（microinvasive）squamous cell carcinoma が分類に含まれていた。しかし，これは組織型ではなく，進行期により定義されるものであるため，WHO 分類（2014 年）では削除された。そのため，本取扱い規約もこれに従ったが，組織診断名として用いることを妨げるものではない。深達度が 3 mm 以下，水平方向の広がりが 7 mm 以下の扁平上皮癌を，米国病理学会（CAP）のガイドラインでは表層浸潤扁平上皮癌 superficial invasive squamous cell carcinoma（SISCCA）としている。ただし，SISCCA の診断名は円錐切除ないし LEEP 検体の病理学的検索によって確定する。また，併存するHSILとともに断端陰性である必要がある。

微小浸潤は HSIL の腺侵襲との鑑別を要する。真の間質浸潤を示唆する所見としては，①腫瘍胞巣の辺縁が不整である，②胞巣の形が背景にある頸管腺の輪郭と異なる，③HSIL と比較して構成細胞の細胞質が豊富で，核の

多形性が顕著である，④線維形成性間質反応がみられる，などが挙げられる（**図8A**）。これに対して，腺侵襲の特徴としては，①辺縁が平滑である，②輪郭が背景の頸管腺に一致している，③既存の頸管腺上皮と連続している，④構成細胞の形態が HSIL と同様で，N/C 比が高く，細胞形態が均一である，などが挙げられる（**図8B**）。背景に頸管腺過形成がある場合は腺侵襲が密集するため，これを浸潤であると解釈しないよう注意を要する（**図8C**）。

　治療方針を決定するためには浸潤の広がりを正確に評価することが重要であるため，浸潤巣の計測の方法を **図9** に記す。

　浸潤の深さと水平方向の広がりはいずれも組織標本上での計測によりミリ（mm）単位で記載する。浸潤の深さと水平方向の広がりは直交関係にある（**図9**）。浸潤の深さは最深部の数値とする。水平方向の広がりは浸潤巣の最大の幅を計測する。ただし，円錐切除組織などで，複数の連続平行切片において浸潤巣が存在する場合には，再構築して水平方向の広がりを評価する。生検組織では浸潤部と表層上皮との関係が不明で，深達度の評価が困難であることがある。その場合は切片上での浸潤巣の最大径を記載してもよい。

　複数の浸潤病巣が存在する場合は，最も深い浸潤部の深達度をもって当該症例の値とし，水平方向の広がりは複数の浸潤病巣の値を合算せず，最大の値を記載する（**図10**）。

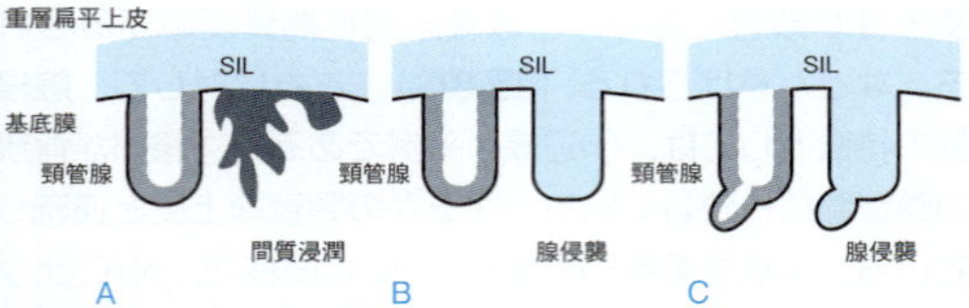

図8　間質浸潤（A）と腺侵襲（B，C）

間質浸潤は辺縁不整で既存の頸管腺の輪郭が不整であるのに対して（A），腺侵襲の輪郭は既存の頸管腺の形と同様である（B）。背景に頸管腺過形成が存在する場合は，分枝した腺管の部分に CIN 3/HSIL が進展し，一見微小浸潤巣にみえることがあるが，辺縁は平滑で，微小浸潤でみられるような核の大型化や角化などは認められない（C）。頸管腺は種々の程度の過形成性変化を示すことがあるため，腺侵襲と真の間質浸潤を区別するためには，異型上皮とその近隣にある非腫瘍性の頸管腺の構築を把握して比較する必要がある。

3. 良性扁平上皮病変 Benign squamous cell lesions

a. 扁平上皮化生 Squamous metaplasia

円柱上皮が重層扁平上皮で置き換えられる状態で，扁平円柱上皮境界 squamocolumnar junction（SCJ）において生じる生理的な現象である。

臨床事項

臨床症状は伴わない。SIL との鑑別を行う。無治療で経過観察する。

病理所見

予備細胞過形成 reserve cell hyperplasia が先行して発生する。主として N/C 比の高い基底細胞ないし傍基底細胞様細胞で構成され，表層分化に乏しい未熟扁平上皮化生 immature squamous metaplasia となり，やがて成熟扁平上皮化生 mature squamous metaplasia と

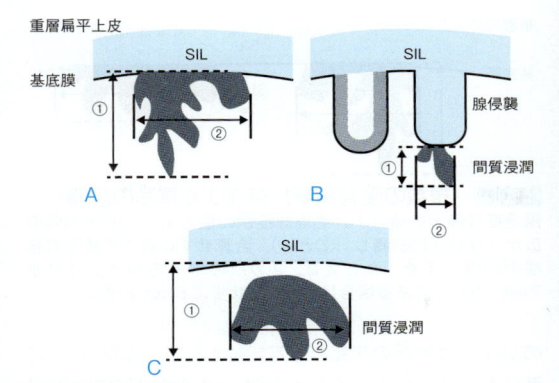

図9　間質浸潤の計測

深達度（①）には併存する CIN 3/HSIL は含めず，基底膜が破壊されていると考えられる CIN 3/HSIL と間質の境界部を基点とし，浸潤先進部までの距離を計測する（A）。水平方向の距離（②）は基底膜に平行となる線を引いて評価する。CIN 3/HSIL の腺侵襲の一部で浸潤している場合には，既存の頸管腺の輪郭が不整となる部位を基点とし，浸潤先進部までの距離を計測する（B）。CIN 3/HSIL と浸潤部が連続していないために浸潤の基点が不明である場合は，浸潤部の表層側にある HSIL の基底部と浸潤先進部の距離を計測する（C）。

なる。本来の SCJ と新たな SCJ（化生重層扁平上皮と円柱上皮の境界）の間の領域を移行帯または変換帯 transformation zone とよぶ。この領域は HPV が感染し，SIL が発生しやすい。未熟扁平上皮化生は HSIL（CIN 3）と誤認される可能性があるため注意を要する。

b．尖圭コンジローマ Condyloma acuminatum

　乳頭状発育を示す良性腫瘍で，通常はコイロサイトーシスなどの HPV 感染の所見がみられる。分類上は前述

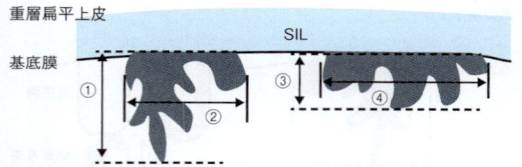

図10　複数の浸潤病巣が存在する場合の計測

深達度は最大の値（①）を当該症例の値とする。水平方向の広がりは別々に計測し（②と④），合算せずに最大の値を当該症例の値とする。たとえば，2カ所の水平方向の広がりが3mm，5mmである場合は8mmとせずに5mmとする。

のLSILとは別個の病変として記載されているが，LSILの亜型とみなされる。多くは6型，11型などのローリスクHPVが関与している。

臨床事項

子宮頸部に鶏冠状の隆起を認める。腟・外陰にも同様の病変を伴うことが多い。細胞診異常から診断に至ることもある。外科的切除が行われるが，再発を繰り返すことが少なくない。

病理所見

線維血管性の芯を重層扁平上皮が覆い，拳様knuckle-likeの乳頭状隆起を形成する。重層扁平上皮は表層分化が明瞭で，コイロサイトーシスが認められる。表層分化が明瞭でない場合には未熟乳頭状扁平上皮化生immature papillary squamous metaplasiaとよばれる。

c. 扁平上皮乳頭腫 Squamous papilloma

異型がみられない成熟した重層扁平上皮と繊細な線維血管性の茎で構成される良性の乳頭状腫瘍である。上皮線維性ポリープ fibroepithelial polyp, 扁平上皮ポリー

プ squamous polyp ともよばれる。HPV 非関連病変であると考えられているが，前述した未熟乳頭状扁平上皮化生と混同されてきた可能性がある。

臨床事項

外陰・腟と比して少ない。通常単発性である。尖圭コンジローマと誤認されやすい。治療は不要である。

病理所見

重層扁平上皮においてコイロサイトーシスは認められない。未熟乳頭状扁平上皮化生は軽度の細胞異型を示す点で扁平上皮乳頭腫と区別される。尖圭コンジローマの場合は表層分化が明瞭で，肥厚した重層扁平上皮の増殖で構成される。上皮の厚さは不均一である。これに対して，扁平上皮乳頭腫は繊細な線維血管性の芯を有し，これを覆う上皮の厚さは均一である。

d. 移行上皮化生 Transitional metaplasia（尿路上皮化生 Urothelial metaplasia）

重層扁平上皮としての分化極性を示さないために膀胱の尿路上皮に類似した上皮で構成される化生性変化である。

臨床事項

閉経前後の生検組織で偶然に認められることが多い。治療は不要である。

病理所見

核が長楕円形で，長軸方向の核溝を有する細胞で構成される。N/C 比が高く，表層分化に乏しいために HSIL（CIN 3）に一見類似するが，クロマチンの増量や粗造化，核形不整，核の大小不同，核重積，核分裂は認められない。ハイリスク HPV は検出されず，$p16^{INK4a}$ 陰性である。

B　腺腫瘍および前駆病変 Glandular tumors and precursors

1. 上皮内腺癌 Adenocarcinoma in situ（AIS）

　形態的に悪性の腺上皮を含む上皮内病変で，治療しない場合は浸潤腺癌に進展するリスクが高い。高異型度頸部腺上皮内腫瘍 high-grade cervical glandular intraepithelial neoplasia（high-grade CGIN）と同義語である。

臨床事項

　30〜40代を中心に子宮頸部腺癌の前駆病変として発生する。臨床症状はなく，子宮頸部細胞診異常を契機として診断されるが，CIN 3 に対して行われた円錐切除組織で偶然に認められる例も少なくない。外科的切除を行う。非連続的に分布することがあるため，子宮頸部円錐切除術を施行した後も，残存病変が存在していることを念頭に置いて経過観察を行う必要がある。

病理所見

　腺上皮細胞が正常の頸管腺の構造を保ったまま上皮を置換して増殖するが，間質への浸潤を示さない病変である。腺管内で部分的にみられる場合は正常頸管腺上皮との境界は明瞭で，フロント front が形成される。

　通常型の上皮内腺癌は細胞質内粘液に乏しい異型円柱細胞で構成される。異型上皮は正常の頸管腺の存在する部位にあり，それより深部には広がっていない。また，複雑な組織構築をとらず，間質の線維増殖をきたさないが，篩状構造が認められることがある。腫瘍細胞は中等度〜高度の核腫大，クロマチンの増量，核重積を示す他，核分裂，アポトーシスが認められる。しばしば HSIL と

併存し，これらに対する円錐切除組織などで偶然に認められることもある。浸潤腺癌と併存していることも多い。

上皮内腺癌には通常型の他，腸型，胃型，類内膜型，明細胞型，漿液型，重層性粘液産生上皮内病変 stratified mucin-producing intraepithelial lesion (SMILE) などの形態的バリエーションが存在する。腸型は豊富な細胞質内粘液を有する円柱細胞で構成され，杯細胞やパネート細胞を模倣する腫瘍細胞や神経内分泌細胞が混在する。子宮頸部において真の腸上皮化生 intestinal metaplasia は稀で，腸型上皮が認められた場合には細胞異型が軽度の腸型上皮内腺癌の部分像であることが少なくない。SMILE は細胞質内粘液空胞を有する細胞が重積する病変で，過去に上皮内粘表皮癌などとよばれていた病変に相当する。しばしば HSIL，通常型上皮内腺癌や腺扁平上皮癌と併存する。

免疫組織化学的には上皮内腺癌は estrogen receptor (ER) 陰性で，Ki-67 標識率はしばしば 50％をこえる。また，通常型および腸型上皮内腺癌はハイリスク HPV に関連しているため p16^{INK4a} がびまん性に強陽性である。これに対して，胃型，類内膜型，明細胞型などは通常 HPV 陰性であるため，p16^{INK4a} 陰性となる。漿液型の多くはハイリスク HPV 陰性だが，p16^{INK4a} 陽性である。卵管類内膜化生（卵管化生）も p16^{INK4a} 陽性となるが，染色性は弱く，ER が陽性である。

『子宮頸癌取扱い規約 第 3 版』（2012 年），WHO 分類（2003 年）で記載されていた腺異形成 glandular dysplasia は WHO 分類（2014 年）では削除されたため，本取扱い規約もこれに準じた。腺異形成は核の異常

が反応性腺異型よりも高度でありながら，上皮内腺癌の診断基準を満たさない腺上皮の病変として定義されていた。しかし，現在はその中に細胞異型が軽度である上皮内腺癌，すなわち低異型度頸部腺上皮内腫瘍 low-grade cervical glandular intraepithelial neoplasia (low-grade CGIN) と卵管類内膜化生や反応性異型が含まれていると考えられている。異型が軽度の上皮内腺癌の診断には ER，p16^{INK4a}，Ki-67 に対する免疫組織化学が有用である。

2. 腺癌 Adenocarcinoma

腺癌は腺への分化を示す浸潤癌である。扁平上皮癌が減少傾向にあるのに対して，国際的に腺癌は近年増加傾向を示しており，本邦においても子宮頸癌全体の 20〜25％程度を腺癌が占めるようになっている。

腺癌の組織亜型はこれまで臨床的意義がないと考えられてきたが，ハイリスク HPV との関連および生物学的侵襲性の観点から組織亜型の重要性が注目されるようになっている。頸部腺癌の 90％以上が HPV に関連して発生すると考えられている一方で，HPV の検出率が 70％程度に留まるという報告もある。この乖離は解析対象となった頸部腺癌の組織亜型の分布の違いを反映している可能性がある。すなわち，通常型内頸部腺癌および腸型粘液性癌が HPV 関連腫瘍であるのに対して，胃型粘液性癌，漿液性癌，類内膜癌，明細胞癌，中腎癌などはハイリスク HPV が陰性あるいは検出率が低い。ハイリスク HPV 陰性腺癌は HPV DNA テストや HPV ワクチンのピットフォールとなる組織型であると考えられる。なかでも胃型粘液性癌は予後不良で，化学療法抵抗性である

ことが示唆されている。

　本取扱い規約では WHO 分類（2014 年）に準拠して微小浸潤腺癌が削除された。微小浸潤とは癌細胞の間質内浸潤を組織学的に確認することができ，かつ浸潤の深さが表層基底膜より計測して 5 mm 以内，また水平方向の広がりが 7 mm 以内のものであるが，これが進行期で規定されるため，病理診断報告書では組織亜型と I A 期（浸潤の深さが 3 mm 以内のものを I A1 期，3 mm をこえるものを I A2 期に亜分類する）が併記されることになる。計測の起点は上皮内頸癌が既存の頸管腺の基底膜を破壊している部位とするのが本質的には正しいが，微小浸潤扁平上皮癌と異なり，この部位を認識することが困難であることが多いため，病変部の粘膜表面を被覆している上皮の基底膜を起点として計測する。

a. 通常型内頸部腺癌 Endocervical adenocarcinoma, usual type

　細胞質内粘液に乏しい円柱細胞で構成される。従来の内頸部型粘液性腺癌の大部分を占め，頸部腺癌の中で最も頻度が高い。ほぼ全例でハイリスク HPV が検出される。

【臨床事項】

　性器出血を伴い，肉眼的に病変が約 80 ％の症例で認められる。予後は扁平上皮癌とほぼ同等であるとみられるが，通常型と胃型粘液性腺癌を含む特殊型腺癌を分離して検討した報告が少ないため，十分なエビデンスがないことに留意する必要がある。

【病理所見】

　複雑に分岐する管状構造，腺内腔あるいは表層に突出する乳頭状構造，ときに篩状構造が認められる。微小腺

管状パターンや微小嚢胞状パターンを示すことがある。腫瘍細胞は高円柱状で，細胞質は好酸性ないし両染性で，粘液空胞は僅少であるか，ほとんど認められない。核は楕円形で，腫大とクロマチンの増量，大型核小体，重層化を示す。多数の核分裂，アポトーシスがみられる。大部分は高分化型ないし中分化型である。低分化型では細胞質内粘液が少なくなり，腺構造は一部でわずかに確認される程度である。しばしば AIS や HSIL の合併が認められる。

免疫組織化学的には p16^{INK4a} 陽性である。

b. 粘液性癌 Mucinous carcinoma

豊富な細胞質内粘液を含有する腫瘍細胞で構成される腺癌である。亜型として，胃型，腸型，印環細胞型を含む。いずれの亜型にも合致しないものは特定不能 not otherwise specified（NOS）と表記される。最小偏倚（へんい）腺癌 minimal deviation adenocarcinoma（いわゆる悪性腺腫 adenoma malignum）は胃型粘液性癌に含まれる。

（1）胃型粘液性癌 Mucinous carcinoma, gastric type

胃型分化を示す腺癌で，多くは胃幽門腺の形質を示す。通常ハイリスク HPV は検出されない。分葉状管腺過形成あるいは幽門腺化生が発生母地であると考えられている。Peutz-Jeghers 症候群との関連が知られている。*STK11* 遺伝子変異がみられることがある。

臨床事項

性器出血あるいは粘調または水様の帯下がみられる。臨床症状，MRI 画像所見を参考に lobular endocervical glandular hyperplasia（LEGH）と鑑別する。子宮頸部

細胞診では腫瘍細胞が検出されないことがある。浸潤能が高く，境界明瞭な腫瘤を形成しないため，事前に想定しているよりも広い範囲で腫瘍腺管が浸潤していることが手術することによって判明することが少なくない。治療抵抗性で通常型内頸部腺癌よりも予後不良である。

病理所見

豊富で淡明ないし好酸性の細胞質を有する円柱細胞で構成され，細胞境界が明瞭である。分化度は様々であるが，高分化型であることが多い。

免疫組織化学的には胃幽門腺上皮のマーカーであるHIK1083, MUC6, claudin 18 の他，carbonic anhydrase type-IX（CA-IX）などが陽性となる。ハイリスクHPV が検出されないため，p16^{INK4a} はわずかな例外を除いて陰性である。これに対して，しばしば p53 がびまん性に強陽性となる。

最小偏倚腺癌は極めて分化度の高い胃型粘液性癌の亜型として位置づけられる腫瘍で，多くの腫瘍腺管が非腫瘍性の頸管腺に類似する。大部分の症例では少なくとも一部で高度の核異型や不規則な癒合を示す腺管，破壊性間質浸潤を示唆する線維形成性間質反応，個細胞性に存在する異型粘液細胞が認められる。

（2）腸型粘液性癌 Mucinous carcinoma, intestinal type

腸型分化を示す粘液性癌である。ハイリスク HPV が検出されることが多い。

臨床事項

子宮頸部腺癌の約 2％と稀である。消化管からの転移を鑑別する。

病理所見

　豊富な細胞質内粘液を有する異型円柱細胞で構成され，杯細胞やパネート細胞の形態を示す腫瘍細胞や神経内分泌細胞が混在する。

　免疫組織化学的には MUC2，CDX2 などが陽性となる。また，chromogranin-A 陽性の神経内分泌細胞が混在することが多い。しばしば通常型腺癌と併存する。

(3) 印環細胞型粘液性癌 Mucinous carcinoma, signet-ring cell type

　印環細胞を含有する腺癌である。純粋なものは稀で，多くは腸型粘液性癌の部分像として認められる。稀に胃型粘液性癌と併存することがある。ハイリスク HPV は前者では陽性，後者では陰性である。

臨床事項

　稀な亜型であるため，治療や予後については明らかになっていないが，初期癌では長期生存が期待できる。

病理所見

　豊富な粘液空胞により核が細胞質の辺縁に偏位した腫瘍細胞で構成され，形態的に胃などに発生する印環細胞癌と同様である。そのため，診断にあたっては転移性腺癌を除外する必要がある。粘表皮癌の形態を示す腺扁平上皮癌においても印環細胞様の腫瘍細胞が認められることがある。

c．絨毛腺管癌 Villoglandular carcinoma

　主として外向性の絨毛状あるいは乳頭状の発育を示す腺癌である。ハイリスク HPV が検出される。

臨床事項

　通常型内頸部腺癌よりも若年発症が多い。絨毛腺管

はリンパ節転移が稀で，他の組織型の頸部腺癌に比して予後良好である。そのため，脈管侵襲がみられない場合には子宮頸部円錐切除術のみが施行されることがあるが，深部で深い侵入性浸潤を示す例，高異型度の腺癌が併存する例もあるため，診断は円錐切除組織などで腫瘍全体を評価した上で確定する。

病理所見

軽度から中等度の細胞異型を示す内頸部型の高円柱細胞で構成され，腫瘍細胞は細胞質内粘液が僅少である。定義上は高分化型である。核は重層化を示し，核分裂が散見される。間質浸潤はないか，あっても浅い圧排性浸潤に留まる例が多い。CIN 3 や上皮内腺癌が併存していることがある。

d. 類内膜癌 Endometrioid carcinoma

子宮内膜腺に類似する腫瘍腺管で構成される腺癌である。頻度は稀で，頸部腺癌全体の 5 %未満を占めるに過ぎない。ハイリスク HPV は陰性で，陽性例として報告されている例の中には通常型内頸部腺癌が含まれている可能性がある。

臨床事項

通常型内頸部腺癌と同様の臨床症状や肉眼像を示すが，予後は良好であることが多い。子宮内膜原発の類内膜癌の頸部進展の可能性も念頭に置き，これを除外した上で診断を確定する。

病理所見

細胞質内粘液に乏しい高円柱細胞の管状，絨毛状増殖からなる腺癌で，桑実胚様細胞巣 morule などの扁平上皮成分を伴うことがある。極めて分化度が高い場合は類

内膜型の最小偏倚腺癌とよばれることがある。鑑別診断として通常型腺癌，子宮体部の類内膜癌の頸部進展が挙げられる。前者とは桑実胚様細胞巣，扁平上皮分化，線毛が認められる点，後者とは画像所見，子宮体部において子宮内膜異型増殖症が存在しないなどの点で区別される。

e. 明細胞癌 Clear cell carcinoma

主として淡明な細胞質を示す細胞やホブネイル hob-nail（鋲釘）様の形態を示す細胞で構成され，充実性，管状・嚢胞状，あるいは乳頭状構築を示す腺癌である。欧米ではかつて合成エストロゲン製剤であるジエチルスチルベストロール diethylstilbestrol（DES）への子宮内曝露により若年で発生した例が報告されていたが，現在は中高年の孤発例がほとんどを占める。HPV は陰性であるとする報告が多い。

臨床事項

DES に関連するものは外頸部に発生することが多いのに対して，孤発性の場合は頸管内側で発生し，通常型内頸部腺癌と同様の症状を呈する。

病理所見

腫瘍細胞はグリコーゲンの貯留により淡明な細胞質を有することが多いが，好酸性の細胞質を伴うことや，球状の硝子滴を含有することもある。乳頭状，腺管状，充実性胞巣状などの細胞増殖形態を示す。間質では好酸性無構造の基底膜物質の沈着がみられる。診断には，卵巣，子宮内膜，腟に発生する明細胞癌の進展を鑑別する必要がある。

f. 漿液性癌 Serous carcinoma

子宮内膜や卵巣に発生する高異型度漿液性癌と同様の

形態を示す稀な腺癌である。HPVは陰性であることが多い。若年に発生したハイリスク HPV 陽性例として報告されている腫瘍の中には微小乳頭状増殖を示す通常型内頸部腺癌が含まれていると考えられている。

[臨床事項]

性器出血や水様帯下，子宮頸部細胞診異常を契機に診断に至る。予後は不良である。診断を確定する前に卵管・卵巣・腹膜，子宮内膜原発の漿液性癌の進展を除外する必要がある。

[病理所見]

高度な異型を示す細胞の複雑な乳頭状増殖や芽出 budding が認められる。砂粒体 psammoma body がみられることがある。充実性に増殖することもあるが，裂隙状の空隙が認められることが多い。

免疫組織化学的には WT-1，p53 が陽性である他，ハイリスクHPVの関与とは無関係にp16^{INK4a} 陽性となる。

g. 中腎癌 Mesonephric carcinoma

胎生期に生じる中腎管（ウォルフ管 Wolffian duct）の遺残から発生する稀な腺癌である。HPVは検出されない。

[臨床事項]

年齢層は幅広いが，平均年齢は約 50 歳である。進行は緩徐だが，晩期に再発あるいは転移することがある。

[病理所見]

子宮頸部の側壁，後壁に好発し，主座は内子宮口付近であることが多い。組織学的には細胞質内粘液を欠く立方状ないし円柱状の細胞が好酸性の硝子様分泌物を含有する管腔を形成して増殖する。分枝を示す裂隙状の空隙や乳頭状発育，充実性シート状増殖を示すこともある。

腫瘍細胞が紡錘形を呈することもある。

免疫組織化学的には vimentin，CD10，calretinin の他，PAX8，TTF1 が陽性となる。ER は陰性である。

h. 神経内分泌癌を伴う腺癌 Adenocarcinoma admixed with neuroendocrine carcinoma

腺癌と神経内分泌分化を示す腫瘍が併存する腫瘍である。

[臨床事項]

性器出血を伴うことが多く，子宮頸部を置換するような大きな頸部腫瘍として認められ，隣接臓器に浸潤するように発育する。産生される生理活性物質によって様々な臨床所見を呈する。Neuron-specific enolase (NSE) が腫瘍マーカーとして有用な場合がある（71 頁参照）。

[病理所見]

低異型度神経内分泌腫瘍（カルチノイド腫瘍，非定型的カルチノイド腫瘍），高異型度神経内分泌癌（小細胞神経内分泌癌，大細胞神経内分泌癌）と腺癌が併存する。カルチノイド腫瘍は稀で，多くは小細胞神経内分泌癌の成分で構成される。小細胞神経内分泌癌と大細胞神経内分泌癌の予後は不良である。

C 良性腺腫瘍および腫瘍類似病変 Benign glandular tumors and tumor-like lesions

1. 頸管ポリープ Endocervical polyp

良性頸管上皮が線維血管性の間質を覆う隆起性病変である。

[臨床事項]

臨床症状は伴わないことが多いが，大きくなると性交後出血や帯下増加をきたす。良性病変ではあるが，上皮

内腫瘍や浸潤癌が表層に及ぶことがある。

病理所見

　粘液を産生する円柱状ないし立方状の細胞で被覆された線維上皮性の粘膜隆起で，頸管腺が種々の程度に間質内に存在する。しばしば扁平上皮化生，微小腺管過形成を伴う。表面で円柱細胞が乳頭状に増殖したり，間質細胞の脱落膜変化，高度のリンパ球・形質細胞浸潤を伴うこともある。表面に潰瘍，びらんが加わった場合には表層上皮に修復性変化が加わり，異型を示すことがある。

2. ミュラー管乳頭腫 Müllerian papilloma

　ミュラー管由来であると考えられている稀な良性乳頭状腫瘍で，小児期に腟や頸部に発生する。

臨床事項

　1〜9歳の小児に発生し，性器出血や帯下流出を伴う。切除不十分であると再発する。

病理所見

　細長い分枝を示す線維性の芯を一層の円柱状ないし立方状の良性上皮が被覆する。扁平上皮化生，ホブネイルhobnail（鋲釘）様の細胞形態を示すことがある。細胞異型，核分裂は認められない。

3. ナボット囊胞 Nabothian cyst

　正常あるいは扁平化した頸管腺上皮で被覆され，粘液が充満する頸部壁内の囊胞状空隙である。頸管腺の開口部で閉塞機転が働くことによって発生する。

臨床事項

　経産婦に多い良性病変で，無症状のことが多いが，ときに慢性頸管炎や粘調な帯下を伴う。大きい場合は腺癌や後述する LEGH などとの鑑別を要する。

病理所見

　円形ないしやや不整形の囊胞状空隙が一層の円柱状，立方状あるいは扁平化した頸管上皮で被覆されている。扁平上皮化生や卵管化生がみられることがある。頸部壁の深部に存在する場合は深在性ナボット囊胞 deep nabothian cyst とよばれる。

4. トンネル・クラスター Tunnel clusters

　拡張した頸管腺が結節状に集簇する。

臨床事項

　経産婦の約 10％にみられる。子宮頸部円錐切除や子宮全摘出検体で偶然認められる。無症状の良性病変で，悪性化はしない。

病理所見

　種々の程度に拡張した頸管腺の密集・集簇で構成され，全体として円形で周囲境界明瞭である。腺管の囊胞状拡張が目立つものが多いが（B 型），拡張を示さない小腺管が密集するものもある（A 型）。細胞異型や核分裂は認められない。稀に胃型形質を示すことがある。

5. 微小腺管過形成 Microglandular hyperplasia

　核下空胞を示す腺管の密集・集簇によって特徴づけられる良性増殖性変化である。

臨床事項

　通常，無症状で悪性化はしない。頸管ポリープの表層で認められることも多い。

病理所見

　小型腺管の密集・集簇で構成され，予備細胞過形成，扁平上皮化生をしばしば伴う。腺管の内腔側には円柱状ないし立方状の粘液産生細胞が存在し，その直下に予備

細胞が配列する。粘液空胞は核下に存在し，ときに印環細胞様形態を示す。粘液産生細胞の核は小型かつ円形で，細胞異型，核分裂の増加は認められない。急性および慢性の炎症をしばしば伴う。充実性あるいは網目状，索状配列を示すこともある。

6. 分葉状頸管腺過形成 Lobular endocervical glandular hyperplasia（LEGH）

拡張した腺管を取り囲む小型腺管の分葉状増殖で構成される特殊な頸管腺過形成で，胃幽門腺の形質を示すため，幽門腺化生 pyloric gland metaplasia（PGM）ともよばれる。

臨床事項

水様ないし粘調な帯下を契機として見つかるものから，子宮全摘出組織などで偶発的に見つかる顕微鏡的サイズのものまで様々である。CT，MRI では同心円状に配列する小嚢胞の集簇像（コスモスパターン cosmos pattern）として捉えられることがある。AIS，胃型粘液性癌が併存していることがあるため，その診断と取扱いは注意を要する。

病理所見

内子宮口付近に発生することが多い。嚢胞状に拡張した大型腺管の周囲で小型内頸部腺が集簇して分葉状に配列する。ときに分葉状配列が不明瞭であることもある。既存の頸管腺が幽門腺化生を示す場合には単純型胃上皮化生ないし幽門腺化生 simple gastric metaplasia/pyloric gland metaplasia とよばれる。免疫組織化学的には胃幽門腺粘液のマーカーである HIK1083，MUC6，claudin 18 が陽性となる。Chromogranin-A

陽性の神経内分泌細胞が混在したり，腸上皮化生（杯細胞）を伴うこともある。同じく胃型形質を示す最小偏倚腺癌との鑑別が問題となる。ハイリスク HPV は検出されない。

境界悪性あるいは上皮内腺癌に相当する細胞異型を示す場合には異型分葉状頸管腺過形成（異型 LEGH）とよばれる。異型 LEGH は最小偏倚腺癌を含む胃型粘液性癌と併存することがある。また，最小偏倚腺癌と共通する染色体異常が認められたり，p53 がびまん性に強陽性となることがある。LEGH の中には *KRAS*, *STK11* (*LKB1*)，*GNAS* 遺伝子変異がみられる例があることも報告されている。そのため LEGH は胃型粘液性癌の前駆病変であると考えられている。ただし，異型の程度と癌への進展リスクの相関，典型的な LEGH の転帰を予測する因子は明らかにされていない。

7. びまん性層状頸管過形成 Diffuse laminar endo-cervical hyperplasia

頸管の表層上皮直下における良性頸管腺の帯状増殖である。

臨床事項

閉経前に偶発的に発見されることが多い良性病変である。

病理所見

頸管内膜の表層上皮直下で小型ないし中型の腺管が密集して帯状に増殖し，深部間質との境界が明瞭である。腺管を構成する円柱細胞は軽度の反応性変化を示すことがある。浸潤腺癌とは増殖巣の辺縁が平滑である点，細胞異型がみられない点，破壊性間質浸潤を示唆する線維

形成性間質反応が認められない点などで区別される。

8. 中腎遺残および過形成 Mesonephric remnants and hyperplasia

中腎管（ウォルフ管）の遺残および過形成である。子宮頸部側壁深部にみられ，多くは数 mm 大で，顕微鏡下で偶然に認められる。

臨床事項

子宮頸部の摘出標本で偶然に認められる。

病理所見

中腎管の遺残は立方状の細胞で被覆された小管の境界明瞭な分葉状集簇で構成される。管腔内には好酸性の分泌物が存在する。小管は導管を取り囲むように配列する。核分裂が認められることがあるが，細胞異型は認められない。中腎過形成も分葉状配列を示すことが多いが，びまん性であることもある。中腎遺残と中腎過形成を厳密に区別する基準はないが，6 mm をこえる場合に過形成とみなすという考え方がある。

免疫組織化学的には構成細胞の管腔面が線状に CD10 陽性となる他，細胞質が calretinin 陽性となる。

9. アリアス-ステラ反応 Arias-Stella reaction

子宮内膜のアリアス-ステラ反応と同様の形態を示す頸管腺上皮の変化で，通常は妊娠に関連している。

臨床事項

妊婦ないし絨毛性疾患やホルモン療法中の女性で偶然に認められる。

病理所見

頸管腺を構成する腺細胞が腫大し，豊富で淡明ないし淡好酸性の細胞質を有する。クロマチンは増量し，ホブ

ネイル hobnail（鋲釘）様形態を示す。管腔に向かって細胞が重積して突出することもある。核分裂は稀である。明細胞癌とは既存の頸管腺の構築が保持されている点，上皮内腺癌とは核分裂がみられない点などで区別される。間質の脱落膜変化，妊婦という臨床情報も鑑別の補助となる。

10. 頸管内膜症 Endocervicosis

本来頸管腺が存在しない頸部壁の外側に頸管型の腺管が存在している状態をいう。帝王切開術との関連が指摘されている。リンパ節，膀胱，腹膜などで認められることもある。

臨床事項

若年女性の子宮頸部前壁に 1〜2.5 cm の結節ないし嚢胞として発生し，慢性骨盤痛を伴うことがある。

病理所見

頸管腺を構成する粘液産生円柱上皮と同様の上皮で被覆された大小様々な腺管が頸管内膜から離れた頸部壁外側に存在する。腺管は嚢胞状に拡張し，上皮が平坦であることもある。細胞異型は認められず，核分裂は欠如しているか稀である。腺管が破綻して漏出した粘液によって間質反応が惹起されることがある。

11. 子宮内膜症 Endometriosis

子宮内膜型の腺管と間質が子宮頸部に存在する状態である。

臨床事項

20〜30 代の子宮頸部粘膜の壁肥厚，結節，出血，あるいは血液の溜まった嚢胞として発見される。良性病変であるが，稀に類内膜癌などの悪性腫瘍の発生母地とな

る。

病理所見

　表在型と深在型に分けられる。前者は頸管内膜側に存在し，骨盤子宮内膜症と無関係であるのに対して，後者は頸部壁外側に存在し，骨盤子宮内膜症と併存することがある。子宮内膜腺に類似した核の偽重層化を示す円柱細胞で構成される円形，卵円形あるいは小嚢胞状に拡張した腺管の間に短紡錘形の細胞で構成される間質が種々の割合で介在する。間質では出血やヘモジデリン沈着がみられることもある。腺上皮に卵管類内膜化生が加わった場合には核の大小不同や偽重層化が高度となり，上皮内腺癌に一見類似するため，生検では注意を要する。内膜腺が存在せず，間質のみが認められる場合には間質内膜症 stromal endometriosis とよばれる。

12. 卵管類内膜化生 Tuboendometrioid metaplasia

　頸管腺上皮が卵管上皮の構成細胞で置換される化生性変化である。卵管化生 tubal metaplasia とよばれることが多い。類内膜化生 endometrioid metaplasia も同義語である。

臨床事項

　子宮頸部細胞診異常で見つかることもあるが，臨床症状を伴わないことが多い。

病理所見

　細胞質内粘液に乏しく，核の重層化を示す子宮内膜腺上皮と同様の円柱細胞，線毛細胞，栓細胞 peg cells とよばれる卵管上皮を構成する細胞が種々の割合で混在している。細胞異型はみられず核分裂も稀である。好酸性化生 oxyphilic metaplasia が加わった場合には核の腫

大がみられることがある。

13. 異所性前立腺組織 Ectopic prostate tissue

頸管腺が前立腺の導管・腺房で置換される状態である。

臨床事項

自覚症状はなく，偶然に認められる。

病理所見

基底細胞，分泌細胞で構成される導管・腺房が集簇を形成する。導管・腺房の内腔側に分泌細胞が存在し，基底膜側に基底細胞が配列する。分泌細胞は前立腺特異抗原 prostate specific antigen（PSA）が陽性である一方，基底細胞は cytokeratin5/6，p63 が陽性である。

D その他の上皮性腫瘍 Other epithelial tumors

1. 腺扁平上皮癌 Adenosquamous carcinoma

腺癌と扁平上皮癌で構成される癌である。

臨床事項

若年者に多くみられる。腺扁平上皮癌の亜型である粘表皮癌とすりガラス細胞癌を含む低分化型の腺扁平上皮癌は，検診と検診の間に発生して急速に進行することが少なくない（いわゆる急速進行癌 rapidly progressive cancer，中間期癌 interval cancer）。

病理所見

組織学的に細胞間橋，角化を示す扁平上皮癌の成分と明らかな管腔形成を示す腺癌成分が存在する。扁平上皮癌において少量の粘液産生細胞が散見されても腺扁平上皮癌とは診断しない。グリコーゲンの蓄積により淡明な細胞質を有する扁平上皮癌成分を伴うものは明細胞型腺扁平上皮癌として知られている。桑実胚様細胞巣 morule や組織学的に良性にみえる扁平上皮分化を伴う類内膜癌

は本腫瘍には該当しない。腺癌および扁平上皮癌の成分がそれぞれ移行・混在せずに存在する場合には，腺扁平上皮癌ではなく，各々独立した組織型の衝突 collision として扱う。

扁平上皮様細胞，粘液産生細胞，いわゆる中間型細胞で構成される腫瘍は粘表皮癌 mucoepidermoid carcinoma とよばれることがある。WHO 分類（2014 年）では腺扁平上皮癌の中に含まれているが，唾液腺に発生する粘表皮癌と同様に *CRTC-MAML2* 融合遺伝子が検出されることから，通常の腺扁平上皮癌とは全く異なる腫瘍であると考えられている。

すりガラス細胞癌 glassy cell carcinoma は低分化型の腺扁平上皮癌として位置づけられる稀な腫瘍で，淡好酸性のすりガラス様細胞質と核小体が明瞭な円形ないし卵円形の大型核を有し，細胞境界が明瞭な細胞で構成される。腫瘍胞巣周囲の間質では高度の好酸球浸潤を伴う。細胞間橋および角化細胞はみられない。HPV18 型が検出されるが，HSIL の併存が認められないことが多く，前駆病変の段階をほとんど経由せずに急速に進行していくと考えられている。診断時には遠隔転移を伴っていることが少なくない。

2. 腺様基底細胞癌 Adenoid basal carcinoma

基底細胞様細胞の充実性小胞巣の増殖で構成される癌である。腺様基底細胞上皮腫 adenoid basal epithelioma ともよばれる。腺様囊胞癌とともに予備細胞からの発生が想定されており，同一の形態的スペクトラムの中に含まれる。

臨床事項

　患者の多くは 50 歳以上である。無症状で，HSIL に対する生検や円錐切除組織で偶然発見されることが多い。低異型度で，転移することは少なく，予後良好である。他の癌と共存する場合はその癌が予後を規定する。

病理所見

　細胞質に乏しい N/C 比の高い均一な細胞が小胞巣を形成したり，索状に配列する。胞巣内では小嚢胞状の空隙を形成したり，腺や扁平上皮への分化を示すことがある。純粋型は低悪性度だが，頻度は稀で，扁平上皮癌などと併存していることが多い。腺様嚢胞癌とともに認められることもある。

3. 腺様嚢胞癌 Adenoid cystic carcinoma

　唾液腺に発生する腺様嚢胞癌と同様の形態を示す腫瘍で，基底細胞様の異型細胞で構成される。

臨床事項

　腺様基底細胞癌と同様である。HPV16 型との関連も報告されている。

病理所見

　N/C 比の高い腫瘍細胞が境界明瞭な胞巣を形成して増殖する。間質は硝子様である。腫瘍胞巣内は間質性粘液や基底膜様物質が沈着し，篩状構築に類似した円柱腫様構造を示す他，管腔形成や扁平上皮分化を示すことがある。腫瘍細胞は多稜形で，クロマチンが増量し，核小体は不明瞭である。

　筋上皮細胞の性格を有するため，免疫組織化学的には p63，CD10，calponin，α-smooth muscle actin などが陽性となる。腺様嚢胞癌は類基底細胞癌や腺様基底

細胞癌と併存していることがある。

4. 未分化癌 Undifferentiated carcinoma

特定の分化を示さない上皮性悪性腫瘍で，診断には他の組織型を厳密に除外する必要がある。扁平上皮癌のマーカーである p63, cytokeratin 5/6 は陰性である。

E 神経内分泌腫瘍 Neuroendocrine tumors

1. 低異型度神経内分泌腫瘍 Low-grade neuroendocrine tumor（NET）

a. カルチノイド腫瘍 Carcinoid tumor（NET G1）

b. 非定型的カルチノイド腫瘍 Atypical carcinoid tumor（NET G2）

神経内分泌分化を示す腫瘍で，索状配列やロゼットなどの類器官構造を示す。胃・消化管，膵臓の低異型度神経内分泌腫瘍と同様に G1 と G2 に二分され，それぞれカルチノイド腫瘍，非定型的カルチノイド腫瘍に相当する。ほとんどの例でハイリスク HPV が検出される。

臨床事項

他の子宮頸部悪性腫瘍と同様，性器出血や帯下異常，腫瘤形成が認められる。子宮頸部細胞診異常を伴うことはほとんどない。生理活性を有するペプチドのホルモン産生による症状を呈することは稀である。G1 はゆっくりと経過するが，G2 は大細胞神経内分泌癌と同様の臨床経過をたどる。

病理所見

カルチノイド腫瘍（NET G1）は消化管や肺のカルチノイド腫瘍と同様の索状，リボン状あるいは島状の構造を示し，構成細胞は顆粒状のクロマチン構造を示す円形の核と豊富な細胞質を有する。非定型的カルチノイド腫

瘍（NET G2）は同様の構築を示すが，細胞異型が目立ち，核分裂が多く，一部で壊死が認められることがある。胃・消化管，膵臓では G1，G2 を判別するために Ki-67 標識率，核分裂数に基づく診断基準が存在するが，子宮頸部ではその意義が不明であるため，WHO 分類（2014年）では明確な診断基準が示されていない。免疫組織化学的には synaptophysin, chromogranin-A, CD56 などが陽性となる。

　子宮頸部では低異型度神経内分泌腫瘍の頻度は低く，特にカルチノイド腫瘍は極めて稀である。しばしば腺癌などと併存していることから，神経内分泌分化を示す腺癌の部分像であるとみなす考え方もある。

2.　**高異型度神経内分泌癌 High-grade neuroendocrine carcinoma（NEC）**
　　a.　**小細胞神経内分泌癌 Small cell neuroendocrine carcinoma（SCNEC）**
　　b.　**大細胞神経内分泌癌 Large cell neuroendocrine carcinoma（LCNEC）**

胃・消化管，膵臓の神経内分泌癌と同様の形態を示す腫瘍で，小細胞型と大細胞型に二分される。いずれも G3 に相当する。ハイリスク HPV が検出され，特に 18 型が多い。

[臨床事項]

　肺の小細胞癌と同様，初期から侵襲性が高く，極めて予後不良である。

[病理所見]

　小細胞型は肺の小細胞癌と同様の組織像を示す。核は小型卵円形でクロマチンが増量し，細胞質が乏しいため

に N/C 比が高く，核の相互圧排像 nuclear moulding がみられる。核分裂は多く，広範な壊死，脈管侵襲，神経周囲浸潤がみられる。

　大細胞型は豊富な細胞質と核小体が明瞭な空胞状の大型核を有する細胞で構成され，索状配列やロゼット形成を示す。核分裂も目立つ。

　いずれも上皮内あるいは浸潤腺癌，HSIL，扁平上皮癌としばしば併存している。小細胞型は低分化型あるいは類基底細胞癌に類似するため，診断には注意を要する。

　神経内分泌腫瘍の診断には，超微形態学的に神経内分泌顆粒を確認するか，グリメリウス染色あるいは免疫組織化学的に chromogranin-A，synaptophysin，CD56（NCAM），PGP9.5 などの神経内分泌マーカーが陽性であることを確認する必要がある。肺小細胞癌で陽性となる TTF1 は頸部の小細胞癌でも陽性であることが少なくないため，転移と原発の鑑別には有用ではない。

間葉性腫瘍および腫瘍類似病変 Mesenchymal tumors and tumor-like lesions

　子宮頸部に発生する間葉性腫瘍は平滑筋腫 leiomyoma，平滑筋肉腫 leiomyosarcoma，ブドウ状肉腫（胎児性横紋筋肉腫）sarcoma botryoides (embryonal rhabdomyosarcoma) が代表的である。

A　良性 Benign

1．平滑筋腫 Leiomyoma

　平滑筋分化を示す良性腫瘍である。膠原線維に富む細胞外基質を伴う。

子宮頸部での発生は稀であるが，腫瘤が大きくなると出血や排尿障害，経腟分娩の妨げになることがある。

臨床事項 → 病理所見

球状の腫瘤を形成し，割面は白色調あるいは淡いピンクないし褐色調で，渦巻き様ないし索状の模様を示す。子宮体部の平滑筋腫と比較してやや周囲境界が不明瞭である。組織学的には楕円形核を有する紡錘形細胞の束状増殖で構成されている。平滑筋肉腫と鑑別するための診断基準は子宮体部の平滑筋腫と同様である。

2. 横紋筋腫 Rhabdomyoma

骨格筋分化を示す稀な良性腫瘍で，成熟した腫瘍性の横紋筋芽細胞で構成される。線維性あるいは浮腫状間質を伴う。

臨床事項

3 cm 未満の孤発性結節で，子宮頸部より腟にみられる。良性で再発はしない。

病理所見

異型に乏しい成熟した卵円形ないし管形の横紋筋芽細胞が不規則に配列し，錯綜する。細胞質内では多数の横紋が認められる。核分裂，壊死は認められない。
間質は線維性ないし浮腫状である。

免疫組織化学的には skeletal muscle actin, desmin, myogenin, MyoD1 が陽性である。

3. その他の良性腫瘍

脂肪平滑筋腫，紡錘細胞脂肪腫，神経線維腫，神経鞘腫などが発生する。

B 悪性 Malignant

1. 平滑筋肉腫 Leiomyosarcoma

平滑筋分化を示す悪性腫瘍である。子宮頸部に発生する肉腫の中で最も多い。

臨床事項

子宮頸部を置換するように発育する。子宮頸部平滑筋肉腫の予後因子は明らかではない。

病理所見

頸管ないし腟に突出するポリープ様隆起を形成することがある。ときに潰瘍を伴う。割面は灰白調ないし白色調で肉様である。粘液型の場合はゼラチン様である。周囲境界は不明瞭であったり，侵入性発育を示す。組織学的には平滑筋細胞様の異型紡錘形細胞の束状増殖で構成される。多数の核分裂，凝固壊死が認められる。診断基準は子宮体部の平滑筋肉腫と同様である。類上皮型や粘液型などの亜型が存在する。

免疫組織化学的には α-smooth muscle actin, desmin, h-caldesmon などが陽性となる。

2. 横紋筋肉腫 Rhabdomyosarcoma

骨格筋分化を示す悪性腫瘍である。胎児型横紋筋肉腫 embryonal rhabdomyosarcoma，蜂巣型横紋筋肉腫 alveolar rhabdomyosarcoma，多形型横紋筋肉腫 pleomorphic rhabdomyosarcoma などの亜型があるが，胎児型横紋筋肉腫が大部分を占める。小児では腟に好発するが，頸部においては 10〜20 代で発生することが少なくない。

臨床事項

出血を伴う子宮頸部につやのあるポリープを呈する。腟発生よりも予後は良好である。

病理所見

　胎児型横紋筋肉腫はポリープ様隆起を形成することが多く，ブドウ状肉腫 sarcoma botryoides ともよばれる。クロマチンの増量を示す核を有するリンパ球様の小型円形あるいは紡錘形細胞の増殖で構成される。特に表層上皮直下で細胞密度が高い（形成層cambium layer）。種々の程度の骨格筋分化を示す。約半数の例では結節状の軟骨組織が認められる。

　免疫組織化学的には desmin, myogenin, MyoD1 が陽性となる。

3.　胞巣状軟部肉腫 Alveolar soft-part sarcoma

　好酸性顆粒状の細胞質を有する大型の多稜形細胞が繊細な線維血管性間質で分画された胞巣状構築を示しながら増殖する起源不明の肉腫である。X 染色体と第 17 染色体の相互転座による *TFE3-ASPL* 融合遺伝子が検出される。

臨床事項

　受診時に出血ないし子宮頸部の結節が認められる。転移は稀で他の肉腫よりも予後は良好である。

病理所見

　腫瘍細胞が特徴的な胞巣状配列を示しながら，あるいは充実性シート状に増殖し，胞巣中央部では細胞が解離するために空隙が形成されることがある（偽蜂窩状パターン pseudoalveolar pattern）。胞巣間では類洞様の繊細な血管網が介在している。腫瘍細胞は大型円形ないし多稜形で，大きさが均一である。細胞境界が明瞭で，細胞質は好酸性顆粒状あるいは空胞を含有する。核は空胞状で，小型核小体を有する。核分裂は僅少である。稀

に著しい多形性を示す。細胞質ではグリコーゲンの貯留の他，約80%の例でジアスターゼ抵抗性PAS反応陽性の結晶が認められる。

免疫組織化学的には腫瘍細胞の核がTFE3陽性となる。

4. 血管肉腫 Angiosarcoma

血管内皮細胞への分化を示す悪性間葉系腫瘍である。

[臨床事項]

平坦あるいはやや隆起した紫色の腫瘤を形成する。浸潤傾向が強く，転移の頻度が高いため予後不良である。

[病理所見]

吻合する血管腔を形成しながら浸潤する異型細胞で構成される。分化傾向に乏しい充実性増殖を示すこともある。腫瘍細胞は平坦あるいは立方状で，異型核を有する。細胞質は僅少である。通常は核分裂が認められる。出血・壊死もみられる。類上皮型血管肉腫は豊富な好酸性の細胞質と核小体が明瞭な大型核を有する異型細胞で構成される。

免疫組織化学的には腫瘍細胞はCD31，CD34，Fli-1，ERG，第Ⅷ因子関連抗原が陽性となる。電子顕微鏡では細胞質内でvon Willebrand因子などを含有する分泌顆粒であるWeibel-Palade小体が認められる。

5. 悪性末梢神経鞘腫瘍 Malignant peripheral nerve sheath tumor

神経鞘への分化を示す悪性腫瘍である。神経線維肉腫neurofibrosarcomaともよばれる。神経線維腫症（1型）患者で発生することがあるが，子宮頸部では神経線維腫症関連の例は報告されていない。

<u>臨床事項</u>

子宮頸部に腫瘤ないしポリープを形成し，性器出血をきたす。転移は稀で，頸部以外の軟部組織に発生する悪性末梢神経鞘腫瘍と比較して予後良好である。

<u>病理所見</u>

楕円形の核を有する細胞が束状に増殖する。細胞密度が高い領域と低い領域が混在し，特に前者は血管周囲に分布する傾向がある。

免疫組織化学的には約半数の症例でS100蛋白が陽性となる。線維芽細胞性悪性末梢神経鞘腫瘍 fibroblastic malignant peripheral nerve sheath tumor は S100 蛋白の他，CD34 がびまん性に陽性である。

6. その他の肉腫 Other sarcomas

脂肪肉腫 liposarcoma，未分化頸管肉腫 undifferentiated endocervical sarcoma，ユーイング肉腫 Ewing sarcoma などが発生する。

C 腫瘍類似病変 Tumor-like lesions

1. 術後性紡錘細胞結節 Postoperative spindle-cell nodule

肉腫に類似した非腫瘍性の良性反応性病変である。術後性偽肉腫 postoperative pseudosarcoma ともよばれる。

<u>臨床事項</u>

生検や掻爬などの手術操作が行われてから数週間経過した後，操作部位に発生することがある稀な病変である。組織像が肉腫に類似するため，手術歴の聴取が重要である。良性であるが局所再発がある。

　小血管の増生と慢性炎症細胞浸潤を伴い，腫大した線維芽細胞あるいは筋線維芽細胞様の紡錘形細胞の束が錯綜している。紡錘形細胞の細胞質は好酸性ないし両染性で，多数の核分裂が認められることもある。

2. リンパ腫様病変 Lymphoma-like lesion

　悪性リンパ腫に類似する高度のリンパ球浸潤で構成される病変である。

　EB ウイルスや他の感染症を伴うこともある。閉経前の出血，帯下，細胞診異常を契機に診断に至る。頸部が腫大し，発赤を示す。びらんや，稀に腫瘤を形成することもある。

　表層上皮直下で大型リンパ球様細胞が帯状のシート状配列を示したり，境界不明瞭な結節を形成して増殖する。胚中心細胞，中心芽細胞，免疫芽球，組織球の他，小型成熟リンパ球，形質細胞，好中球などで構成される。

　免疫組織化学的には CD3 陽性の T リンパ球，CD20 陽性の B リンパ球が混在しており，形質細胞ではモノクロナリティーを示唆する免疫グロブリン軽鎖（ラムダ鎖，カッパ鎖）陽性細胞の著しい量的偏り（軽鎖制限 light chain restriction）は認められない。

III　上皮性・間葉性混合腫瘍 Mixed epithelial and mesenchymal tumors

A　腺筋腫 Adenomyoma

　頸管腺上皮と平滑筋の増生で構成される良性上皮性・

間葉性混合腫瘍である。

20〜50代に発生する。腫瘤が大きくなるまでは無症状であることが多い。

不整形の頸管腺が乳頭状あるいは葉状構造を呈し，周囲を小型腺管が取り囲み，分葉状にみえる。類内膜あるいは卵管型の上皮がみられることもある。腺管の間で平滑筋が増生しているため，最小偏倚腺癌に一見類似するが，病変全体が周囲境界明瞭である点，侵入性浸潤に伴う線維形成性間質反応がみられない点などで区別される。

B　腺肉腫 Adenosarcoma

良性あるいは軽度の異型を示すミュラー管型上皮成分と低異型度の肉腫成分で構成される2相性腫瘍である。子宮頸部では稀で，女性生殖器に発生する腺肉腫の2%程度に過ぎない。

閉経後に発生することが多い子宮体部の腺肉腫よりも若年者に発生する。出血や腹痛，定期検診を契機に見つかり，子宮頸管ポリープとして繰り返し切除を受けていることもある。予後は間質浸潤の程度と肉腫成分の過剰増殖により規定されるため，過小評価にならないように診断に注意する。

ミュラー管型上皮で被覆された腺管が腫瘍内に均等に分布しており，一部は葉状あるいは嚢胞状にみえる。上皮は頸管腺型であることが多いが，扁平上皮化生を示すこともある。腺管周囲では肉腫成分の細胞密度が高い

periglandular cuffing がみられることが多い。拡張した腺管内に間質成分がポリープのように突出することもある。肉腫成分は低異型度の子宮内膜間質肉腫に類似していることが多いが，性索様成分，平滑筋分化，軟骨や横紋筋，脂肪性分化を示すこともある。高異型度の肉腫成分が腫瘍全体の 25％以上を占める場合には，予後不良であるため間質過剰増殖 stromal overgrowth とよばれる。

C　癌肉腫 Carcinosarcoma

ミュラー管由来の悪性上皮性成分および間葉性成分で構成される腫瘍である。悪性中胚葉性混合腫瘍 malignant mesodermal mixed tumor，悪性混合性ミュラー管腫瘍 malignant mixed müllerian tumor，化生癌 metaplastic carcinoma ともよばれる。子宮体部の癌肉腫とは異なりハイリスク HPV に関連するものが多く，16 型が検出される。

臨床事項

閉経後に子宮頸管内に突出する大きなポリープ状腫瘤として認められる。出血や壊死を伴う。子宮に限局していることが多く，子宮体部や卵巣の腺肉腫と比較して予後良好である。

病理所見

上皮性成分は類基底細胞癌，腺様嚢胞癌，腺様基底細胞癌などの頸部原発の癌腫に類似していることが多い。一方，肉腫成分は線維肉腫，子宮内膜間質肉腫などに類似していることが多く，骨肉腫，軟骨肉腫などの異所性成分がみられることは少ない。

Ⅳ メラノサイト腫瘍 Melanocytic tumors

A 青色母斑 Blue nevus

メラニン顆粒を含有し，樹枝状の突起を有する楕円形細胞で構成される良性色素性病変である。

臨床事項

摘出子宮の頸管粘膜表面に平坦な 2～3 mm の青色斑ないし黒色斑として偶発的に認められる良性病変である。

病理所見

頸管内膜の間質内で，種々の量のメラニン顆粒を含有する長楕円形の細胞や樹枝状の突起を有する細胞が集簇している。メラニン顆粒は主として樹枝状の細胞質突起内に存在している。核異型や核分裂は認められない。

免疫組織化学的には S100 蛋白陽性であるが，悪性黒色腫で陽性となる HMB-45 や，Melan-A などは陰性であることが多い。

B 悪性黒色腫 Malignant melanoma

メラノサイトで構成される悪性腫瘍である。

臨床事項

外陰・腟の悪性黒色腫よりも頻度は低い。約半数の症例では診断時に既に子宮頸部をこえて進展しており，予後不良である。

病理所見

メラニン顆粒を含有する腫瘍細胞で構成される。メラニン顆粒の量は様々で，ほとんど認められないものもある。腫瘍細胞の形態も上皮様のものから紡錘形のもの，淡明な細胞質を有するものなど様々である。約半数の例では表層上皮の基底部において腫瘍性の異型メラノサイ

トが認められる。

　免疫組織化学的には S100 蛋白，HMB-45，Melan-A，MITF，SOX10 などが陽性である。

胚細胞腫瘍 Germ cell tumors

A　卵黄嚢腫瘍 Yolk sac tumor

　卵黄嚢を模倣する構造を含む様々な組織構築パターンを示す胚細胞腫瘍である。内胚葉洞腫瘍ともよばれる。小児期に発生することが多く，成人では稀である。

臨床事項

　下部女性生殖器では発生頻度は腟に次ぐが，腟発生か子宮頸部発生か診断がつけにくいこともある。小児期に性器出血を契機として腟に突出するポリープ状の脆弱な腫瘤が見つかる。BEP 療法（ブレオマイシン，エトポシド，シスプラチン）が奏効し，予後は良好である。

病理所見

　卵巣や精巣の卵黄嚢腫瘍と同様の形態を示す。

　免疫組織化学的には AFP の他，SALL4，glypican 3 などが陽性となる。

リンパ性および骨髄性腫瘍 Lymphoid and myeloid tumors

A　リンパ腫 Lymphomas

　リンパ球様細胞で構成される悪性腫瘍である。

臨床事項

　子宮頸部が原発であることは稀で，多くは全身のリンパ節ないし節外臓器を原発巣とする腫瘍の進展である。性器出血だけでなく，腫瘤が周囲組織に進展し，痛みや

性交障害，圧迫症状を呈することもある。子宮頸部原発のものは頸部に限局して予後は良好であるが，全身から転移したものでは予後不良である。

病理所見

腫瘍割面は白〜黄色調である。粘膜下で増殖し，子宮頸部粘膜は破綻していないことが多い。最も頻度の高いびまん性大細胞型B細胞性リンパ腫diffuse large B-cell lymphomaはしばしば壊死や間質の硬化性変化を示す。腫瘍細胞が上皮のように索状に配列したり，紡錘形を呈しているために肉腫に一見類似することがある。濾胞性リンパ腫 follicular lymphoma は2番目に多い組織型で，同様に硬化性変化を示すことがある。節外性濾胞辺縁帯B細胞リンパ腫 extranodal marginal zone B-cell lymphoma（いわゆる MALT リンパ腫），バーキットリンパ腫 Burkitt lymphoma，節外性 NK/T 細胞リンパ腫 extranodal NK/T-cell lymphoma なども報告されている。

B 骨髄性腫瘍 Myeloid neoplasms

骨髄球系細胞の形質を有する未熟な細胞で構成される悪性造血器腫瘍で，骨髄性白血病 myeloid leukemia と，腫瘤を形成する骨髄肉腫 myeloid sarcoma を含む。緑色腫 chloroma，顆粒細胞肉腫 granulocytic sarcoma，髄外性骨髄性腫瘍 extramedullary myeloid tumor ともよばれる。

臨床事項

子宮頸部はびまん性に腫大し，出血や性交痛をきたす。頸部原発であることもあるが，骨髄性白血病に伴ってみられることが多く，予後は原病の広がりによって規

定される。

病理所見

　卵円形あるいは種々のくびれを示す核を有する未熟な骨髄球系細胞のびまん性増殖で構成される。悪性リンパ腫に一見類似しているが，増殖している細胞の核はクロマチンが繊細で，核小体が明瞭である。細胞質は僅少ないし中等量である。分化している場合には好酸性顆粒状の細胞質を有する細胞も混在する。

　免疫組織化学的には myeloperoxidase，CD13，CD33 などが陽性となる。

Ⅶ　二次性腫瘍 Secondary tumors

　子宮頸部以外で発生した腫瘍が血行性，リンパ行性，腹腔内播種，あるいは直接浸潤によって頸部に進展することがある。子宮体部，卵巣・卵管，腹膜の他，消化管，乳腺，腎臓などを起源とすることもある。

　子宮頸部と体部の両方にまたがって腺癌が存在する場合，いずれが原発であるか，しばしば問題となる。その場合，組織所見に加えて，画像所見，免疫組織化学的所見なども勘案した上で原発巣を確定する。

子宮体癌取扱い規約

【病理編 第4版】
2017年 7月

抜粋

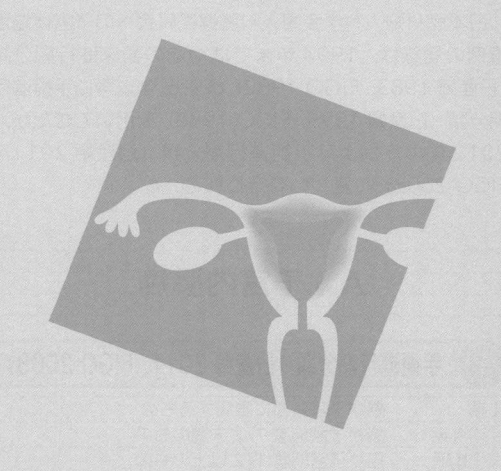

Ⅰ．進行期分類

　進行期分類は，治療法の決定や予後の推定あるいは治療成績の評価などに際し，最も基本となるものである。日本産科婦人科学会では，進行期分類として FIGO による国際臨床進行期分類と UICC による TNM 分類を，また術後分類として FIGO による手術進行期分類と UICC の pTNM 分類とを採用している。

　日本産科婦人科学会婦人科腫瘍委員会への子宮体癌治療例の登録は，1994 年までは術前の臨床進行期分類（日産婦 1983，FIGO 1982），1995 年以降は手術進行期分類（日産婦 1995，FIGO 1988）を用いてきたが，2012 年の症例より手術進行期分類（日産婦 2011，FIGO 2008）に基づいて行われている。

A　子宮内膜癌

1　手術進行期分類（日産婦 2011，FIGO 2008）

Ⅰ期	癌が子宮体部に限局するもの
ⅠA 期	癌が子宮筋層 1/2 未満のもの
ⅠB 期	癌が子宮筋層 1/2 以上のもの
Ⅱ期	癌が頸部間質に浸潤するが，子宮をこえていないもの*
Ⅲ期	癌が子宮外に広がるが，小骨盤腔をこえていないもの，または所属リンパ節へ広がるもの

ⅢA期	子宮漿膜ならびに/あるいは付属器を侵すもの
ⅢB期	腟ならびに/あるいは子宮傍組織へ広がるもの
ⅢC期	骨盤リンパ節ならびに/あるいは傍大動脈リンパ節転移のあるもの
ⅢC1期	骨盤リンパ節転移陽性のもの
ⅢC2期	骨盤リンパ節への転移の有無にかかわらず、傍大動脈リンパ節転移陽性のもの
Ⅳ期	癌が小骨盤腔をこえているか、明らかに膀胱ならびに/あるいは腸粘膜を侵すもの、ならびに/あるいは遠隔転移のあるもの
ⅣA期	膀胱ならびに/あるいは腸粘膜浸潤のあるもの
ⅣB期	腹腔内ならびに/あるいは鼠径リンパ節転移を含む遠隔転移のあるもの

*頚管腺浸潤のみはⅡ期ではなくⅠ期とする。
　▶▶注1 すべての類内膜癌は腺癌成分の形態により Grade 1、2、3 に分類される。
　▶▶注2 腹腔洗浄細胞診陽性の予後因子としての重要性については一貫した報告がないので、ⅢA期から細胞診は除外されたが、将来再び進行期決定に際し必要な推奨検査として含まれる可能性があり、すべての症例でその結果は登録の際に記録することとした。
　▶▶注3 子宮内膜癌の進行期分類は癌肉腫にも適用される。癌肉腫、明細胞癌、漿液性癌（漿液性子宮内膜上皮内癌を含む）においては横行結腸下の大網の十分なサンプリングが推奨される。

[分類にあたっての注意事項]
（1）初回治療として手術がなされなかった症例（放射線や化学療法など）の進行期は、MRI, CT などの画像診断で日産婦 2011 進行期分類を用いて推定する。
（2）各期とも腺癌の組織学的分化度/異型度を併記する。
（3）従来、子宮内膜異型増殖症は日産婦 1995 分類によ

り 0 期として登録してきたが，FIGO 2008 分類に従い 0 期のカテゴリーを削除する。子宮内膜異型増殖症は別に登録を行う。

(4) 所属リンパ節とは骨盤リンパ節（基靱帯リンパ節，仙骨リンパ節，閉鎖リンパ節，外腸骨リンパ節，鼠径上リンパ節，内腸骨リンパ節，総腸骨リンパ節）と傍大動脈リンパ節をいう。

(5) 本分類は手術後分類であるから，従来Ⅰ期とⅡ期の区別に用いられてきた部位別掻爬などの所見は考慮しない。

(6) 子宮筋層の厚さは腫瘍浸潤の部位において測定することが望ましい。

(7) 腹水（洗浄）細胞診陽性は進行期決定には採用しないが，別に記録する。

(8) 従来Ⅱa期（FIGO 1988）であった頸管腺のみに癌が及ぶものは，FIGO 2008 進行期分類ではⅠ期に分類する。

(9) 従来のⅠa期（FIGO 1988）（癌が子宮内膜に限局するもの）と筋層浸潤が 1/2 未満のものを FIGO 2008 進行期分類ではⅠA期とし，筋層浸潤が 1/2 以上のものをⅠB期としている。

2　TNM 分類（UICC 第 8 版に準じる[†]）

TNM 分類	FIGO 分類	
TX		原発腫瘍が評価できないもの
T0		原発腫瘍を認めないもの
T1	Ⅰ期	癌が子宮体部に限局するもの
T1a	ⅠA期	癌が子宮筋層 1/2 未満のもの
T1b	ⅠB期	癌が子宮筋層 1/2 以上のもの
T2	Ⅱ期	癌が頸部間質に浸潤するが，子宮を

		こえていないもの
T3	Ⅲ期	癌が子宮外に広がるが，小骨盤腔をこえていないもの，または所属リンパ節へ広がるもの
T3a	ⅢA期	子宮漿膜ならびに／あるいは付属器を侵すもの
T3b	ⅢB期	腟ならびに／あるいは子宮傍組織へ広がるもの
N1, N2*	ⅢC期	骨盤リンパ節ならびに／あるいは傍大動脈リンパ節転移のあるもの
N1*	ⅢC1期	骨盤リンパ節転移陽性のもの
N2*	ⅢC2期	骨盤リンパ節への転移の有無にかかわらず，傍大動脈リンパ節転移陽性のもの
T4/M1	Ⅳ期	癌が小骨盤腔をこえているか，明らかに膀胱ならびに／あるいは腸粘膜を侵すもの，ならびに／あるいは遠隔転移のあるもの
T4**	ⅣA期	膀胱ならびに／あるいは腸粘膜浸潤のあるもの
M1	ⅣB期	腹腔内ならびに／あるいは鼠径リンパ節転移を含む遠隔転移のあるもの

*TNM 第 8 版で改定された。
**胞状浮腫のみで T4 へ分類しない。生検で確認すべきである。

N：所属リンパ節

NX	所属リンパ節に転移を判定するための最低必要な検索が行われなかったとき
N0	所属リンパ節に転移を認めない
N1*	骨盤リンパ節に転移を認める
N2*	骨盤リンパ節への転移の有無にかかわらず，傍大動脈リンパ節に転移を認める

*TNM 第 8 版で改定された。

M：遠隔転移

M0	遠隔転移を認めない
M1	遠隔転移を認める

3 FIGO 分類，AJCC 分類，UICC 分類との相互関係

a) 進行期分類（子宮内膜癌）

FIGO/AJCC/UICC 分類	T カテゴリー	N カテゴリー	M カテゴリー
I	T1	N0	M0
I A	T1a	N0	M0
I B	T1b	N0	M0
II	T2	N0	M0
III A	T3a	N0	M0
III B	T3b	N0	M0
III C1	T1, T2, T3	N1	M0
III C2	T1, T2, T3	N2	M0
IV A	T4	N に関係なく	M0
IV B	T に関係なく	N に関係なく	M1

FIGO : International Federation of Gynecology and Obstetrics
AJCC : American Joint Committee on Cancer
UICC : Union Internationale Contre le Cancer, Union for International Cancer Control*
*2010 年，International Union Against Cancer より名称変更

b) 分類にあたっての注意事項

①初回治療として手術がなされなかった症例（放射線や化学療法など）の進行期は，MRI や CT などの画像診断で進行期分類を用いて推定する。

②下記の検索は T，N，M 判定のための最低必要な検査法で，これが行われていない場合には TX，NX，MX の記号で示す。FIGO 進行期分類は手術進行期分類に，TNM 分類は臨床的，組織学的分類にそれぞれ基づいている。T カテゴリー：臨床的な検索および画像診断，N カテゴリー：臨床的な検索および画像診断，M カテ

ゴリー：臨床的な検索および画像診断

③pT，pN，pM 分類については TNM 分類に準じ，病理学的 pTNM が用いられる。

④手術前に他の治療法が行われている例では，y 記号を付けて区別する。

例：ypT2bpN1M0

⑤再発腫瘍では r の記号を付けて区別する。

例：rM1

† TNM 分類 UICC 第 8 版に関する詳細は，英語版ならびに日本語版を参照されたい。

B　子宮体部肉腫

1　FIGO 2008 進行期分類策定の背景

　子宮体部肉腫は子宮悪性腫瘍の約 3〜7％を占める稀な腫瘍で予後は極めて不良である。

　本疾患の発生頻度が低いことや，良・悪性の判定の難しさに加えてその病理組織学的多様性から再発危険因子や標準的治療は確立しておらず，多施設共同研究あるいは国際的な臨床試験が期待される。本腫瘍は，平滑筋肉腫，子宮内膜間質肉腫が大部分を占めるが，各々の biological behavior は著しく相違しており，個別に対応する必要がある。子宮体部肉腫の治療は，手術療法が第一選択であり，組織診断によって治療方針の決定や予後の判定がなされるものの，CT や MRI などの画像診断によ

る正確な術前診断は困難である。子宮体部肉腫の進行期分類は，これまで子宮内膜癌の進行期分類（FIGO 1988）が適用され，1996年刊行の『子宮体癌取扱い規約 第2版』に記載されたが，子宮内膜癌とは異なる本腫瘍の biological behavior を反映させた進行期分類の必要性が高まり，今回子宮体部肉腫の進行期分類が新たに作成され，子宮頸癌，子宮体癌，外陰癌の進行期分類の改訂とともに FIGO（2008年）ならびに日本産科婦人科学会（2014年）で承認された。

2　TNM 分類（UICC 第8版に準じる[†]）／手術進行期分類（日産婦 2014, FIGO 2008）

　原発性子宮肉腫の進行期を決定するため，開腹所見による腫瘍の進行度の把握を原則とする。癌肉腫は，子宮肉腫の進行期分類ではなく，子宮内膜癌の進行期分類を使用する。癌肉腫を除く平滑筋肉腫／子宮内膜間質肉腫および腺肉腫に本進行期分類が適用され，組織学的な確定と組織型による分類が必要である。また，平滑筋肉腫／子宮内膜間質肉腫と腺肉腫は T1 の分類が異なる。

a）平滑筋肉腫／子宮内膜間質肉腫

TNM 分類	日産婦・FIGO 分類	
T1	Ⅰ期	腫瘍が子宮に限局するもの
T1a	ⅠA期	腫瘍サイズが5cm以下のもの
T1b	ⅠB期	腫瘍サイズが5cmをこえるもの
T2	Ⅱ期	腫瘍が骨盤腔に及ぶもの
T2a	ⅡA期	付属器浸潤のあるもの
T2b	ⅡB期	その他の骨盤内組織へ浸潤するもの
T3	Ⅲ期	腫瘍が骨盤外に進展するもの
T3a	ⅢA期	1部位のもの

T3b	ⅢB期	2部位以上のもの
N1	ⅢC期	骨盤リンパ節ならびに／あるいは傍大動脈リンパ節転移のあるもの
T4	ⅣA期	膀胱粘膜ならびに／あるいは直腸粘膜に浸潤のあるもの
M1	ⅣB期	遠隔転移のあるもの

▶▶注1　平滑筋肉腫／子宮内膜間質肉腫では，腫瘍が子宮に限局するⅠ期を，ⅠA期：腫瘍サイズが5cm以下のもの，ⅠB期：腫瘍サイズが5cmをこえるものと定義した。

▶▶注2　腫瘍が骨盤外の腹腔内組織に浸潤するものをⅢ期とし，単に骨盤内から腹腔に突出しているものは除く。

▶▶注3　他臓器の進展は組織学的検索が望ましい。

N：所属リンパ節

NX	所属リンパ節に転移を判定するための最低必要な検索が行われなかったとき
N0	所属リンパ節に転移を認めない
N1	所属リンパ節に転移を認める

▶▶注1　所属リンパ節は閉鎖リンパ節，外腸骨リンパ節，鼠径上リンパ節，内腸骨リンパ節，総腸骨リンパ節，仙骨リンパ節，基靱帯リンパ節および傍大動脈リンパ節である。

▶▶注2　リンパ節郭清の未施行例では，触診，視診，画像診断を参考にして転移の有無を判断する。

M：遠隔転移

M0	遠隔転移を認めない
M1	遠隔転移を認める

b）腺肉腫

TNM 分類	日産婦・FIGO 分類	
T1	Ⅰ期	腫瘍が子宮に限局するもの
T1a	ⅠA 期	子宮体部内膜，頸部内膜に限局するもの（筋層浸潤なし）
T1b	ⅠB 期	筋層浸潤が 1/2 以内のもの
T1c	ⅠC 期	筋層浸潤が 1/2 をこえるもの
T2	Ⅱ期	腫瘍が骨盤腔に及ぶもの
T2a	ⅡA 期	付属器浸潤のあるもの
T2b	ⅡB 期	その他の骨盤内組織へ浸潤するもの
T3	Ⅲ期	腫瘍が骨盤外に進展するもの
T3a	ⅢA 期	1 部位のもの
T3b	ⅢB 期	2 部位以上のもの
N1	ⅢC 期	骨盤リンパ節ならびに／あるいは傍大動脈リンパ節転移のあるもの
T4	ⅣA 期	膀胱粘膜ならびに／あるいは直腸粘膜に浸潤のあるもの
M1	ⅣB 期	遠隔転移のあるもの

▶▶注 1　腺肉腫では，腫瘍が子宮に限局するⅠ期を，ⅠA 期：子宮体部内膜，頸部内膜に限局するもの（筋層浸潤なし），ⅠB 期：筋層浸潤が 1/2 以内のもの，ⅠC 期：筋層浸潤が 1/2 をこえるものによりそれぞれ亜分類される。

▶▶注 2　腫瘍が骨盤外の腹腔内組織に浸潤するものをⅢ期とし，単に骨盤内から腹腔に突出しているものは除く。

▶▶注 3　他臓器の進展は組織学的検索が望ましい。

N：所属リンパ節

NX	所属リンパ節に転移を判定するための最低必要な検索が行われなかったとき
N0	所属リンパ節に転移を認めない
N1	所属リンパ節に転移を認める

注 1　所属リンパ節は閉鎖リンパ節，外腸骨リンパ
節，鼠径上リンパ節，内腸骨リンパ節，総腸
骨リンパ節，仙骨リンパ節，基靱帯リンパ節
および傍大動脈リンパ節である。

▶▶注 2　リンパ節郭清の未施行例では，触診，視診，
画像診断を参考にして転移の有無を判断する。

M：遠隔転移

M0	遠隔転移を認めない
M1	遠隔転移を認める

3　FIGO 分類，AJCC 分類，UICC 分類との相互関係

a）進行期分類（子宮肉腫）

FIGO/AJCC/UICC 分類	T カテゴリー	N カテゴリー	M カテゴリー
I	T1	N0	M0
I A	T1a	N0	M0
I B	T1b	N0	M0
I C	T1c	N0	M0
II	T2	N0	M0
II A	T2a	N0	M0
II B	T2b	N0	M0
III A	T3a	N0	M0
III B	T3b	N0	M0
III C	T1, T2, T3	N1	M0
IV A	T4	N に関係なく	M0
IV B	T に関係なく	N に関係なく	M1

▶▶注　I A 期，I B 期は平滑筋肉腫と子宮内膜間質肉腫
に，I A 期，I B 期，I C 期は腺肉腫にそれぞれ
適用される。

b) 分類にあたっての注意事項

①初回治療として手術がなされなかった症例（放射線や化学療法など）の進行期は，MRI や CT などの画像診断で進行期分類を用いて推定する。

②子宮内膜間質肉腫および腺肉腫については，子宮体部腫瘍と卵巣・骨盤内子宮内膜症を伴う卵巣・骨盤内腫瘍が同時に存在する場合，それぞれ独立した腫瘍として取り扱うことに注意する。

③下記の検索は T，N，M 判定のための最低必要な検査法で，これが行われていない場合には TX，NX，MX の記号で示す。FIGO 進行期分類は手術進行期分類に，TNM 分類は臨床的，組織学的分類にそれぞれ基づいている。T カテゴリー：臨床的な検索および画像診断，N カテゴリー：臨床的な検索および画像診断，M カテゴリー：臨床的な検索および画像診断

④pT，pN，pM 分類については TNM 分類に準じ，病理学的 pTNM が用いられる。

⑤手術前に他の治療法が行われている例では，y 記号を付けて区別する。

　例：ypT2bpN1M0

⑥再発腫瘍では r の記号を付けて区別する。

　例：rM1

[†]TNM 分類 UICC 第 8 版に関する詳細は，英語版ならびに日本語版を参照されたい。

Ⅱ. 病理診断報告書の記載法

子宮体癌（子宮内膜癌，子宮体部肉腫）の病理診断報告書には，肉眼所見，腫瘍の組織型，組織学的異型度（Grade），体部筋層浸潤の程度，脈管侵襲の有無，断端露出の有無，体部外進展，リンパ節転移の有無，進行期などが記載される。近年は診療に必要な情報を項目別に漏れのないよう，かつ系統的に簡潔・明確に記載する様式（概要病理報告 synoptic pathology reporting）が用いられるようになっている。その一例として，米国病理学会 College of American Pathologists（CAP）のガイドラインを参考とした報告様式を以下に記す。本取扱い規約ではこの報告様式の使用を推奨するが，進行中の臨床研究や施設の実情などに応じて，病理医と婦人科医が協議をした上で改変して使用してもよい。

A　組織学的予後因子

子宮内膜癌の大半を占める類内膜癌の組織学的予後因子としては，手術進行期が最も重要で，Grade も大きな影響を与える。組織学的な筋層浸潤の程度/深達度や進展（pT）を明確に評価し，脈管侵襲の程度，転移リンパ節の個数と部位なども病理診断報告書に記載することが必要とされる。膨張性 expansile や侵入性 infiltrative と

子宮体癌取扱い規約 病理編 第4版（2017）

(1) 検体　　子宮　左卵巣　右卵巣　左卵管　右卵管　腟　膀胱　直腸
　　　　　　大網　腹膜　その他（　　　　　　　　　　　　）
(2) 術式　　開腹手術　鏡視下手術（　　　　　　　　　　）
　　　　　　単純子宮全摘出術　準広汎子宮全摘出術　広汎子宮全摘出術
　　　　　　その他（　　　　　　　　　　　　　　　　　）
(3) 腫瘍の部位　体部前壁　体部後壁　体部左壁　体部右壁　体部全体　底部
　　　　　　　　体下部〜頸部　その他（　　　　　　　　　　）
(4) 腫瘍の大きさ
(5) 肉眼分類　　限局型　　びまん型　　外向型　　内向型
(6) 組織型
(7) 組織学的異型度（Grade）（112頁参照）
(8) 体部筋層浸潤
　　深達度　　　　　mm/ 筋層の厚さ　　　　mm 水平方向の広がり（　　　mm）
(9) 体部外進展　頸部　傍結組織　左卵巣　右卵巣　左卵管　右卵管　腟　膀胱
　　　　　　　　直腸　　大網　　腹膜　　その他（　　　　　　　　　）
(10) 脈管侵襲　なし　あり
(11) 郭清リンパ節の転移の有無・部位別の個数
　　　骨盤リンパ節（なし　あり，陽性リンパ節個数／検索リンパ節個数，陽性リ
　　　ンパ節部位：　　　　）
　　　傍大動脈リンパ節（なし　あり，陽性リンパ節個数／検索リンパ節個数，陽
　　　性リンパ節部位：　　　　）
(12) 進行期（FIGO/UICC 分類，pTNM）
(13) その他の所見
(14) 補助的診断法の所見（免疫組織化学など）

いった浸潤様式も予後に影響を及ぼす因子であり，
MELF（microcystic elongated and fragmented：嚢
胞状に拡張した癌の腺管が引き延ばされて，あるいは小
片化し，浮腫状の間質を伴って観察される）とよばれる
像も脈管侵襲やリンパ節転移をきたしやすいとする報告
がある。また，子宮内膜癌が背景の子宮腺筋症の病巣
に沿って広がった場合には，進展先での筋層浸潤の有無に
留意し，深達度を慎重に評価する必要がある。漿液性癌
に代表される高異型度の子宮内膜癌では，原発巣が微小
で子宮内膜に留まっているような例でも，既に子宮外に
進展していることがあるため，大網や腹膜などが採取さ
れている場合は十分に吟味する。

B　肉眼分類

　子宮を展開したときの表面および割面の観察により，子宮内膜癌の発育様式から肉眼分類を以下のごとくする（ 図 11 ）。肉眼分類が単一型で表現できないときは，優位な型をとる。

1　局在による分類

a.　限局型（localized type）
腫瘍が周囲へ圧排性に増大して限局しているもの
b.　びまん型（diffuse type）
腫瘍が広く進展し筋層や腔内の大部分を占めるもの

2　発育方向による分類

a.　外向型（exophytic type）
腫瘍の発育が主として内腔にみられるもの
b.　内向型（endophytic type）
腫瘍が主として筋層内に進展するもの

C　ホルモン療法の効果判定

　子宮内膜癌（子宮内膜異型増殖症を含む）における治療効果判定は，主に妊孕性温存の観点から初期の類内膜癌 Grade 1 相当に対して施行されるホルモン療法（medroxyprogesterone acetate；MPA 療法）の影響

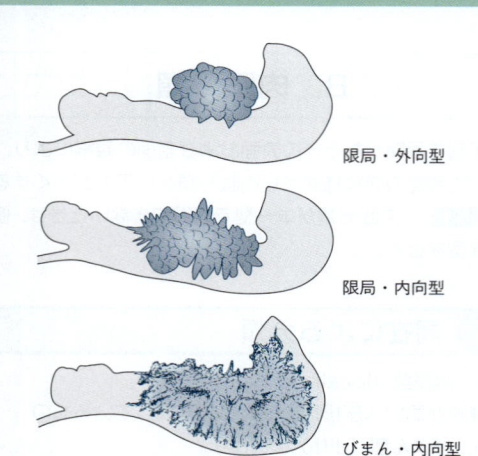

限局・外向型

限局・内向型

びまん・内向型

図11 子宮内膜癌の肉眼分類

に関する組織学的評価が求められる。プロゲステロンの影響により，腫瘍細胞には以下のような変化が種々の程度に惹起される。

①細胞質が好酸性を帯びて広くなり核・細胞質（N/C）比が小さくなる。

②核は円形化して形状不整や大小不同の度合いが低下する。

③腺上皮が高度に萎縮し扁平化する。

④核分裂が減少またはみられなくなる。

⑤構造的な複雑性が失われる。

⑥アリアス-ステラ反応類似の変化が起こる。

⑦間質にも脱落膜様変化（偽脱落膜化）や浮腫が生じることがある。

　治療効果は，これらの所見を総合的に加味し，病変が残存する場合には異型の有無，程度に基づいて，異型のない子宮内膜増殖症，子宮内膜異型増殖症，癌に相当するかなどの判定を行う。

D　リンパ節転移の扱い

　遊離腫瘍細胞 isolated tumor cells；ITC〔腫瘍径 0.2 mm 未満または腫瘍細胞 200 個未満，pN0（i＋）〕，微小転移 micrometastasis；MM（腫瘍径 0.2 mm 超または腫瘍細胞 200 個超で，腫瘍径 2 mm 以下，pN1mi）は，ultrastaging によって見つかる場合に low-volume/ultrastage-detected metastasis とよばれる。Ultrastaging は多数の切片を作製し，補助的に AE1/3 などのサイトケラチンの発現を免疫組織化学的に検討する。乳癌では微細なセンチネルリンパ節転移は臨床的意義がないとする見解が優勢である。子宮内膜癌においては，現時点で予後を左右する因子となり得るかは明確には証明されておらず，術後管理の至適方針を決定する上で考慮すべきかはさらなる検討が求められる。

Ⅲ．切除・摘出検体の取扱い

A　生検材料

　採取された検体は，速やかに十分量の固定液に浸す。提出された材料すべてを組織標本にするのが望ましい。

B　子宮摘出材料

1) 材料全体，各部位，病巣，それぞれの大きさ，重量を適宜計測する。
2) 子宮は通常，前壁正中をY字型（図12）に，あるいは前壁と後壁を分離するように（図13）切り開く。子宮の前後は次の指標に従い確認する。
   a) 円靱帯は前方に位置し，卵管は後方に位置する。
   b) 腹膜の反転部位は，通常前面の方が後面より上に位置する。
3) 材料が大きく変形しない程度に極力伸展して固定する。
4) 頸部，体部が含まれるように正中あるいは病巣を通るように割を入れ，原則的にその一面すべてを組織標本にする。
5) 病巣の局在に応じて4) で作製した面に平行に，あるいは垂直に割を入れ，肉眼像が異なる面，筋層に

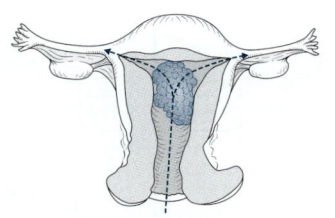

図12 Y字切開法

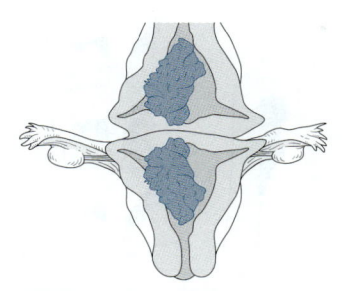

図13 二弁切開法

最も深く浸潤している面を組織標本にする（**図14**）。病巣が不明な場合には，子宮内膜すべてを組織標本にする（**図15**）。

6) 子宮付属器が合併切除されている場合，病変の有無にかかわらず代表的な面を組織標本にする。

7) リンパ節郭清術が行われている場合，最大割面を組織標本として作製する。

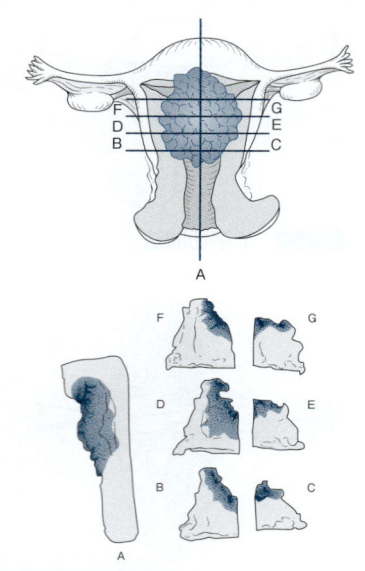

図14　病変を認識できる場合

A：頸部，体部が含まれる正中面。そのすべてを組織標本にする。
B〜G：最も深く進展・浸潤する面。これらの面はすべて組織標本にする。

*鏡視下手術（腹腔鏡手術・ロボット手術）においては，体外に子宮を摘出する際，筋層浸潤等，病巣の評価を困難とするような分割した摘出をしないように，留意する必要がある。

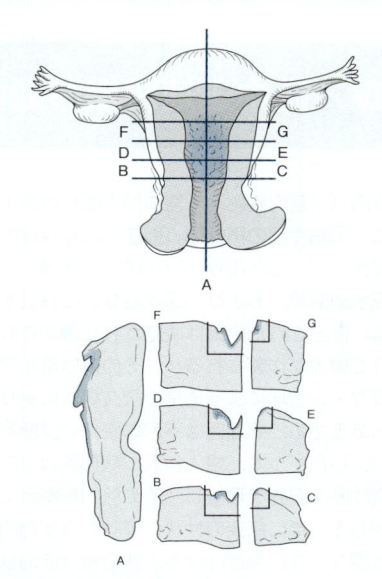

図 15　病変を認識できない場合

A：頸部，体部が含まれる正中面。そのすべてを組織標本にする。
B〜G：A 面以外は子宮内膜部分をすべて組織標本にする。

Ⅳ. 術中迅速組織診断

　子宮体癌（子宮内膜癌，子宮体部肉腫）の手術では，一般的に，①病変部の再評価（術前に診断が確定されていない場合），②リンパ節転移の有無，③転移・播種の有無，④腹水細胞診，および⑤深達度などの評価を目的に行われる。提出された組織は凍結されて薄切され，染色が施されて標本が作製されるが，その質はホルマリン固定，パラフィン包埋による通常の永久標本に劣り，時間的制約もあるため，病理医は不利な条件で診断をせざるを得ない。したがって，婦人科医，病理医の双方が術中迅速組織診断の限界を理解し，その目的を明確にしておく必要がある。単に病変の性状の確認のみが目的で，術式決定に寄与しない場合は術中迅速組織診断の依頼をするべきではない。検体の数は必要最小限とすることが望ましい。なお，手術室での病変部の切開は後の切り出しに支障をきたす危険があるため，病理医にゆだねるか，協議の上で行う方がよい。特に，子宮内膜癌の筋層の深達度の評価を目的に迅速診断に提出することで，検体に変形をきたしやすく，固定後の正確な評価を困難にすることは否めない。

　検体を提出する場合には，採取部位，解剖学的位置関係が理解しやすいように配慮する。術者が特定の部位の検索を望む場合はインクや縫合糸で印をつけ，その旨を病理医に伝える。

Ⅴ．組織学的分類

A　はじめに

『子宮体癌取扱い規約 第 3 版』（2012 年）は，その規範となった WHO 分類（2003 年）が上梓されてからほぼ 10 年近い時間を経て 2012 年に発刊されており，up-to-date な知見を十分に反映したものではなかった。今回は 2014 年に WHO 分類が改訂され，さらに 2017 年には AJCC/UICC による新 TNM 分類が出版されたため，これらの潮流に遅れることなく取扱い規約の病理編に限って，このたび改訂がなし遂げられた。

　婦人科腫瘍の治療において組織型，組織学的異型度，手術進行期（pTNM 分類）は極めて重要な情報である。したがって，病理医は病理学的事項のみならず，進行期分類と診療ガイドラインにも十分配慮する必要がある。

B　組織学的分類の主な変更点と留意事項

　WHO 分類 第 3 版（2003 年）から第 4 版（2014年）への移行に伴う本取扱い規約の主な改訂点を以下にまとめた。

- 子宮内膜増殖症は，異型のないものと異型のあるもの

に二分され，細胞異型に重きを置くことが明示された。後者の子宮内膜異型増殖症に対しては，類内膜上皮内腫瘍 endometrioid intraepithelial neoplasia (EIN) が同義語として位置づけられた。

- 『子宮体癌取扱い規約 第3版』(2012年) では，子宮内膜増殖症は (non-atypical) endometrial hyperplasia とされていたが，本版では endometrial hyperplasia without atypia とした。
- 類内膜腺癌 endometrioid adenocarcinoma は類内膜癌 endometrioid carcinoma とよばれるようになり，他の腺癌も「腺 adeno」がない形となった。
- Grade の訳語は後述のように「異型度」と定められた。これによって子宮内膜間質肉腫に用いられてきた「悪性度」も「異型度」に変更された。
- I型（エストロゲン依存性）とⅡ型（エストロゲン非依存性）からなる混合癌では，Ⅱ型に属する腫瘍の割合が10%以上から5%以上に変更された。
- 脱分化癌 dedifferentiated carcinoma が新たに項目に加わった。
- WHO分類（2003年）では項目から削除された高異型度子宮内膜間質肉腫 high-grade endometrial stromal sarcoma は，再び疾患単位として明記された。
- 未分化子宮内膜肉腫 undifferentiated endometrial sarcoma が未分化子宮肉腫 undifferentiated uterine sarcoma に変更された。
- 卵巣性索腫瘍に類似した子宮腫瘍 uterine tumor resembling ovarian sex cord tumor (UTROSCT)

が間葉性腫瘍の分類に加わった。

- 神経内分泌腫瘍が独立し，低異型度神経内分泌腫瘍，高異型度神経内分泌癌に二分された。前者にはカルチノイド腫瘍，後者には小細胞神経内分泌癌と大細胞神経内分泌癌が含まれる。WHO 分類では低異型度神経内分泌腫瘍を Grade 1（G1）に，高異型度神経内分泌癌を Grade 3（G3）に分けているが，胃・消化管や膵臓の神経内分泌腫瘍で規定されているような診断基準は確立されていない。
- 扁平上皮癌 squamous cell carcinoma が項目から削除された。
- 移行上皮癌 transitional cell carcinoma が項目から削除された。
- 活動性核分裂型平滑筋腫 mitotically active leiomyoma にみられる核分裂は，高倍率 10 視野で 5 個以上から 10 個をこえるに変更された。
- 出血性富細胞平滑筋腫 hemorrhagic cellular leiomyoma が項目から削除されたが，同義的に卒中性平滑筋腫 apoplectic leiomyoma にとって代わられた。
- Atypical polypoid adenomyoma は，ポリープ状異型腺筋腫から異型ポリープ状腺筋腫に改められた。
- 癌線維腫 carcinofibroma が項目から削除された。
- 子宮内膜間質・平滑筋混合腫瘍 mixed endometrial stromal and smooth muscle tumor は項目から削除され，子宮内膜間質腫瘍の亜型として記載された。

C 組織学的異型度（Grade）

　形態的評価による悪性腫瘍の生物学的な侵襲性の指標は組織学的 Grade とよばれる。本取扱い規約では Grade の表記を「異型度」とした。AJCC，UICC の TNM 分類では組織学的異型度は G1（Grade 1），G2（Grade 2），G3（Grade 3）と表記され，それぞれ分化度分類の高分化，中分化，低分化に相当する。

　子宮内膜の類内膜癌は高分化型（G1），中分化型（G2），低分化型（G3）に分けられ，扁平上皮への分化を伴う場合の Grade は腺癌成分の分化度/異型度によって判定する。粘液性癌は類内膜癌に準じる。漿液性癌，明細胞癌，癌肉腫は基本的に高異型度であり，これらに対する普遍的な異型度分類はない。

　生検組織における異型度評価は手術術式の選択に影響を与えるため，組織型の確定が困難である場合でも，病理診断報告書に異型度を記載することが望ましい。また，組織学的に，高度の異型（多形性），壊死を認め，あるいは充実性成分が優勢である場合などは，"高異型度内膜癌 high-grade endometrial carcinoma" として記載してもよい。

　摘出検体では，充実性成分が 50％以下であっても，これらが腺腔を形成している領域と明瞭に区別される場合には，G1 ないし G2 の成分と G3 が併存していると解釈し，その旨を記載する。Ⅰ型（エストロゲン依存性）とⅡ型（エストロゲン非依存性）からなる混合癌では，漿液性癌や明細胞癌などの成分（5％以上みられる）が

異型度の評価および予後予測に強く関わるため，病理診断報告書に明記することが求められる。

D　組織学的分類

Ⅰ 上皮性腫瘍および前駆病変 Epithelial tumors and precursors　ICD-O コード

A. 前駆病変 Precursors
1. 子宮内膜増殖症 Endometrial hyperplasia without atypia
2. 子宮内膜異型増殖症 Atypical endometrial hyperplasia/類内膜上皮内腫瘍 Endometrioid intraepithelial neoplasia（EIN）　8380/2

B. 子宮内膜癌 Endometrial carcinomas
1. 類内膜癌 Endometrioid carcinoma　8380/3
   a. 扁平上皮への分化を伴う類内膜癌 Endometrioid carcinoma with squamous differentiation　8570/3
   b. 絨毛腺管型類内膜癌 Endometrioid carcinoma with villoglandular variant　8263/3
   c. 分泌型類内膜癌 Endometrioid carcinoma with secretory variant　8382/3
2. 粘液性癌 Mucinous carcinoma　8480/3
3. 漿液性子宮内膜上皮内癌 Serous endometrial intraepithelial carcinoma　8441/2
4. 漿液性癌 Serous carcinoma　8441/3
5. 明細胞癌 Clear cell carcinoma　8310/3

6. 神経内分泌腫瘍 Neuroendocrine tumors
  a. 低異型度神経内分泌腫瘍 Low-grade neuro-endocrine tumor （NET）
    （1）カルチノイド腫瘍 Carcinoid tumor
      8240/3
  b. 高異型度神経内分泌癌 High-grade neuroen-docrine carcinoma （NEC）
    （1）小細胞神経内分泌癌 Small cell neuroen-docrine carcinoma （SCNEC） 8041/3
    （2）大細胞神経内分泌癌 Large cell neuroen-docrine carcinoma （LCNEC） 8013/3
7. 混合癌 Mixed cell carcinoma 8323/3
8. 未分化癌 Undifferentiated carcinoma 8020/3
   脱分化癌 Dedifferentiated carcinoma

C. 類腫瘍病変 Tumor-like lesions
1. 子宮内膜ポリープ Endometrial polyp
2. 化生 Metaplasias
3. アリアス-ステラ反応 Arias-Stella reaction
4. リンパ腫様病変 Lymphoma-like lesion

Ⅱ 間葉性腫瘍 Mesenchymal tumors

A. 平滑筋腫 Leiomyoma 8890/0
1. 富細胞平滑筋腫 Cellular leiomyoma 8892/0
2. 奇怪核を伴う平滑筋腫 Leiomyoma with bizarre nuclei 8893/0
3. 活動性核分裂型平滑筋腫 Mitotically active leiomyoma 8890/0

4. 水腫状平滑筋腫 Hydropic leiomyoma 8890/0
5. 卒中性平滑筋腫 Apoplectic leiomyoma 8890/0
6. 脂肪平滑筋腫 Lipoleiomyoma 8890/0
7. 類上皮平滑筋腫 Epithelioid leiomyoma 8891/0
8. 類粘液平滑筋腫 Myxoid leiomyoma 8896/0
9. 解離性（胎盤分葉状）平滑筋腫 Dissecting (cotyledonoid) leiomyoma 8890/0
10. びまん性平滑筋腫症 Diffuse leiomyomatosis 8890/1
11. 静脈内平滑筋腫症 Intravenous leiomyomatosis 8890/1
12. 転移性平滑筋腫 Metastasizing leiomyoma 8898/1

B. **悪性度不明な平滑筋腫瘍 Smooth muscle tumor of uncertain malignant potential（STUMP）** 8897/1

C. **平滑筋肉腫 Leiomyosarcoma** 8890/3
1. 類上皮平滑筋肉腫 Epithelioid leiomyosarcoma 8891/3
2. 類粘液平滑筋肉腫 Myxoid leiomyosarcoma 8896/3

D. **子宮内膜間質腫瘍と関連病変 Endometrial stromal and related tumors**
1. 子宮内膜間質結節 Endometrial stromal nodule 8930/0

   2. 低異型度子宮内膜間質肉腫 Low-grade endo-
metrial stromal sarcoma　　　　　8931/3

   3. 高異型度子宮内膜間質肉腫 High-grade endo-
metrial stromal sarcoma　　　　　8930/3

   4. 未分化子宮肉腫 Undifferentiated uterine sar-
coma　　　　　　　　　　　　　　8805/3

   5. 卵巣性索腫瘍に類似した子宮腫瘍 Uterine
tumor resembling ovarian sex cord tumor
(UTROSCT)　　　　　　　　　　　8590/1

E. その他の間葉性腫瘍 Miscellaneous mesenchy-
mal tumors

   1. 横紋筋肉腫 Rhabdomyosarcoma　　8900/3

   2. 血管周囲性類上皮細胞腫 Perivascular epitheli-
oid cell tumor（PEComa）

   3. その他 Others

**Ⅲ 上皮性・間葉性混合腫瘍 Mixed epithelial and
mesenchymal tumors**

A. 腺筋腫 Adenomyoma　　　　　　　8932/0

B. 異型ポリープ状腺筋腫 Atypical polypoid adeno-
myoma　　　　　　　　　　　　　8932/0

C. 腺線維腫 Adenofibroma　　　　　　9013/0

D. 腺肉腫 Adenosarcoma　　　　　　8933/3

E. 癌肉腫 Carcinosarcoma　　　　　　8980/3

Ⅳ その他の腫瘍 Miscellaneous tumors

A. アデノマトイド腫瘍 Adenomatoid tumor
　　　　　　　　　　　　　　　　9054/0

B. 神経外胚葉性腫瘍 Neuroectodermal tumors

C. 胚細胞性腫瘍 Germ cell tumors

Ⓥ リンパ性および骨髄性腫瘍 Lymphoid and myeloid tumors

A. リンパ腫 Lymphomas

B. 骨髄性腫瘍 Myeloid neoplasms

Ⓥ 二次性腫瘍 Secondary tumors

E　組織学的分類の説明

Ⅰ 上皮性腫瘍および前駆病変 Epithelial tumors and precursors

　上皮性腫瘍の前駆病変あるいは初期病変には，類内膜癌に対する子宮内膜増殖症，漿液性癌に対する漿液性子宮内膜上皮内癌がある。

　子宮内膜増殖症は，従来，上皮細胞の異型の有無により，異型を伴わない子宮内膜増殖症 endometrial hyperplasia と異型を伴う子宮内膜増殖症（子宮内膜異型増殖症）atypical endometrial hyperplasia の2つに分けられ，さらにそれぞれ構築に基づいて単純型と複雑型に分類されてきたが，細胞異型の有無が治療と予後の観点からより重要であるため，『子宮体癌取扱い規約第3版』(2012年) では子宮内膜増殖症，子宮内膜異型増殖症をさらに亜分類しないこととした。WHO分類

表2 EIN の組織診断基準 （Pitfalls of EIN diagnosis 2007）

構造	腺管領域が間質の面積を上回る
細胞形態	良性の背景腺管と細胞の所見が異なる
大きさ	異型腺管領域の径が1mmをこえる
良性病変の除外	内膜基底層，分泌期，ポリープ，修復などと鑑別する
癌の除外	迷路状，充実性，篩状などを示す癌と鑑別する

http://www.endometrium.org/

（2014年）ではこの2つの名称が引き継がれ，子宮内膜異型増殖症 atypical endometrial hyperplasia に同義語として類内膜上皮内腫瘍 endometrioid intraepithelial neoplasia （EIN）が併記されることになった。

EIN は腫瘍性の子宮内膜増殖性病変を認識するために提唱された概念で，その診断基準は従来の子宮内膜異型増殖症で定義づけられる細胞異型ではなく，背景の子宮内膜を構成する既存の非腫瘍性子宮内膜腺との形態的な違いを重視している。EIN は，①診断基準がクロナリティー解析，画像所見，患者の転帰などに基づいている，②再現性が高い，③高い陽性予測値，陰性予測値を示し予後とよく相関する，などの理由から次第に普及してきた（表2）。2014年の WHO 分類改訂では，子宮内膜異型増殖症の同義語として EIN が採用されていることから，本規約では EIN の基準を満たせば子宮内膜異型増殖症とし，EIN の基準を満たさないもののみを異型を伴わない子宮内膜増殖症とする。

漿液性子宮内膜上皮内癌 serous endometrial intraepithelial carcinoma（SEIC）は WHO 分類（2003年）において漿液性癌の前駆病変として取り上げられていたが，最新の WHO 分類（2014年）では子宮内膜癌

の亜型として確立された。

A　前駆病変 Precursors

1. 子宮内膜増殖症 Endometrial hyperplasia without atypia

　大小不同で形の不整な子宮内膜腺の過剰増殖を示し，間質に対して優勢となっているが細胞異型を示さない。プロゲステロンによって拮抗されない過剰なエストロゲン刺激によって生じる非腫瘍性の変化であると考えられている。子宮内膜増殖症は限局性もあるが，広範に，あるいはびまん性に存在する場合がある。形態的には不規則増殖期内膜 disordered proliferative phase と共通性があり，その違いは量に依存する。すなわち，既存の子宮内膜腺の介在がある場合は不規則増殖期内膜，介在を欠き領域性をもって分布している場合は（異型のない）子宮内膜増殖症と診断される。

臨床事項

　子宮類内膜癌と比較して数倍の頻度でみられる。リスク因子は，肥満や多嚢胞性卵巣症候群 polycystic ovary syndrome （PCOS），糖尿病などが挙げられる。閉経前後に最も多くみられ，症状としては性器出血がある。

病理所見

　構成する上皮は通常，増殖期の内膜腺上皮に類似し，細胞は高円柱状で核は楕円形である。核の大きさと形はほぼ均一で，細胞と核の長軸が基底膜に垂直に並ぶ。核分裂が散見される。腺上皮は局所的あるいは広範囲に分泌性変化 secretory change，桑実胚様細胞巣 morule，好酸性化生 eosinophilic metaplasia，乳頭状構築 papillary pattern などを示すことがある。腺は原則と

して円形・楕円形であるが，種々の程度に囊胞性拡張（スイスチーズ様：かつての cystic glandular hyperplasia に相当する）が目立つことが多い。囊胞からの腺管の突出あるいは上皮の陥入もしばしばみられる。

　子宮内膜増殖症は，子宮内膜ポリープ，子宮内膜炎に伴う腺の反応性変化，ホルモン依存性内膜剥離や類内膜癌 G1 との鑑別を必要とされることもある。前述のように腺管の密度が低く正常の内膜腺が介在している不規則増殖期内膜においても内膜腺の拡張がみられる。高齢者でみられる囊胞性萎縮 cystic atrophy は，上皮細胞が扁平ないし立方状である点で，子宮内膜増殖症の囊胞状腺管とは異なる。

　子宮内膜増殖症はこれまでは構築によって単純 simple 型と複雑 complex 型に分けられてきたが，この区別は臨床的にはほとんど意義をもたない。

2. 子宮内膜異型増殖症 Atypical endometrial hyperplasia/類内膜上皮内腫瘍 Endometrioid intraepithelial neoplasia（EIN）

　子宮内膜腺の腫瘍性増殖で，類内膜癌へ進展するリスクが高い，あるいは合併していることが多い。従来は異型のない子宮内膜増殖症と同様に単純型と複雑型に分けられてきた。EIN は提唱者である Mutter によって"endometrial" intraepithelial neoplasia と表記されたが，WHO 分類（2014 年）においては，serous endometrial intraepithelial carcinoma（SEIC）がしばしば EIC とも記述されることを勘案して "endometrial" が "endometrioid" に変更された。

臨床事項

リスク因子は，（異型のない）子宮内膜増殖症 endo-metrial hyperplasia without atypia と同様である。平均年齢は 50 代前半であり，症状としては性器出血が最も多い。25～40％の頻度で子宮内膜癌の合併がみられる。

病理所見

肉眼所見は様々で，限局性，ポリープ状を呈する，またはびまん性に子宮内膜が厚みを増す。核の腫大とクロマチンの増量，核小体の明瞭化を示す異型円柱細胞で構成される不整形の腺管が密集する。腺管の占める面積が間質よりも優勢となることが多い。円柱細胞の異型が軽度であることがあるが，背景に存在する既存の非腫瘍性腺管の上皮との間に核の形態や細胞質の性状において明らかに違いがみられる。類内膜癌とは，間質への浸潤を示唆する線維形成性間質反応，篩状腺管，乳頭状発育がみられない点で鑑別される。分類上，非浸潤性類内膜癌 non-invasive endometrioid adenocarcinoma は設定されておらず，概念的に子宮内膜異型増殖症に含まれるものと理解される。

類内膜癌と同様に，*PTEN，PAX2，KRAS，CTNNB1* などの遺伝子変異，ミスマッチ修復遺伝子のメチル化，マイクロサテライト不安定性がみられる。

B　子宮内膜癌 Endometrial carcinomas

エストロゲンに依存性を示すⅠ型と非依存性のⅡ型に分けられ，Ⅰ型の大半が類内膜癌 G1/G2 で占められるが，G3 をⅠ型に分類するか，あるいはⅡ型とするかは明確な結論がない。漿液性癌や明細胞癌はⅡ型に含まれ，多くが萎縮性内膜を背景に発生する。

1. 類内膜癌 Endometrioid carcinoma

　主に増殖期内膜腺上皮に類似性を示す腺癌で，間質浸潤を示す点で浸潤を欠く子宮内膜異型増殖症と区別される。類内膜癌は異型内膜増殖症を前駆病変に，または異型のない子宮内膜増殖症を前景として発生するため，それらとの合併も高率にみられる。細胞異型，構造異型により 3 つの Grade（異型度）に分けられる。類内膜癌には通常のタイプの他にいくつかの亜型がある。

　変異が高頻度にみられる遺伝子に *PTEN*，*PIK3CA*，*PIK3R*，*ARID1A*，*KRAS* がある。*TP53* の変異も G3 の類内膜癌では頻度が高い。

[臨床事項]

　子宮内膜癌の 80％以上を類内膜癌が占める。20 代から 80 代まで広くみられるが，50 代後半の閉経後に多くみられる。リスク因子は，Ⅰ型に共通して長期間のエストロゲン曝露 unopposed estrogenic condition や，PCOS，エストロゲン産生腫瘍，早発初経，遅い閉経，未産，肥満などが挙げられる。Lynch 症候群のように，大腸癌をはじめとする多発する癌の家族歴を有する場合に，類内膜癌のリスクが上昇する。一方で，初産と最終出産の時期が遅いこと，持続法によるエストロゲン・プロゲスチン併用ホルモン補充療法，経口避妊薬，プロゲスチン（注射薬）投与，子宮内避妊具はリスク低下因子となりうる。約 90％が性器出血や帯下の異常で発症するが，他に，子宮頸管の狭小化や閉鎖を伴っている場合には下腹（骨盤）部痛を契機としたり，子宮頸部細胞診を受けた際に異型腺細胞や腺癌細胞が捉えられたりするなどし，精査の上，類内膜癌が見つかる場合もある。ま

た，進行した類内膜癌では腹部膨満感，下腹（骨盤）部痛や圧迫感を呈する。臨床進行期，年齢，Grade，筋層浸潤の深さならびに脈管侵襲はリンパ節転移や転帰の予測因子となる。扁平上皮，絨毛腺管型や分泌型への分化はこれらの因子には影響しない。筋層浸潤の深さは，リンパ節転移ならびに再発の危険因子となる。

病理所見

　子宮内膜異型増殖症との鑑別を要する高分化なものから，異型が強く未分化癌や肉腫などとの鑑別を要するものまで組織学的な幅が広い。高分化なものでは子宮内膜腺上皮に類似の円柱状腫瘍細胞が単層ないし重層化を示して基底膜に垂直に配列し，管状構造や乳頭状構造をなす。間質浸潤を示唆する所見として，間質の消失や狭小化（back-to-back 構造），線維形成性間質反応 desmoplasia，腺管の癒合や篩状胞巣形成，間質の炎症反応などが挙げられる。MELF（microcystic elongated and fragmented：囊胞状に拡張した癌の腺管が引き延ばされて，あるいは小片化し，浮腫状の間質を伴って観察される）とよばれる浸潤部でも，周囲間質に浮腫や炎症細胞浸潤がみられる。種々の程度に扁平上皮への分化を示すものが少なくない。稀に子宮腺筋症に由来することもある。充実性胞巣の割合が増すに従って Grade が上がるが，扁平上皮への分化や桑実胚様細胞巣 morule は増殖能が低いため，Grade の決定には影響を与えない。子宮体部に限局する腫瘍で背景の子宮腺筋症の中を癌が進展し，深達度が筋層 1/2 以上であっても周囲筋層への浸潤を欠く場合は pT1b とはならない。

> Grade 1（G1）: 明瞭な腺管構造が大半を占め，充実性胞
> 巣からなる領域が 5％以下。
>
> Grade 2（G2）: 充実性胞巣からなる領域が 5％をこえる
> が 50％以下。ただし，充実性成分が 5％
> 以下でも核異型が強い場合。
>
> Grade 3（G3）: 充実性胞巣からなる領域が 50％をこえ
> る。ただし，充実性成分が 50％以下で
> も核異型が強い場合。

　構造的に G1 の定義を満たしても核異型が高度であれば G2 に，同様に G2 は G3 になる。また，顕著な細胞異型を示す領域が 50％をこえる場合も Grade を上げる。ただし，その際には，漿液性癌や明細胞癌との鑑別，あるいはこれらが併存する類内膜癌である可能性に留意する。

a. 扁平上皮への分化を伴う類内膜癌 Endometrioid carcinoma with squamous differentiation

　良性または悪性の形態を示す扁平上皮への分化が顕著にみられる子宮内膜癌である。類内膜癌の 10～25％にみられる。

病理所見

　扁平上皮の性格は以下のように特徴づけられる。広い細胞質は好酸性あるいは淡好酸性，あるいはすりガラス状で，著明な角化がみられる場合もある。細胞境界は明瞭で細胞間橋がしばしば観察され，腺管を形成する円柱上皮細胞から移行してシート状に配列する。桑実胚様細胞巣 morule は角化を示さず，扁平上皮としての成熟度が低い。

従来は，扁平上皮成分の異型が強くない場合は腺棘細胞癌 adenoacanthoma，異型が明らかな場合は腺扁平上皮癌 adenosquamous carcinoma とよばれていた。

b. 絨毛腺管型類内膜癌 Endometrioid carcinoma with villoglandular variant

絨毛腺管構造を特徴とする子宮内膜癌である。

病理所見

細胞異型は比較的弱く，繊細で狭い間質を伴って鋸歯状ないしシダ状を呈する成分が優勢にみられる。複雑な乳頭状構造を示す漿液性癌や明細胞癌などとは細胞異型から鑑別される。

c. 分泌型類内膜癌 Endometrioid carcinoma with secretory variant

グリコーゲンを含む明瞭な空胞が核下や核上に存在し，分泌期初期の子宮内膜腺上皮細胞に類似した子宮内膜癌である。類内膜癌において数％程度の頻度でみられる。

病理所見

単一の組織型として存在することもあるが，通常の類内膜癌との併存も多い。核異型が比較的弱いため，腺管の癒合や篩状構造，複雑な腺管構造などが悪性の指標になる。ときに明細胞癌との鑑別を要する。

2. 粘液性癌 Mucinous carcinoma

粘液を産生する腫瘍細胞が 50％をこえる子宮内膜癌である。類内膜癌と併存/移行していることが多い。

臨床事項

子宮内膜癌の 10％未満にみられる。臨床的特徴は通常の類内膜癌と類似している。発症年齢は 40 代後半から 80 代までと幅広く，症状として性器出血がみられる。

ほとんどの症例は進行期Ⅰ期である。エストロゲンによる治療との関連性がみられることがある。粘液性癌の多くは予後良好である。

病理所見

多くは頸管腺の粘液産生円柱上皮に類似した好塩基性あるいは淡明かつ顆粒状の細胞質を有する高円柱細胞で構成され，核異型は軽度から中等度で，重層化は目立たない。核分裂は僅少である。管状あるいは乳頭状に増殖し，篩状を呈することもあり，診断にあたっては構築を重視する。通常，筋層浸潤は浅い。異型度分類は類内膜癌に準じるが，多くは高分化型（G1）である。しばしば類内膜癌や子宮内膜異型増殖症が併存する。類内膜癌が優位で粘液性癌成分を伴う場合，endometrioid carcinoma with mucinous differentiation と診断する。子宮頸部の微小腺管形成に類似する場合には微小腺管癌 microglandular carcinoma とよばれることがある。

粘液性癌を類内膜癌の亜型と位置づける考え方もある。しかし，子宮内膜異型増殖症や類内膜癌とは無関係に萎縮性内膜を背景に発生する場合もあり，子宮頸部の胃型粘液性癌（最小偏倚腺癌を含む）および腸型形質を有する腺癌も報告されており，予後不良であることが指摘されている。

粘液性癌の鑑別診断として粘液化生，粘液性分化を示す子宮内膜増殖症および異型増殖症，頸部原発の粘液性癌の体部進展が挙げられる。粘液性分化を示す子宮内膜増殖症では腺管の不規則な癒合や乳頭状構築，篩状構築が認められない。

免疫組織化学的に子宮内膜の粘液性癌の多くが ER 陽

性，vimentin 陽性，p16^{INK4a} 陰性もしくは部分的に弱陽性であるのに対して，頸部の通常型腺癌は ER 陰性，vimentin 陰性，p16^{INK4a} 陽性（びまん性に強く発現）である。

3. 漿液性子宮内膜上皮内癌 Serous endometrial intraepithelial carcinoma

漿液性癌の前駆病変あるいは初期の段階とされる癌で，子宮内膜ポリープや萎縮性内膜に発生することが多い。

臨床事項

非浸潤成分からなる純粋な漿液性子宮内膜上皮内癌は極めて少なく，報告例の大半は 60 代以降である。性器出血で発症し，子宮内膜ポリープとして捉えられることがある。生検や子宮内膜掻爬で認められた場合，周囲に浸潤癌を伴うことが少なくない。また，浸潤癌を伴わない場合でも，卵管を介し，子宮外へ播種性転移をきたすことがある。したがって，上皮内癌であっても，staging laparotomy を施行する必要がある。子宮内に留まるものでは予後良好であるが，子宮外転移をきたしたものであれば，顕微鏡的な病巣であっても予後不良である。

病理所見

漿液性癌を構成する細胞と同様の異型上皮が増殖する腫瘍で，子宮内膜異型増殖症と比べて核の異型（多形性）が顕著にみられ，核分裂が多い。間質浸潤を欠く。

4. 漿液性癌 Serous carcinoma

高度な細胞異型を示す腫瘍細胞が複雑な乳頭状・管状構造をなして増殖する，悪性度の高い腺癌である。

臨床事項

Ⅱ型の腫瘍で，子宮内膜癌の 5〜10％未満を占める。

最近では，多産，喫煙，卵管結紮，乳癌の既往やタモキシフェン内服歴との関連を指摘する報告がある。肥満との関連性は類内膜癌と比較すると低い。閉経後，なかでも 60 代以降の高齢者に多い。症状としては性器出血が最も多い。筋層浸潤が軽度であっても，腹腔内に播種が認められる症例が少なくない。類内膜癌と比較し，悪性度が高く予後不良である。

病理所見

N/C 比が高く細胞質が狭い腫瘍細胞が，線維性軸をもつ太い幹から枝分かれして乳頭状構築や細い枝を出すように増殖する。核分裂が高頻度にみられる。腫瘍腺管の内腔はほつれたように増殖して，遊離した断頭部がみられる。充実性増殖を示すこともあり，ときにスリット状の空隙がみられる。浸潤部では，内腔が不規則に広がった腺管をなす。卵巣漿液性癌のように砂粒体 psammoma body がみられることは多くない。高齢者ではしばしば子宮内膜ポリープからの発生がみられる。なお，一部でも漿液性癌を含む腫瘍（多くは類内膜癌）の異型度は，漿液性癌のみからなる腫瘍に相当する。

免疫組織化学的に p53（多くはびまん性に強く発現するが，完全陰性のこともある），WT-1，p16 および Ki-67 の発現が診断の補助となる。

5. 明細胞癌 Clear cell carcinoma

グリコーゲンに富む淡明な細胞質，あるいは好酸性細胞質，ホブネイル hobnail（鋲釘）様の形態を特徴とする。

臨床事項

II 型の腫瘍で，子宮内膜癌の 2％程度を占める。多産や喫煙がリスク因子といわれており，類内膜癌と比較し

て糖尿病や肥満との関連性は低い。閉経後性器出血が最も多い症状であるが，子宮内膜細胞診では異常がみられないことが多い。診断時の平均年齢は60代後半である。

病理所見

腫瘍細胞は大型核をもち，核小体も腫大していることが多く，多形性が強い。乳頭状，腺管状，充実性，管状嚢胞状などの増殖形態を示す。間質に好酸性の硝子様物質がみられることがあり，基底膜を構成するIV型コラーゲンやラミニンを含んでいる。核分裂も高頻度にみられる。萎縮性内膜や子宮内膜ポリープにしばしば発生する。漿液性癌や分泌型類内膜癌などとの鑑別が難しいことがある。

免疫組織化学的には，ER や PgR は通常陰性で，p53 の発現もほとんどみられない。多くがHNF-1β が陽性となる。*PTEN, PIK3CA, ARID1A* 遺伝子の変異の頻度が高い。

6. 神経内分泌腫瘍 Neuroendocrine tumors

神経内分泌細胞への分化を示す種々の腫瘍からなる。異型度から 2 つに分類される。

臨床事項

神経内分泌腫瘍は，子宮内膜癌の 1％未満と非常に稀である。リスク因子は明らかではない。多くは閉経後で，診断時の平均年齢は，小細胞神経内分泌癌で約 60 歳，大細胞神経内分泌癌で約 55 歳である。閉経後性器出血が一般的な症状である。診断時には，骨盤内や腟内に腫瘤を触知もしくは圧痛を認めるような進行した状態であることが多い。小細胞神経内分泌癌ならびに大細胞神経内分泌癌は予後不良であるが，子宮内膜ポリープ内に留

まるものでは予後良好という報告もある。

a. 低異型度神経内分泌腫瘍 Low-grade neuroendocrine tumor（NET）

（1）カルチノイド腫瘍 Carcinoid tumor

病理所見

　肺カルチノイドに類似の腫瘍で，概ね均一な類円形核と豊富な好酸性細胞質をもつ。神経内分泌腫瘍 neuro-endocrine tumor（NET）G1 に相当する。

b. 高異型度神経内分泌癌 High-grade neuroendocrine carcinoma（NEC）

（1）小細胞神経内分泌癌 Small cell neuroendocrine carcinoma（SCNEC）

病理所見

　肺の小細胞癌に類似した癌腫で，小型で N/C 比の高い腫瘍細胞が結合性に乏しく密に増殖する。核分裂，アポトーシスが高頻度にみられ，壊死を伴うことが多い。

　グリメリウス染色や，免疫組織化学的に chromo-granin-A, synaptophysin, NCAM（CD56）の陽性像がみられる。電子顕微鏡による観察で神経内分泌顆粒が確認される。

（2）大細胞神経内分泌癌 Large cell neuroendocrine carcinoma（LCNEC）

病理所見

　腫瘍細胞は小細胞神経内分泌癌に比べて大型で，粗なクロマチン顆粒や明瞭な核小体のみられる核をもち，索状，コード状に胞巣をなして柵状配列 palisading arrangement を示す。壊死も目立つ。

　免疫組織化学的に，10%以上の腫瘍細胞に小細胞神

経内分泌癌と同様のマーカーの発現がみられる。

7. 混合癌 Mixed cell carcinoma

複数の組織型が混在する癌腫で，Ⅱ型に属する組織型が少なくとも1つは5％以上含まれているものとされる。

臨床事項

予後は異型度の最も高い成分に依存する。

病理所見

類内膜癌と漿液性癌からなる混合癌の頻度が最も高く，低異型度の類内膜癌から漿液性癌への進展が考えられている。

8. 未分化癌 Undifferentiated carcinoma/脱分化癌 Dedifferentiated carcinoma

いかなる分化を示す腫瘍成分も含まれない癌腫を未分化癌とよぶのに対し，脱分化癌は未分化癌成分に加え類内膜癌 G1, G2 に相当する腺癌を含む。

臨床事項

頻度は稀である。Lynch 症候群と関連する場合がある。平均年齢は 55 歳である。初発症状は性器出血が最も多く，腹痛の場合もある。悪性度が高く，55～95％で再発し，原癌死をきたす。

病理所見

多くは，大型のポリープ状をなす。腫瘍細胞は大きさが小型から中等大でほぼ均一であり，充実性シート状増殖を示す。腺管構造，索状配列あるいは胞巣形成はみられない。核分裂が多数認められ（高倍率 10 視野で 25 個をこえる），凝固壊死を伴っていることが多い。鑑別診断に，低分化型の類内膜癌（G3），神経内分泌癌，悪性リンパ腫，高異型度子宮内膜間質肉腫などが挙がる。脱分

化癌における腺癌成分（類内膜癌 G1 ないし G2）は通常，表層にみられるのに対して，未分化な成分はその下方に存在する。

　免疫組織化学的に，未分化な成分は cytokeratin，EMA などの上皮性マーカーが陽性であることで肉腫とは区別される。ただし，上皮性マーカーの陽性像はごく一部でみられるか，または弱い反応しか示さないことがある。ER，PgR，E-cadherin もほとんど陰性となる。わずかに神経内分泌マーカーが陽性となることがある。

C　類腫瘍病変 Tumor-like lesions

1.　子宮内膜ポリープ Endometrial polyp

　良性の子宮内膜腺と間質の増生からなり，限局性の隆起をなす。

> 臨床事項

　成人の幅広い年齢層でみられるが，特に閉経期前後に多い。子宮内膜ポリープを有する 20％以下の女性で性器出血がみられる。ホルモン補充療法やタモキシフェン内服中の女性で頻度は高くなる。小さなポリープは無症候性であるが，腫大すると性器出血や不妊の原因となる。また，有茎性ポリープは外子宮口から突出することがある。閉経後のポリープには 5％程度の頻度で子宮内膜癌が認められる。

> 病理所見

　大きさは様々で，有茎性あるいは広基性を呈し，特定の発生部位はない。外子宮口から脱出することもある。腺管は種々の程度の拡張や分岐を示し，配列も不規則である。平滑筋増生を伴うことがあるが，多くは線維性であることが多い。しばしば筋性の厚い壁をもつ血管を伴

う。腺上皮はホルモンに反応しないため非活動性で通常は周期性変化を示さないが，増殖性や分泌性変化，様々な化生性変化を示すことがある。ポリープからは子宮内膜増殖症，類内膜癌，漿液性癌とその初期病変などが，特に閉経後で発生することがある。タモキシフェン療法に関連するポリープは大きく，多発の傾向があり，化生性変化や間質の線維化，あるいは腺周囲の間質細胞の密な増生がみられることがある。

組織発生として，子宮内膜間質細胞の遺伝子異常によるモノクローナルな過剰増生で，腺管のポリクローナルな増生が誘導されると考えられている。

2. 化生 Metaplasias

個々の核と細胞質，および構造における，通常の子宮内膜腺上皮の形態的特徴から逸脱した良性変化で，分化の方向性は様々である。

病理所見

乳頭状 papillary，鋲釘 hobnail 様，好酸性 eosinophilic，線毛 ciliated，扁平上皮 squamous，桑実胚様細胞巣 morule，粘液性 mucinous，分泌性 secretory，合胞状 symplastic などの多彩な変化がみられる。種々の化生性変化は，不正性器出血に伴う glandular and stromal breakdown（子宮内膜腺の崩壊，間質の断片化・凝集），子宮内膜増殖症，子宮内膜異型増殖症，癌などで惹起されることが多い。

3. アリアス-ステラ反応 Arias-Stella reaction

妊娠や絨毛性疾患，外因性プロゲステロン投与などに関連して起こる細胞異型を伴う変化で，アリアス-ステラ効果 Arias-Stella effect ともよばれる。

病理所見

腺管をなす異型細胞は，細胞質が明瞭でグリコーゲンに富み，あるいは好酸性を示す。核は腫大し，多形性あるいは膨張性，泥状クロマチンをもつ。核分裂はほとんどみられない。明細胞癌との鑑別に留意する。

4. リンパ腫様病変 Lymphoma-like lesion

悪性リンパ腫または白血病細胞の浸潤に類似した非腫瘍性リンパ球がびまん性に浸潤する。偽リンパ腫，リンパ球性過形成ともよばれる。

臨床事項

子宮内膜炎に関連してみられる。生殖年齢に多く，性器出血がみられる。

病理所見

リンパ芽球様の大型リンパ球が密に，表在性または腫瘤を形成することなく増生する。T細胞とB細胞が混成し，背景には慢性の子宮内膜炎の所見をみる。アポトーシス，およびアポトーシスに陥った核片を貪食する組織球 tingible macrophage が目立つ。

II　間葉性腫瘍 Mesenchymal tumors

平滑筋腫瘍ならびに子宮内膜間質腫瘍からなる。

A　平滑筋腫 Leiomyoma

平滑筋細胞への分化を示す良性腫瘍で，境界明瞭，均一な白色の渦巻き状を呈するものが多い。細胞異型に乏しく，束状に増生し，種々の程度に硝子化や浮腫，変性を呈し，梗塞に陥ることもある。通常の平滑筋腫の他に，組織像や発育・増殖パターンによる様々な変異型が約10%を占める。

臨床事項

　30代以降では20〜30%にみられる最も頻度の高い良性腫瘍で，粘膜下，筋層内，漿膜下に多発する傾向がある。発生部位により症状は異なるが，粘膜下や筋層内筋腫では，過多月経や月経困難症が認められる。漿膜下筋腫では，腫大すると腹部膨満や腫瘤感を呈する。また，粘膜下筋腫では，子宮の収縮により外子宮口に押し出されることがあり（筋腫分娩），骨盤痛ならびに性器出血をきたす。通常，閉経後には縮小傾向を示す。変異型を示すものでは，肉腫との鑑別を要する場合がある。

1. 富細胞平滑筋腫 Cellular leiomyoma

病理所見

　周辺の子宮筋層と比べて有意に細胞密度の高い平滑筋腫である。核の多形性，目立った核分裂，凝固壊死巣などは認められない。

2. 奇怪核を伴う平滑筋腫 Leiomyoma with bizarre nuclei

病理所見

　多形性の核をもち核分裂をほとんど示さない異型細胞が，部分的にあるいは広範囲に含まれる平滑筋腫で，従来，異型平滑筋腫 atypical leiomyoma の他にも変形平滑筋腫 bizarre leiomyoma，合胞体平滑筋腫 symplastic leiomyoma，あるいは多形性平滑筋腫 pleomorphic leiomyoma などの名称が与えられてきた。細胞質は好酸性で，核内細胞質封入体をみることがある。凝固壊死巣は認められない。

3. 活動性核分裂型平滑筋腫 Mitotically active leiomyoma

病理所見

高頻度に核分裂がみられる平滑筋腫で，しばしば高倍率10視野で10個をこえて認められるが，異型に乏しく，壊死はみられない。細胞密度が高いことやbizarre nuclei（奇怪核）を伴うことがある。

4. 水腫状平滑筋腫 Hydropic leiomyoma

病理所見

領域をもった水様浮腫を特徴とし，腫瘍成分は繊細なコード状に残存する。

5. 卒中性平滑筋腫 Apoplectic leiomyoma

病理所見

妊娠中およびプロゲステロン投与によってもたらされる限局性の出血壊死で，周囲には密度の高い成分がみられる。

6. 脂肪平滑筋腫 Lipoleiomyoma

病理所見

成熟脂肪細胞を豊富に含む平滑筋腫である。これ以外にも骨，軟骨，骨格筋，骨髄成分などの異所性成分を伴うことがある。

7. 類上皮平滑筋腫 Epithelioid leiomyoma

病理所見

腫瘍細胞は，円形あるいは多辺形で淡明または好酸性細胞質をもち上皮細胞様を呈する細胞からなる。シート状，コード状，索状，あるいは胞巣をなす。平滑筋芽腫 leiomyoblastoma，明細胞平滑筋腫 clear cell leiomyoma，網状平滑筋腫 plexiform leiomyoma もここに分類される。

8. 類粘液平滑筋腫 Myxoid leiomyoma

病理所見

平滑筋細胞の間に酸性粘液性物質が豊富な平滑筋腫で,細胞異型を欠き核分裂は認められないか極めて少ない。

9. 解離性(胎盤分葉状)平滑筋腫 Dissecting (cotyle-donoid) leiomyoma

臨床事項

腫瘤感,腹部膨満などの症状を呈する。後腹膜腔で子宮外に分葉状に進展し,筋層内では辺縁が不規則となり,変性を伴うことも多いことから,肉腫などの悪性疾患との鑑別を要する。また,静脈内筋腫症を伴うことがある。

病理所見

筋層間や広間膜に分け入るように数珠状に進展する平滑筋腫である。子宮外に進展した場合,肉眼上,胎盤分葉 cotyledon に類似し,胎盤分葉状平滑筋腫 cotyle-donoid leiomyoma とよばれることがある。

10. びまん性平滑筋腫症 Diffuse leiomyomatosis

臨床事項

生殖年齢にみられることが多い。過多月経,月経困難症,腹痛や性器出血を呈する。不妊症の検査で認められることもある。筋腫核出術は困難であり,子宮摘出術を余儀なくされることがある。子宮肉腫との鑑別を要することがある。

病理所見

無数の小さな平滑筋腫が癒合して子宮筋層の大部分を置換する。細胞異型を欠く。

11. 静脈内平滑筋腫症 Intravenous leiomyomatosis

臨床事項

　診断時の平均年齢は 45 歳であるが，40 歳以下の若年発症もみられる。主な症状は性器出血ならびに下腹部の違和感と腫瘤感である。静脈内の筋腫は，一部の例では下大静脈に達し，さらに心臓まで進展することが知られている。子宮全摘出，両側付属器切除，および子宮外病巣の摘出が必要とされる。

病理所見

　肉眼的に芋虫状 worm-like を呈し，静脈内増殖を特徴とするが，良性の形態を示す平滑筋腫である。静脈内平滑筋腫症は連続性に子宮内外の静脈へ進展することがある。由来は静脈壁または子宮筋層の平滑筋と考えられる。

12. 転移性平滑筋腫 Metastasizing leiomyoma

臨床事項

　子宮筋腫の手術歴（核出術または子宮摘出術）を有し，平均して術後 15 年で，肺に多発する良性の平滑筋腫を認める。レントゲン検診で肺の結節陰影として偶発的に見つかることが多い。肺以外に，リンパ節や腹腔内に認めることもある。プロゲスチンや GnRH アナログなどの内分泌療法，卵巣の摘出，閉経で病巣の縮小がみられることがある。平滑筋肉腫との鑑別に苦慮することが多い。

病理所見

　組織学的には良性にみえるものの，肺や骨盤リンパ節などの子宮以外の部位に発見される平滑筋腫を指す。子宮においても悪性所見がないことが前提となる。双方の平滑筋腫が一元的か，多発性の独立した病変かについては議論が定まっていない。

B　悪性度不明な平滑筋腫瘍 Smooth muscle tumor of uncertain malignant potential（STUMP）

通常型または様々な亜型の平滑筋腫，あるいは平滑筋肉腫の診断基準を満たさず，悪性度不明とされる平滑筋腫瘍であるが，診断困難な平滑筋肉腫を含んでいる可能性がある。

> 病理所見

核の多形性，核分裂，壊死などは良性，悪性の指標となり得るが，これらが複合的にみられる平滑筋腫瘍は良悪性を確実に判断することは難しい。この診断を適用する場合は，明確にその旨を記載する。

C　平滑筋肉腫 Leiomyosarcoma

平滑筋細胞への分化を示す稀な悪性腫瘍で単発性が多い。稀に併存する平滑筋腫から発生することもあるが，遺伝子解析の結果などから平滑筋腫と平滑筋肉腫の組織発生は異なることを示唆する知見がある。

> 臨床事項

平滑筋肉腫は，子宮肉腫の中で最も頻度が高く，子宮悪性腫瘍の1～2％を占め，0.3～0.4/10万人の割合で発症する。乳癌に対するタモキシフェン服用女性では，その頻度が高まるという報告がある。多くは50歳以上で発症する。症状としては性器出血が最も多く，下腹部の腫瘤感，腹痛の順にみられる。また，腫瘍の破綻（腹腔内出血），子宮外進展や転移に関連して発症することも多い。臨床的な所見は良性の平滑筋腫と類似しているが，ホルモン補充療法が施行されていない閉経後で，増大傾向にある場合には，悪性が疑われる。平滑筋肉腫は局所的に増大するため，消化器症状や泌尿器症状として

認められることがある。血行性転移では肺が最も多い。

病理所見

　10 cm 前後が多く，併存する平滑筋腫よりも大きい。腫瘍細胞は紡錘形あるいは著しい多形性を示し，多核細胞も高頻度にみられる。核分裂は高倍率 10 視野で 10〜20 個をこえる。腫瘍の凝固壊死，および腫瘍境界部の浸潤性所見により，平滑筋腫とは識別される。異型度を評価する普遍的な分類は確立されていない。

　免疫組織化学的に，desmin, h-caldesmon, ER, PgR, cytokeratin, CD10, EMA などが陽性となるが，異型度や亜型によって発現態度は異なる。

1. 類上皮平滑筋肉腫 Epithelioid leiomyosarcoma

　上皮細胞類似の細胞からなる平滑筋肉腫である。核分裂が少ないことがある。

2. 類粘液平滑筋肉腫 Myxoid leiomyosarcoma

　粘液性物質が腫瘍細胞間にみられる浸潤性の平滑筋腫瘍である。この腫瘍は核異型や核分裂が乏しいことがあり，診断は境界部の浸潤性による。

D　子宮内膜間質腫瘍と関連病変 Endometrial stromal and related tumors

　子宮内膜間質に由来する腫瘍は，子宮内膜間質結節，低異型度子宮内膜間質肉腫，高異型度子宮内膜間質肉腫，未分化子宮肉腫の 4 つからなる。高異型度子宮内膜間質腫瘍は WHO 分類の改訂によって再び分類上に明記された。なお，未分化子宮内膜肉腫は未分化子宮肉腫に改名された。卵巣性索腫瘍を模倣する子宮腫瘍では組織発生において子宮内膜間質との関連が未解決となっている。

1. 子宮内膜間質結節 Endometrial stromal nodule

増殖期子宮内膜の間質細胞に類似した細胞からなる稀な良性腫瘍である。

臨床事項

肉腫よりも稀な疾患であり，若年者から高齢者まで幅広い年齢層にみられ，発症の平均年齢は 53 歳である。症状は性器出血や腹痛が多い。子宮は腫大し，骨盤内腫瘤として触知される。

病理所見

ポリープ状または筋層内に発生する。充実性で均一な黄色ないし黄褐色を呈し，周囲とは明瞭な境界をなして圧排性に増殖する。脈管侵襲 lymphovascular invasion を示すことはない。腫瘍細胞は均一で，細胞質に乏しく円形から類円形の核をもつ。核分裂は目立たない。小型血管がよく発達している。泡沫細胞やコレステロール列隙を伴うことがある。平滑筋への分化を示すなどの変異型もある。

免疫組織化学的には，子宮内膜間質肉腫と同様のマーカー発現がみられる。*JAZF1* と *SUZ12* (*JJAZ1*) の融合による遺伝子異常を特徴とする。

2. 低異型度子宮内膜間質肉腫 Low-grade endometrial stromal sarcoma

腫瘍細胞は増殖期子宮内膜の間質細胞に類似し異型は弱く，強拡大視野で子宮内膜間質結節と同様の像がみられるが，浸潤性に増殖する。

臨床事項

子宮悪性腫瘍の 1％未満の頻度であるが，子宮の悪性間葉性腫瘍の中では 2 番目に多い。年齢層は幅広いが，

40〜50代に発症することが多く，他の子宮肉腫と比較して若く発症する傾向にある。症状としては性器出血や腹痛が多い。稀に無症状であり，肺や卵巣に転移した状態で見つかることもある。一般には，子宮の腫大や骨盤内腫瘤として触知されることが多い。子宮付属器への進展やリンパ節転移がみられる頻度は10〜30％程度である。タモキシフェン服用を含むエストロゲン過剰状態や骨盤への放射線照射との関連性が知られている。

病理所見

ポリープ状または筋層内に発生する。ほぼ一様に黄色から黄褐色を呈するが出血や壊死を伴うことがある。腫瘍細胞は増殖期子宮内膜の間質細胞に類似し，大きさや形状が不整な胞巣をなし舌状 tongue-like や芋虫様 worm-like に筋層に浸透 permeative myometrial invasion，血管内へと浸潤して不明瞭な境界をなす。核分裂は通常，高倍率10視野で5個をこえることはない。多い場合でも高異型度の指標にはならない。

平滑筋への分化・化生，線維粘液腫様変性，腺管あるいは性索様構造を示す小病巣を示すことがある。

免疫組織化学的に，α-smooth muscle actin，CD10，ER，PgR などが陽性となる。遺伝子異常は，子宮内膜間質結節と同様に JAZF1 と SUZ12（JJAZ1）の融合がみられる。

3. 高異型度子宮内膜間質肉腫 High-grade endometrial stromal sarcoma

子宮内膜間質に由来する異型の強い腫瘍で，低異型度子宮内膜間質肉腫との関連が示されることがある。

臨床事項

稀な疾患で，頻度は不明である。生殖年齢の女性から閉経後女性まで幅広い年齢層にみられており，発症の平均年齢は 50 歳である。症状としては過多月経や閉経期／閉経後出血などの性器出血であることが多い。腫大した子宮や骨盤内腫瘤として触知される。低異型度子宮内膜間質肉腫に比較して，早期に（多くは一年以内）そして高頻度に再発し，原癌死に至ることが多い。予後は低異型度子宮内膜間質肉腫と未分化子宮肉腫との中間程度とみられているが，新分類に基づいた予後データは十分とはいえない。

病理所見

周囲への破壊性浸潤増殖を示し，発見時に，しばしば子宮外へ伸展している。低異型度の子宮内膜間質肉腫成分との混合や移行がみられることもある。細胞質は好酸性または顆粒状で，不整な核は空胞状を示す。ときに偽乳頭状や腺管をなし，あるいは横紋筋様を呈することもある。核分裂が目立ち，通常，高倍率 10 視野で 10 個をこえる。壊死も高度にみられ，リンパ管血管侵襲を高頻度に伴う。

免疫組織化学的に，cyclin D1 や C-KIT は陽性となるが，CD10, ER, PgR は陽性とはならないことがある。遺伝子異常では *YWHAE* と *FAM22* の癒合が起こる。

総合的に子宮内膜間質由来がうかがわれれば，未分化子宮肉腫が鑑別される。

4. 未分化子宮肉腫 Undifferentiated uterine sarcoma

子宮内膜あるいは筋層から発生する高度の細胞異型を

示す腫瘍で，増殖期子宮内膜間質との類似性を欠き，特定の細胞分化はみられない。

臨床事項

閉経後にみられ，発症の平均年齢は 60 歳である。2/3 の症例がⅢ期またはⅣ期の進行した状態で見つかる。典型例では，閉経後出血や子宮外への進展に伴う二次的症状がみられる。Ⅰ期であっても，多くは 2 年以内に原癌死に至る。補助療法の奏効性は低いとされる。

病理所見

異型の強い腫瘍細胞がシート状に破壊性浸潤を示す。組織発生はよくわかっていないが，低異型度の子宮内膜間質肉腫成分との移行がみられるものでは，子宮内膜間質由来が示唆されている。

免疫組織化学的に CD10 陽性を示すものは，cyclin D1 の発現と関連している。ER や PgR が種々の程度に陽性となることがある。

5. 卵巣性索腫瘍に類似した子宮腫瘍 Uterine tumor resembling ovarian sex cord tumor（UTROSCT）

卵巣性索腫瘍との類似性を特徴とする腫瘍で，多くは良性の経過をとる。

臨床事項

50 代にみられることが多い。症状としては性器出血や腹痛が多いが，偶発的に発見されることもある。多くは良性の臨床経過をたどる。

病理所見

セルトリ細胞腫や顆粒膜細胞腫にみられるような索状配列を示す。細胞質はわずかなことが多いが，豊富で好酸性に富むこともある。核は類円形あるいはやや短紡錘

形を示す。境界が明瞭で，周囲の平滑筋組織へは圧排性に増殖する。

　免疫組織化学的に，inhibin-α，calretinin，cytokeratin，WT-1，α-smooth muscle actin に陽性所見を示す。

E　その他の間葉性腫瘍 Miscellaneous mesenchymal tumors

1. 横紋筋肉腫 Rhabdomyosarcoma

　異所性成分である横紋筋への分化を示す悪性細胞からなる。

2. 血管周囲類上皮細胞腫 Perivascular epithelioid cell tumor（PEComa）

　血管を取り巻くように増殖する上皮様細胞からなる腫瘍で，メラノサイト（色素細胞）や平滑筋への分化がみられる。

【臨床事項】

　閉経前女性から高齢者にみられる。生殖臓器以外のPEComa に比べて頻度は少ない。結節硬化症を伴う例では，肺リンパ管筋腫症や腎血管筋脂肪腫といったPEComa family とともに全身疾患の一部として子宮にPEComa が認められることがある。症状として，骨盤内腫瘤感や性器出血がある。子宮内膜間質肉腫との鑑別を要することがある。稀に悪性の経過をたどる。

【病理所見】

　腫瘍細胞は淡明，または好酸性で顆粒状の細胞質をもち，上皮様だけでなく紡錘形のこともある。充実性や束状に増殖し，概ね境界は明瞭であるが，辺縁は舌状tongue-like の浸潤性を示すことがある。

　免疫組織化学的に，HMB-45 や Melan-A などのメラ

ノサイトマーカー，および α-smooth muscle actin に陽性となることで診断が確定される。腫瘍の大きさ，辺縁の侵入性，核異型，密度，核分裂，壊死などが予後に影響を及ぼす。

3. その他 Others

炎症性筋線維芽細胞腫 inflammatory myofibroblastic tumor，脂肪腫 lipoma，血管腫 hemangioma，リンパ管血管腫 lymphangioma，血管肉腫 angiosarcoma，脂肪肉腫 liposarcoma，軟骨肉腫 chondrosarcoma，胞巣状軟部肉腫 alveolar soft part sarcoma などがある。

 上皮性・間葉性混合腫瘍 Mixed epithelial and mesenchymal tumors

A 腺筋腫 Adenomyoma

子宮内膜腺管と固有間質，およびそれらを取り囲む平滑筋性の間葉系成分からなる。

臨床事項

子宮頸部よりも体部に発生することが多い。月経困難症や性器出血を伴い，閉経前にみられる。

病理所見

ポリープ状，または筋層内で境界明瞭な腫瘤をなす。子宮内膜腺管は嚢胞状に拡張し，上皮には化生性変化がしばしばみられる。間質細胞は平滑筋腫様の束状を呈することがある。

B 異型ポリープ状腺筋腫 Atypical polypoid adenomyoma

異型のある子宮内膜型腺上皮が複雑な腺管をなして，線維筋性間質を伴い，ポリープ状の腫瘤をなす。

臨床事項

生殖年齢に多くみられ，過多月経や性器出血をきたす。主に子宮頸部に近い体部（子宮下部 lower uterine segment ないし内頸部上部 upper endocervix）に発生する。子宮内膜異型増殖症もしくは類内膜癌への進展もしくは関連がみられる。子宮内膜ポリープは子宮内膜癌を合併するリスクが1%未満であるのに対し，異型ポリープ状腺筋腫は約10%のリスクを有する。切除しても再発をきたすことが多い。

病理所見

軽度の異型を示す子宮内膜腺類似の上皮細胞が複雑な腺管構造をなし，しばしば中心性に壊死を伴う桑実胚様細胞巣 morule の形成がみられる。腺管周囲には線維性あるいは線維筋性の豊富な間質がみられる。生検組織においては，筋層浸潤をきたした子宮内膜癌との鑑別に留意する必要がある。

C　腺線維腫 Adenofibroma

上皮性と間葉系の両成分からなる良性腫瘍で，同義語として müllerian adenofibroma，papillary adeno-myoma がある。

臨床事項

閉経後に多くみられる稀な疾患である。性器出血，帯下の異常や腫瘤脱などの症状を訴える。稀にタモキシフェン服用との関連性が示唆される症例もある。良性の経過をとる。

病理所見

ポリープ状の稀な腫瘍で，子宮内膜腺上皮様の細胞と幅の広い間質が乳頭状，シダ状をなす。間質は子宮内膜

間質細胞や線維芽細胞の像を示す。両成分に異型を欠き，核分裂はほとんどみられない。腺肉腫との鑑別を要する例がある。

D　腺肉腫 Adenosarcoma

良性または異型のある上皮性成分と，低異型度から高異型度までの肉腫成分からなる。同義に müllerian adenosarcoma がある。

臨床事項

多くは閉経後にみられるが，約 30％は若年者を含めた閉経前に認められる。性器出血が主な症状であるが，帯下異常や腟への腫瘤の突出がみられる。タモキシフェン服用の他，骨盤への放射線照射既往や長期のエストロゲン補充療法との関連性が示唆されている。

病理所見

通常，ポリープ状を呈する。子宮内膜腺上皮に類似した，ときに化生性変化を示す異型のない，または異型の弱い上皮が腺を形成し，その周囲に細胞密度の高い異型間質成分（periglandular cuffing/condensation とよばれる）が取り囲む。核分裂はわずかしかみられないものから高頻度にみられるものまで幅がある。乳腺葉状腫瘍 phyllodes tumor のような葉状パターンを呈する。肉腫成分は通常は低異型度の子宮内膜間質肉腫からなる。肉腫成分の違いによって，同所性腺肉腫 homologous adenosarcoma と，横紋筋や軟骨への分化を示す異所性腺肉腫 heterologous adenosarcoma に分けられる。多形性が強く核分裂が多数みられる高異型度の肉腫成分が腫瘍全体の 25％以上を占める場合，肉腫成分過剰増殖を伴う腺肉腫 adenosarcoma with sarcomatous overgrowth とよばれ，転移のリスクが高い。

E　癌肉腫 Carcinosarcoma

　高異型度の癌腫成分と肉腫成分からなる悪性腫瘍で，かつては悪性混合ミュラー管腫瘍 malignant mixed müllerian/mesodermal tumor（MMMT）とよばれた。上皮性・間葉性混合腫瘍の中では，最も頻度の高い腫瘍である。

臨床事項

　病期は子宮内膜癌に準じて決定される。頻度は子宮悪性腫瘍の5％未満である。タモキシフェン服用やエストロゲン補充療法との関連性が示唆されている。放射線治療後10〜20年で発症することがあり，骨盤への放射線照射の晩期障害としても知られている。その他のリスク因子は類内膜癌と同様である。閉経後の性器出血で見つかることが多い。症状出現時には1/3の症例で，既に遠隔転移をしている。診察では，子宮腫大や骨盤内腫瘤として触知される。1/2の症例で子宮頸管内へポリープ状の突出がみられる。予後不良であり，Ⅱ型内膜癌と同様の経過をたどる。診察時にはⅠ期と考えられるような例の多くが，最終的な診断時において子宮外への進展を伴っている。骨盤リンパ節や傍大動脈リンパ節への転移が特徴であり，肺，脳や骨への血行性の遠隔転移がみられることもある。多くは，局所的な骨盤内／腹腔内再発に引き続き，原癌死に至る。進行した状態や転移のリスクは，筋層浸潤の深さと密接に関連し，癌成分における漿液性癌や明細胞癌の成分は予後不良因子となる。Ⅰ期においては，肉腫の異所性成分の存在（とりわけ横紋筋肉腫）は予後不良となる。

病理所見

子宮内腔全体を占拠するように大きなポリープ状腫瘤を形成する。癌腫成分は，類内膜や漿液性の腺癌が多い。肉腫成分には，非特異的な同所性と，横紋筋肉腫や軟骨肉腫，骨肉腫といった異所性がみられ，成分によって予後との関連がある。組織発生においては，癌腫，肉腫は単クローン性で同一起源と考えられている。

Ⅳ　その他の腫瘍 Miscellaneous tumors

A　アデノマトイド腫瘍 Adenomatoid tumor

中皮細胞由来の良性腫瘍で，体部子宮漿膜直下と筋層に発生する。

臨床事項

幅広い年齢層にみられるが，発症の平均年齢は 45 歳である。内因性または外因性の高エストロゲン状態がリスク因子となる。免疫不全患者で，多発性またはびまん性の広がりを示すことがある。

病理所見

顕微鏡的に発見される小さなものから肉眼的に境界明瞭な腫瘤をなすものまで幅が広い。腺管様構造は異型の目立たない核をもつ，扁平または立方状細胞に覆われ，主に筋層外側に発生する。孤立性で小さな病巣をなすが，ときに境界不明瞭なびまん性の広がりを示す。

免疫組織化学的に，種々の cytokeratin，calretinin，WT-1 および D2-40 に陽性を示す。

B　神経外胚葉性腫瘍 Neuroectodermal tumors

末梢型または中枢型の，神経外胚葉に由来する悪性腫瘍で，原始神経外胚葉性腫瘍 primitive neuroectodermal tumor (PNET) または骨外性 Ewing 肉腫 extraskeletal Ewing sarcoma，中枢性 central type PNET，髄芽腫 medulloblastoma，上衣腫 ependymoblastoma が同義とされる。

C 胚細胞腫瘍 Germ cell tumors

奇形腫や卵黄嚢腫瘍などが単一の組織型として，あるいは類内膜癌に関連して発生することがある。

 ## リンパ性および骨髄性腫瘍 Lymphoid and myeloid tumors

子宮体部が二次性に悪性リンパ腫に巻き込まれることがあり，骨髄性白血病細胞が浸潤した場合は腫瘤が形成される。

 ## 二次性腫瘍 Secondary tumors

子宮体部外で発生した様々な腫瘍の直接浸潤や転移が，偶発的にまたは顕微鏡的にも経験される。

卵巣腫瘍・卵管癌・腹膜癌 取扱い規約

【病理編 第1版】*
2016年7月

【臨床編 第1版】**
2015年8月

抜粋

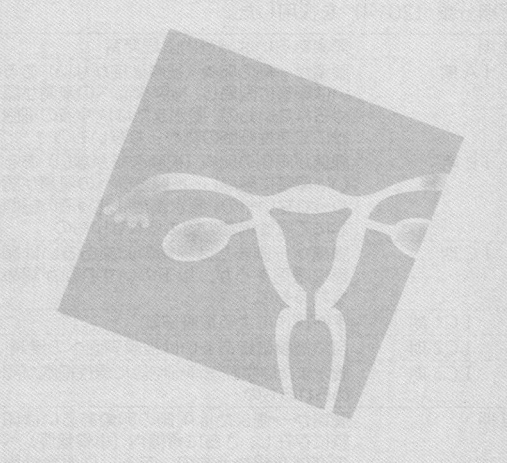

* 「I. 進行期分類」、「IV. 病理診断報告書の記載法」、
「V. 切除・摘出検体の取扱い」、「VI. 術中迅速組織診断」、
「VII. 組織学的分類」
** 「II. 診断」、「III. 術中・術後検体の処理」

I. 進行期分類

A 手術進行期分類（日産婦 2014, FIGO 2014）

FIGO では，従来の卵巣癌の進行期に代わって，卵巣癌・卵管癌・腹膜癌のカテゴリーとして新しい進行期を提示した。それに伴い，進行期分類に関しては FIGO 進行期分類（2014）を採用した。

I期	卵巣あるいは卵管内限局発育
I A 期	腫瘍が一側の卵巣（被膜破綻がない）あるいは卵管に限局し，被膜表面への浸潤が認められないもの。腹水または洗浄液の細胞診にて悪性細胞の認められないもの
I B 期	腫瘍が両側の卵巣（被膜破綻がない）あるいは卵管に限局し，被膜表面への浸潤が認められないもの。腹水または洗浄液の細胞診にて悪性細胞の認められないもの
I C 期	腫瘍が一側または両側の卵巣あるいは卵管に限局するが，以下のいずれかが認められるもの
I C1 期	手術操作による被膜破綻
I C2 期	自然被膜破綻あるいは被膜表面への浸潤
I C3 期	腹水または腹腔洗浄細胞診に悪性細胞が認められるもの
II期	腫瘍が一側または両側の卵巣あるいは卵管に存在し，さらに骨盤内（小骨盤腔）への進展を認めるもの，あるいは原発性腹膜癌

ⅡA 期	進展ならびに／あるいは転移が子宮ならびに／あるいは卵管ならびに／あるいは卵巣に及ぶもの
ⅡB 期	他の骨盤部腹腔内臓器に進展するもの
Ⅲ期	腫瘍が一側または両側の卵巣あるいは卵管に存在し，あるいは原発性腹膜癌で，細胞学的あるいは組織学的に確認された骨盤外の腹膜播種ならびに／あるいは後腹膜リンパ節転移を認めるもの
ⅢA1 期	後腹膜リンパ節転移陽性のみを認めるもの（細胞学的あるいは組織学的に確認）
ⅢA1 (i) 期	転移巣最大径 10 mm 以下
ⅢA1 (ii) 期	転移巣最大径 10 mm をこえる
ⅢA2 期	後腹膜リンパ節転移の有無にかかわらず，骨盤外に顕微鏡的播種を認めるもの
ⅢB 期	後腹膜リンパ節転移の有無にかかわらず，最大径 2 cm 以下の腹腔内播種を認めるもの
ⅢC 期	後腹膜リンパ節転移の有無にかかわらず，最大径 2 cm をこえる腹腔内播種を認めるもの（実質転移を伴わない肝および脾の被膜への進展を含む）
Ⅳ期	腹膜播種を除く遠隔転移
ⅣA 期	胸水中に悪性細胞を認める
ⅣB 期	実質転移ならびに腹腔外臓器（鼠径リンパ節ならびに腹腔外リンパ節を含む）に転移を認めるもの

[分類にあたっての注意事項]
(1) 手術進行期分類とともに組織型や組織学的異型度を記録する。
(2) 卵巣内に限局した状態であったⅠ期では，卵巣あるいは卵管内限局発育と定義され，ⅠC 期では，細分類された。
　　ⅠC1 期：手術操作による被膜破綻

ⅠC2 期：自然被膜破綻あるいは被膜表面への浸潤

ⅠC3 期：腹水または腹腔洗浄細胞診に悪性細胞が認められるもの

であり，卵巣被膜破綻は，腫瘍細胞の腹膜腔への露出をもって診断する。

(3) 原発性腹膜癌にはⅠ期が存在しない。

(4) 腫瘍が両側の卵巣あるいは卵管に限局して存在している場合であっても，一方の卵巣あるいは卵管が原発巣で，対側の卵巣あるいは卵管の病巣が播種巣あるいは転移巣と判断される場合には，ⅠB 期ではなくⅡA 期とする。

(5) 手術操作による被膜破綻はⅠC1 期に分類するが，組織学的に証明された腫瘍細胞の露出を伴う強固な癒着はⅡ期とする。

(6) S 状結腸は骨盤部腹腔内臓器に分類される。

(7) 骨盤内（小骨盤腔）へ進展するⅡ期に原発性腹膜癌が含まれたため，Ⅱc 期（腫瘍発育がⅡa またはⅡb で被膜表面への浸潤や被膜破綻が認められたり，腹水または洗浄液の細胞診にて悪性細胞の認められるもの）が削除された。

(8) Ⅲ期では，骨盤外の腹膜播種や後腹膜リンパ節転移について，細胞学的あるいは組織学的に確認する必要がある。

リンパ節腫大のみでは転移と判定しない。転移巣最大径による細分類が追加された。

ⅢA1 (i) 期：転移巣最大径 10 mm 以下

ⅢA1 (ii) 期：転移巣最大径 10 mm をこえる

ⅢA2 期：後腹膜リンパ節転移の有無にかかわらず，骨盤外に顕微鏡的播種を認めるもの

(9) 遠隔転移を有する例をⅣ期としたが，胸水中に悪性細胞を認めるのみの例をⅣA 期とする。

(10) 腸管の貫壁性浸潤，臍転移，肝や脾への実質転移は肺転移や骨転移同様にⅣB 期とする。ただし，大網から肝や脾への腫瘍の進展はⅣB 期とせず，ⅢC 期とする。

B　TNM 分類（UICC 第 8 版）

TNM 分類は次の 3 つの因子に基づいて病変の解剖学的進展度を記載する。

T：原発腫瘍の進展度
N：所属リンパ節の状態
M：遠隔転移の有無
各々の広がりについては数字で付記する。

1.　T 分類：原発腫瘍の進展度

TX	原発腫瘍の評価が不可能
T0	原発腫瘍を認めない
T1	卵巣あるいは卵管内限局発育
T1a	腫瘍が一側の卵巣（被膜破綻がない）あるいは卵管に限局し，被膜表面への浸潤が認められないもの。腹水または洗浄液の細胞診にて悪性細胞の認められないもの

T1b	腫瘍が両側の卵巣（被膜破綻がない）あるいは卵管に限局し，被膜表面への浸潤が認められないもの。腹水または洗浄液の細胞診にて悪性細胞の認められないもの
T1c	腫瘍が一側または両側の卵巣あるいは卵管に限局するが，以下のいずれかが認められるもの
T1c1	手術操作による被膜破綻
T1c2	自然被膜破綻あるいは被膜表面への浸潤
T1c3	腹水または腹腔洗浄細胞診に悪性細胞が認められるもの
T2	腫瘍が一側または両側の卵巣あるいは卵管に存在し，さらに骨盤内（小骨盤腔）への進展を認めるもの，あるいは原発性腹膜癌
T2a	進展ならびに／あるいは転移が子宮ならびに／あるいは卵管ならびに／あるいは卵巣に及ぶもの
T2b	他の骨盤部腹腔内臓器に進展するもの
T3	腫瘍が一側または両側の卵巣あるいは卵管に存在し，あるいは原発性腹膜癌で，細胞学的あるいは組織学的に確認された骨盤外の腹膜播種
T3a	骨盤外に顕微鏡的播種を認めるもの
T3b	最大径 2 cm 以下の腹腔内播種を認めるもの
T3c	最大径 2 cm をこえる腹腔内播種を認めるもの

2. N 分類：所属リンパ節

NX	所属リンパ節転移の評価が不可能
N0	所属リンパ節転移なし
N1	所属リンパ節転移あり
N1a	転移巣最大径 10 mm 以下
N1b	転移巣最大径 10 mm をこえる

3. M 分類：遠隔転移

M0	遠隔転移なし
M1	遠隔転移あり
M1a	胸水中に悪性細胞を認める
M1b	実質転移

［病理組織学的分化度分類］

GX	分化度の評価が不可能
G1	高分化
G2	中分化
G3	低分化

C　TNM 分類における所属リンパ節の定義

　卵巣癌・卵管癌の所属リンパ節は，TNM 分類（UICC 第 7 版）では FIGO 手術進行期分類（1988）に準拠し，
・骨盤リンパ節（基靱帯リンパ節，仙骨リンパ節，閉鎖リンパ節，内腸骨リンパ節，鼠径上リンパ節，外腸骨リンパ節，総腸骨リンパ節）
・傍大動脈リンパ節
・鼠径リンパ節
が含まれていた。
　しかし，TNM 分類（UICC 第 8 版）では，FIGO 手術進行期分類（2014）に準拠するため，所属リンパ節は，
・骨盤リンパ節（基靱帯リンパ節，仙骨リンパ節，閉鎖リンパ節，内腸骨リンパ節，鼠径上リンパ節，外腸骨リンパ節，総腸骨リンパ節）
・傍大動脈リンパ節
であり，鼠径リンパ節は所属リンパ節には含まれない。

D　pTNM 分類

　手術所見や摘出材料の病理組織学的検索により TNM

分類を補定修正したもので，pT，pN，pM として表す。その内容については TNM 分類に準じる。卵巣腫瘍の進行期決定においては開腹所見がその基本となることから，pTNM 分類が登録に用いられる。

　手術前に他の治療法が行われている例では y 記号を付けて区別する。

　再発腫瘍では r 記号を付けて区別する。

E　FIGO 分類（2014）と TNM 分類（UICC 第 8 版）の対応

　FIGO 分類（2014）と UICC 第 8 版で用いられている TNM 分類の対応を 表3 に示す。

表3　FIGO 分類（2014）と TNM 分類（UICC 第 8 版）の対応

FIGO 分類	TNM 分類		
ⅠA 期	T1a	N0	M0
ⅠB 期	T1b	N0	M0
ⅠC1 期	T1c1	N0	M0
ⅠC2 期	T1c2	N0	M0
ⅠC3 期	T1c3	N0	M0
ⅡA 期	T2a	N0	M0
ⅡB 期	T2b	N0	M0
ⅢA1 (i) 期	T1-2	N1a	M0
ⅢA1 (ii) 期	T1-2	N1b	M0
ⅢA2 期	T3a	N0/N1	M0
ⅢB 期	T3b	N0/N1	M0
ⅢC 期	T3c	N0/N1	M0
ⅣA 期	T1-3	N0/N1	M1a
ⅣB 期	T1-3	N0/N1	M1b

Ⅱ．診断

A　リスク因子・症状

[リスク因子]

　卵巣癌のリスクを上昇させる因子として未産，肥満，排卵誘発剤の使用，ホルモン補充療法などが報告されている。また婦人科疾患として骨盤内炎症性疾患，多嚢胞性卵巣症候群，子宮内膜症などがある。逆にリスクを低下させる因子として経口避妊薬の使用がある。遺伝性の卵巣癌もよく知られており，乳癌をはじめとする他臓器悪性腫瘍の治療歴，家系内の腫瘍既往歴についても注意を払う必要がある。

[症状]

　卵巣癌の約半数が進行例として発見されており，無症状のうちに進行している場合が多い。初発症状としては，腹部腫瘤や腹部膨満感，これに伴う周囲臓器への圧迫症状，排便・排尿障害，腹痛，摂食困難，月経不順や不正性器出血などを主訴として受診することもある。卵巣腫瘍の種類による好発年齢を考慮することも重要である。腹膜癌も卵巣癌と同様に無症状のうちに進行している場合が多い。

　再発時の症状として最も頻度が高いのは癌性腹膜炎による腹部膨満であり，重症化すると腸閉塞症状を来す。

その他に肺転移による呼吸困難，骨転移による疼痛などがあり，転移部位に対応した症状に注意を要する。

B　内診・理学的所見等

[初診時]

　内診により付属器領域に腫瘤を触知すれば，腫瘤の大きさ，硬度をはじめ表面の性状，可動性の制限などを確認する。視診・触診にて腹部腫瘤の形状，腹水貯留の有無，鼠径リンパ節や鎖骨上窩リンパ節の腫大の有無についても確認する。付属器腫瘤が小さい場合には，内診で触知するのは困難である。

[術中の視診・触診]

　術中には，腫瘍をよく観察し，大きさ，硬度，表面の性状の他に癒着の有無，被膜破綻の有無を確認する。腹水貯留の有無も確認する。また横隔膜下から腸管を含めた腹腔内全体の観察により腫瘍性病変の有無を検索する。後腹膜リンパ節腫大の有無を触診で確認する。

[再発時]

　再発腫瘍を内診と理学的所見で早期発見するのは難しい。内診，直腸診ではダグラス窩周囲の再発腫瘍を触診できることがある。鼠径リンパ節や鎖骨上窩リンパ節の腫大の有無についても確認する。

C 血液生化学的検査（腫瘍マーカーなど）

[初診時]

　進行例では，貧血，肝機能障害，BUN，クレアチニンの上昇を認めることがある。腫瘍マーカーとしては，上皮性腫瘍の中で漿液性癌では CA125 が，粘液性癌では CA19-9，CEA が上昇していることが多い。胚細胞腫瘍のうち，卵黄嚢腫瘍では AFP が高値を示すことが特徴的であるが，未熟奇形腫や胎児性癌でも上昇がみられる。絨毛癌では hCG が上昇する。未分化胚細胞腫では，LDHがしばしば上昇する。扁平上皮の悪性化（扁平上皮癌）を伴う成熟奇形腫では，SCC が上昇することがある。性索間質性腫瘍では，エストロゲンやアンドロゲン産生が認められることがある。卵管癌・腹膜癌では CA125 が腫瘍マーカーとなることがある。

[再発時]

　再発の早期発見のため腫瘍マーカーを用いることについては，CA125 が最も検討されており定期的な CA125 の測定が推奨されている。しかし，CA125 上昇のみに基づく早期からの治療介入は生存率上昇には関与しないとの報告もある。

D 画像診断

　卵巣，卵管腫瘍の良悪性診断に画像診断の果たす役割は極めて大きい。超音波断層法，特に経腟超音波断層法

の普及により付属器腫瘤が数多く発見されるようになった。さらに CT や MRI の普及と装置の改良により腫瘤の性状診断や病勢診断の精度が著しく向上した。また，経過観察時の再発の早期診断にも画像診断が多く用いられる。これら種々の機器を有効に利用する必要がある。

[超音波断層法]

• 経腟法

　最も簡便に行える検査であり，腫瘤の有無のスクリーニングに有用である。付属器腫瘤を認める際には，囊胞性か充実性か，両者が混在しているかを見る。囊胞性の場合は単房性・多房性の別や，壁の肥厚の有無を観察する。囊胞部と充実性が混在している場合は囊胞内の結節の有無と，結節の均質性，壁の不整などを確認する。漿液性，粘液性，血性など囊胞内の液体の性状により輝度が異なる。壁の肥厚や不整な結節などが悪性を疑う所見であり，CT や MRI などの精密検査の対象とする。また，腹水の有無，ダグラス窩や膀胱子宮窩の播種結節の有無を確認する。また，対側の卵巣の所見も観察する。カラードプラやパワードプラで腫瘤内の血流の評価や resistance index（RI）を測定し，RI が低い場合に悪性を疑うとされるが，確定的ではない。

• 経腹法

　小さな付属器腫瘤は観察が困難であるが，手拳大以上の腫瘤の場合には経腟法より有用である。卵巣外の病変，腹腔内播種や腹水，肝臓など実質臓器内の腫瘤の有無，水腎症の有無などを確認する。

[CT]

　ヘリカル CT の導入，さらにマルチスライス CT の導

入で，より短時間で被曝量を低減した状態で 3D 画面なども撮影できるようになった。単純撮影では腫瘍の質的診断は困難であり，腎機能等に問題がなければ通常は造影検査を行う。腫瘍のサイズは勿論であるが，腫瘍壁や結節の造影の有無から良悪性の判断を行う。悪性が疑われる場合は腹腔内の播種，胸・腹水，後腹膜リンパ節腫大，遠隔臓器転移巣の観察などが進行期の推定に有用である。また，初回手術後の残存腫瘍径の測定，化学療法の効果判定にも用いられる。

　初回治療後の再発の診断にも CT が汎用される。撮影の時期は再発リスクによって異なるが，手術後 12 カ月以内には撮影することが推奨される。しかしながら，X線を用いる検査のため，不必要な頻回の撮影は避けるべきであり，妊娠の可能性がある女性には行えない。また，深部静脈血栓症，肺血栓塞栓症の診断には有効な方法であり，術前術後に発症が疑われた場合は下肢まで含めた撮影を行う。

[MRI]

　一回の撮像範囲は限られるが放射線被曝なしに撮影が可能であり，T1・T2 強調，ダイナミック造影，脂肪抑制など撮像条件を変えることで，CT より優れた腫瘍の質的診断が可能である。近年は造影 MRI に加え，拡散強調画像により apparent diffusion coefficient（ADC）値を用いる（ADC 値が低いと悪性腫瘍を疑う）ことも良悪性の推定に有用とされ，原発巣の良悪性の診断精度は FDG-PET に優る。撮影部位が限定されるため，一般の再発の診断には向かないが，脊椎転移などの正確な局在の診断，脳転移の診断などには有用である。

[核医学検査]

FDG-PET は 2010 年以降，早期胃がんを除くすべての悪性腫瘍に保険適用となった。ただし，他の画像診断により病期診断，転移・再発の診断が確定できない場合に限られ，同じ病名での同月再検査は認められない。リンパ節転移，遠隔臓器転移，骨転移などの診断に優れている。再発の診断にも他の画像診断と組み合わせて用いられ，腫瘍マーカーが上昇するも他の画像診断で病巣が検出できない場合や，再発巣と確定できない場合に有用とされる。ただし，径 5 mm 程度の病巣や嚢胞性の転移巣の検出力は落ちる。脳や腸管，腎臓，膀胱などの生理的集積を来す臓器以外にも排卵時の卵巣，月経時の子宮内膜，一部の子宮筋腫などにも集積が見られることに注意する。

他に RI を用いた検査として，骨シンチグラフィーは造骨反応を示す骨転移の診断に依然として有用である。ただし，炎症による偽陽性や溶骨型の骨転移例での偽陰性もあるため注意が必要である。

[その他の画像診断]

・消化管内視鏡，注腸造影

悪性腫瘍が疑われる場合，下部消化管のスクリーニングや腫瘍の大腸粘膜浸潤の有無を確認する目的で，術前に下部消化管内視鏡検査を行う必要がある。進行期分類（FIGO 2014，日産婦 2014）では消化管の部位に関係なく粘膜浸潤があればIVB 期とされる。高齢や全身状態が不良の場合は注腸造影で代用される場合もある。注腸造影では腸管の伸展性がわかるため，腫瘍と腸管の癒着や漿膜浸潤の有無が推定できる場合もある。消化管由来

の転移性腫瘍が疑われる場合は，原発巣の検索目的に行う。

• **尿路の画像診断**

　悪性腫瘍が疑われる場合，膀胱粘膜の浸潤を否定しておくために膀胱鏡検査が行われる。巨大腫瘍や播種を伴っている場合，腎盂尿管の造影検査を行い尿管の走行や尿の排泄遅延の有無を確認しておく。

E　腹腔鏡

　初発時または再発時の腹腔内観察，腹水採取および病巣の組織採取を目的とした腹腔鏡検査は，治療方針を決定するのに有用なことがある。

F　細胞学的診断

［術前］
①腹水が貯留している場合には腹壁穿刺，ダグラス窩穿刺などにより得られた液状検体中に含まれる腫瘍細胞により，組織型，悪性度の推定が可能となることがある。
②液状検体からセルブロックを作製することが可能である。
③腟・子宮頸部細胞診，子宮内膜細胞診で卵巣癌・卵管癌・腹膜癌に由来する腫瘍細胞が証明されることがある。すなわち，子宮内膜の組織診で異常がない場合でも子宮内膜細胞診で腫瘍細胞が検出されることがある。細胞の出現様式，画像所見などを勘案することによって卵巣癌・卵管癌・腹膜癌が疑われることもある。

④閉経後 2 年以上の女性の腟細胞診で maturation index（MI）の右方移動（エストロゲン効果）が著明な場合，エストロゲン産生性の卵巣腫瘍を疑う。エストロゲン産生性卵巣腫瘍の多くは顆粒膜細胞腫であるが，上皮性の卵巣腫瘍がエストロゲンを産生することもある（機能性間質を有する卵巣腫瘍）。

[術中]

　腫瘍表面や腹腔内各部位の擦過細胞診，腹水細胞診あるいは腹腔洗浄細胞診により腫瘍細胞の有無を確認する。悪性・境界悪性腫瘍に由来する異型細胞が認められた場合には，両者を判別することが困難であるため，ともに陽性（positive）と判定する。最終的な組織型の確定は切除検体の組織学的検索によって行う必要がある。

[再発・再燃]

　骨盤内腫瘤や鎖骨上窩リンパ節，鼠径リンパ節などの生検や，穿刺吸引細胞診，腹水細胞診，腹腔鏡を用いて採取した腹腔洗浄細胞診などが再発の診断に有効である。

G　組織学的診断

　病理組織診断は婦人科腫瘍病理学に精通し，経験のある病理専門医が行うことが望ましい。

[術前]

①子宮頸部あるいは内膜の組織診によって卵巣癌の転移・浸潤が認められることがある。エストロゲン産生性の腫瘍や機能性間質を有する上皮性の卵巣腫瘍によるエストロゲンの持続的作用によって，子宮内膜増殖

症，子宮内膜癌が発生することがある。

②腹水より作製したセルブロックの免疫組織化学的検討により，組織型の推定が可能となることがある。

[術中]

①必要に応じて術中迅速組織診断を行う。その適応は，（1）診断結果によって手術術式が変わる場合，（2）目的とする病変が採取されているかの判定が必要な場合，である。具体的には，腫瘍の良悪性の鑑別や組織型の確定，対側卵巣への転移の有無の判定，リンパ節転移の有無，腹膜播種やインプラントの有無の判定などがある。実施する場合は病理医に迅速組織診断の目的とともに，臨床情報，術中所見を十分に伝える必要がある。

②同じ腫瘍内でも組織学的多彩性により，術中迅速組織診断が過小評価となることがあるため，サンプリングは注意深く行う必要がある。特に，粘液性癌，低異型度漿液性癌，類内膜癌は境界悪性腫瘍が併存することがあるため，肉眼所見に留意する。

[術後]

①適切な診断のためには婦人科医と病理医，あるいはさらに放射線診断医の間で臨床情報が共有されていることが不可欠であり，かつ切除組織の適切な処理，サンプリングが極めて重要である。

②病理診断報告書に記載される内容として，組織型，組織学的異型度，進行期が重要であるが，その他にも診療，研究を目的として様々な事項が記載される。具体的な報告事項は個々の施設で決定してよいが，近年，国際的には診療に必要な情報を項目別に記載する様式

　（概要病理報告 Synoptic pathology reporting）が用いられるようになっている。

③原発巣の確定に関する論議

　卵巣癌，卵管癌，腹膜癌はそれぞれ卵巣，卵管，腹膜を原発とする上皮性悪性腫瘍である。病理総論的には腫瘍の主座が原発巣であると解釈されるが，腫瘍が2つ以上の部位にまたがる場合は原発巣の確定が困難なことがある。例えば，腹膜と卵巣に漿液性癌が併存する場合，腹膜病変の腫瘍量が優勢であっても，卵巣実質に存在する腫瘍が径5 mm をこえる場合などには，卵巣原発の腹膜播種として扱う。ただし，近年は腫瘍の主座が卵巣であっても，卵管采において漿液性卵管上皮内癌（serous tubal intraepithelial carcinoma；STIC）が認められた場合には卵管原発として扱うという考え方が提唱されている。この点については現在でも議論のあるところであり，腫瘍が主として卵巣に存在する場合はあくまで卵巣癌とし，STIC の併存を併記する（仮に卵巣内に限局している場合には"Stage ⅠA ovarian serous carcinoma with STIC"）という意見もある。本規約では後者の見解に準拠した。

④両側卵巣・卵管に腫瘍が存在する場合には，（1）左右それぞれが原発である，（2）左右いずれか一方が原発で，もう一方が播種・転移巣である，の2つが存在する。前者はⅠB期，後者はⅡA期となる。両者の鑑別が困難な際にはⅠB期とする。なお，他臓器（消化管，乳腺）からの転移である場合にも両側性であることが多いため，診断の際には注意を要する。

Ⅲ．術中・術後検体の処理

A　腹水（腹腔洗浄液）の採取

　腹水細胞診に必要な腹水量は，検体中に含まれる細胞量に左右されるため，腹水採取時には以下の点に注意する。

①腹水を採取する前に，撹拌するなどして腹腔に沈んでいる細胞を浮遊させてから採取する。

②適切な量の腹水を提出する。腹水が少ない場合にはできるだけ多くの腹水を提出する。

　腹水は注射器やピペットを使用して回収し，抗凝固剤入りの容器に入れ十分に混和を行いフィブリンの析出や凝固を防止する。検体は，採取後速やかに標本作製を行うが，やむを得ない場合には，検体を冷蔵保存する。

　腹腔観察時に腹水を認めない場合には，生理食塩水で腹腔内を洗浄し，洗浄液を回収する。通常は抗凝固剤を要さない。また，腫瘍が術中破綻した場合には，同様に腹腔洗浄細胞診を考慮する。

　手術時以外の腹水採取は腹壁穿刺ないしダグラス窩穿刺で行われる。

B　診断補助的細胞診

　腫瘍組織の細胞診は，術中迅速組織診の補助診断として有用なことがある。ただし，良悪性や組織型の確定に関して，組織診にとってかわる方法ではない。採取方法には以下がある。

1　捺印

　腫瘍割面を直接スライドガラスに密着させ捺印する。腫瘍が小さい場合は攝子などで組織を摘み捺印する。

2　擦過

　線維成分の多い腫瘍では，腫瘍割面をブラシなどで擦過しスライドガラスに塗抹する。

3　穿刺・吸引

　転移が疑われるリンパ節などは，CT や超音波ガイド下に穿刺・吸引して細胞を採取する。切除が困難な症例での進行期決定に役立つ場合がある。

C　術中迅速組織診の適応と検体提出法

　術中迅速診断の適応は，①診断結果によって手術術式が変わる場合，②目的とする病変が採取されているかの判定が必要な場合，である。単にすぐに組織型を知りたいという興味本位で濫用することは厳に慎まなければな

らない。適応については術前に十分吟味し、術者、病理医双方ともその限界を理解した上で実施する。

　原則として卵巣腫瘍全体を提出し、病理医が肉眼所見の詳細な観察と標本採取を行う。術者が特定部位の検索を望む場合は、インクや縫合糸で印をつけ、その旨病理医に伝える。検体は固定液や生理食塩水に浸漬せず、乾燥を防ぐべく、わずかに湿らせたガーゼなどで覆い提出する。術者は、検体提出時に、臨床情報と検索の目的を記載した病理組織診断申込書を添える。必要な情報は、患者氏名、ID、年齢、既往歴、家族歴、他臓器がんの既往、検体の部位（右卵巣、左卵管など）、手術所見、血中ホルモン値、腫瘍マーカーなどである。

　診断結果は、病理医が可及的速やかに執刀医に報告する。凍結標本での正診率は組織型により異なるが、最終診断は腫瘍全体の十分な検索後に行う。

D　術後摘出検体の提出

　摘出検体は計測・スケッチ・写真などの記録を済ませ、速やかに固定する。検体は入割し、大きさの余裕のある広口容器に入れ、検体全体が浸かる十分量の固定液に浸漬する。固定液は、10％ないし20％中性緩衝ホルマリン液が推奨される。子宮や腸管は入割後、コルク板などに張り付けて固定液に浸漬する。検体容器には、いずれも患者氏名、ID、臓器名を明記する。

　検体は、病理組織診断申込書（必要記載事項は術中迅速時と同様）と同時に提出する。

　切り出しの骨子やサンプリングなどの詳細は 179 頁〜を参照のこと。

Ⅳ. 病理診断報告書の記載法

　病理診断報告書に記載される内容として，組織型，組織学的異型度（Grade），進行期が重要である。近年，国際的には診療に必要な情報を項目別に記載する様式（概要病理報告 Synoptic pathology reporting）が用いられるようになっている。その一例として，College of American Pathologists (CAP) ならびに International Collaboration on Cancer Reporting （ICCR）によるガイドラインを参考とした報告様式を以下に記す。本取扱い規約ではこの報告様式の使用を推奨するが，施設の実情に応じた改変は可能である。

A　原発巣確定のための診断基準

　原発巣の特定は以下を目安として行うが，原発巣の確定が困難なこともある。
1. 原則として腫瘍の主座が存在する臓器を原発巣とする。
2. 腹膜と卵巣に同じ組織型の癌が存在する場合，卵巣の腫瘍径が 5 mm 未満の例のみ腹膜癌とする。
3. 卵巣表層を主座とする腫瘍は卵巣原発とする。
4. 高異型度漿液性癌の場合には，卵巣・卵管・腹膜の一連の病変として扱う。肉眼的に卵管に異常がみられない場合でも，卵管采を含む卵管を全割して検索

卵巣腫瘍・卵管癌・腹膜癌取扱い規約 病理編 第1版 (2016)

(1) 臨床病歴
　　遺伝性乳癌卵巣癌 (*BRCA1/2* の異常)　　Lynch 症候群　　その他
(2) 術前化学療法施行の有無
(3) 手術術式　　卵巣摘出　　卵管・卵巣摘出　　卵巣部分切除　　子宮全摘出　　大網切除
　　　　　　　腹膜生検　　その他 (　　　　　　)
(4) 検体　　卵巣　　卵管　　子宮体部　　子宮頸部　　大網　　腹膜　　その他 (　　　　　　)
(5) リンパ節生検、郭清の有無・範囲
(6) 被膜破綻の有無
(7) 表面への露出の有無
(8) 病巣の部位　　右卵巣　　左卵巣　　右卵管　　左卵管　　腹膜　　大網
(9) 腫瘍径
(10) 原発部位　　卵巣　　卵管　　腹膜　　不明
(11) 腫瘍の組織学的広がり　　卵巣　　卵管　　子宮　　腹膜　　大網　　後腹膜リンパ節
　　　　　　　　　　　　　その他 (　　　　　　)
(12) 組織型
(13) 組織学的異型度 (Grade)
(14) 浸潤様式 (粘液性癌の場合)　　拡大性 (圧排性)　　侵入性
(15) 腹水・腹腔洗浄細胞診　　陰性　　陽性
(16) 腹膜インプラント (漿液性および漿液粘液性境界悪性腫瘍の場合)
　　　非浸潤性 (なし、あり：上皮型、線維形成型)　　浸潤性 (なし、あり)
(17) 漿液性卵管上皮内癌 (高異型度漿液性癌で卵管が検索された場合)　　なし、あり
(18) 合併病変　　子宮内膜症性嚢胞　　その他 (　　　　　　)
(19) 治療効果 (術前化学療法を施行した腫瘍の場合)
　　　効果なし、あるいは軽度の効果　　著効　　残存腫瘍なし
(20) 脈管侵襲の有無　　なし、あり
(21) 補助的診断法の併用の有無
　　　免疫組織化学　　遺伝子検索　　その他 (　　　　　　)
(22) 手術進行期 (pTNM、FIGO 分類)

　することが望ましい。

1) 卵管に高異型度漿液性癌ないし漿液性卵管上皮内癌 serous tubal intraepithelial carcinoma (STIC) が存在していても，卵巣の病変が卵管からの転移あるいは直接浸潤であることを示唆する所見がなければ卵巣原発とする。すなわち，STIC の存在がそのまま卵管原発であることを示すわけではない。

2) 病理学的に，卵巣・卵管・腹膜のいずれが原発巣であるかを確定できない場合には，卵巣・卵管・腹膜（分類不能）とする。

表4 化学療法反応性スコア（Chemotherapy Response Score）（Böhm, et al.）

スコア	判定基準	腫瘍縮小グレード
1	主として viable な腫瘍細胞の集簇が残存しており、退縮に伴う線維症性変化が少数の病巣でわずかに認められるに過ぎない。	治療効果なし、あるいは、ごく軽度の治療効果（No or minimal tumor response）
2	治療により病巣は広範に退縮しているが、多数の残存病巣が同定できる状態：多数の病巣で退縮に伴う線維炎症性変化が認められるとともに、viable な腫瘍細胞もびまん性シート状、線状、あるいは結節状に残存している。	部分的な治療効果（Partial tumor response）
3	大部分は退縮し、腫瘍細胞が孤在性、散在性、あるいは小集塊（最大でも径2mm未満）を形成しているに過ぎないか、残存腫瘍が認められない。	完全、あるいは、ほぼ完全な治療効果（Complete or near-complete tumor response）

　3）卵管癌と確定できない例で STIC を認める場合にはこれを併記する。

　　例：高異型度漿液性癌、卵巣・卵管・腹膜（分類不能）、STIC あり（右卵管）

5. 両側卵巣・卵管に腫瘍が存在する場合には、（1）左右それぞれが原発である、（2）左右いずれか一方が原発で、もう一方が播種・転移巣である、の2つが存在する。前者はⅠB期、後者はⅡA期となる。両者の鑑別が困難な際にはⅠB期とする。なお、他臓器（消化管、乳腺）からの転移である場合にも両側性であることが多いため、診断の際には注意を要する。

　　　▶▶注　本取扱い規約の臨床編では、複数臓器にまたがる場合の注意点として項目1～3、5を記載している。両側付属器に病変が存在し、診断に迷うことも少なくないため、病理編では項

目4を追記し，タイトルも「原発巣確定のための診断基準」とした。

B　治療効果判定

　卵巣癌に対する化学療法の組織学的治療効果については，広く受け入れられている判定基準がないのが現状である。本邦では放射線治療効果判定基準として作成された大星・下里の分類（1967年）が用いられることがあるが，卵巣癌の場合は他の臓器の固形腫瘍と異なり，病理医が化学療法前の腫瘍径や腫瘍量を正確に把握し，治療効果の定量的評価を行うことが困難なことが多い。CAPのガイドラインでは「効果なし，あるいはほとんど効果なし」，「著効（ごく微量の残存腫瘍）」といった記載にとどめられている。ICCRは高異型度漿液性癌に対して **表4** の判定基準の使用を推奨している。

V. 切除・摘出検体の取扱い

A 固定

　検体は術後速やかに固定する。固定時には，適宜入割し，大きさに余裕のある広口容器に入れ，検体全体が浸かる十分量の固定液に浸漬する。固定液は，10％ないし20％中性緩衝ホルマリン液が推奨される。子宮や腸管は入割後，コルク板などに張り付けて固定液に浸漬する。

B 肉眼観察と切り出し

　①大きさ・重量，②被膜面の所見や周囲臓器との関係，③割面や内容物の性状，④卵管の状態，⑤病巣が片側性の場合は，対側卵巣，また合併切除された臓器の性状などを観察して記録する。

　切り出すブロックの数については，切除時の腫瘍最大径 1～2cm あたり 1 個を目安とするが（術者は摘出時の腫瘍最大径を申し込み用紙に記載する），肉眼所見や推測される組織型によっても異なり，個々の症例ごとに柔軟な対応が必要である。割面の写真やコピーは，組織所見との対比のために重要である。

1 一般的注意事項

①被膜面を観察し，破綻あるいは腫瘍の被膜表面への露出や直下への浸潤が疑われる部分，癒着の有無を確認する。所見がある部分は切り出しの対象となるので，インクなどで印をつけておくとよい。

②卵管を確認し，特に卵管采まで走行が追えるかも含めて観察する。

③腫瘍の最大割面に平行に，1～2 cmの間隔で入割した面を観察する。

④腫瘍の最大割面を中心に肉眼的に異なる所見を呈する部分を，上記の目安を参考に切り出す。

⑤被膜破綻あるいは被膜表面への露出や直下への浸潤が疑われる部分，癒着痕とみられる部分を切り出す。

⑥悪性腫瘍，特に高異型度漿液性癌が考えられる症例では，両側の卵管（卵管采）を全割・全包埋し標本を作製することが望ましい。この際，卵管本体は卵管の短軸に沿って，卵管采は長軸方向に分割する（ 図16 ）。

⑦⑥に従った卵管の標本作製が行われない場合は，腫瘍と卵管をともに含むブロックを切り出す。

⑧同時に摘出された臓器を切り出す。対側卵巣に肉眼的病巣がない場合でも，顕微鏡的病巣が認められることがあるため必ず切り出す。

⑨組織標本を鏡検後，追加切り出しが必要なことがある。例えば，組織型の決定が難しい腫瘍，浸潤の有無の判断に迷う例では，追加切り出しにより定型像が得られることがある。

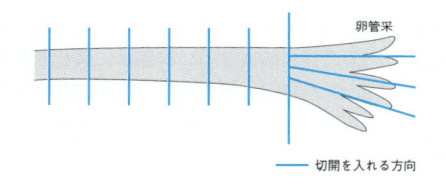

卵管采

切開を入れる方向

図 16　卵管の切り出し例

2　腫瘍の組織型や良悪性が肉眼所見から推測できる場合ならびに境界悪性腫瘍の対応

1）漿液性腫瘍

　肥厚あるいは顆粒状，結節状，乳頭状などの隆起がみられる嚢胞は，十分な数のブロックを切り出す。内腔が平滑な嚢胞は良性のことが多いので，最初から多数のブロックを切り出す必要はない。

2）粘液性腫瘍

　ごく一部に浸潤癌成分を有することがあるので入念な検索が必要である。特に，小さな嚢胞が集簇している部位や，嚢胞壁に肥厚を認める部位からの切り出しは不可欠であるが，肉眼的に異なる部分からは必ず標本を作製する。径 10 cm をこえる場合は，径 1 cm あたり 2 個を目安に切り出すことが推奨されている。上皮内癌や微小浸潤を伴う境界悪性腫瘍，圧排性浸潤を示す癌では，切り出し個数が十分かを再確認し，必要に応じて追加切り出しを行い，侵入性浸潤像がないことを確認する。

3）奇形腫

奇形腫が考えられる場合，囊胞内に含まれる皮脂様物を除去し，肉眼所見を観察する。結節状に隆起する皮様結節（Rokitansky 結節），壁の肥厚部は未熟な成分や悪性の部分である可能性があるため，必ず切り出す。鏡検後，特に中枢神経の成分が多く認められる場合には追加切り出しを考慮する。

4）子宮内膜症性囊胞

チョコレート様の内容を除去し，囊胞壁の肥厚や隆起性部分があれば同部を含めて切り出す。組織学的に子宮内膜症の上皮成分に異型を認めたときには，さらに詳細に調べる必要がある。

5）良悪性の明らかな腫瘍

進行した悪性腫瘍や，割面が均一で良性と考えられる線維腫などは，代表的部分を数カ所切り出す。

6）境界悪性腫瘍

組織学的検索の結果，境界悪性腫瘍であることが判明したにもかかわらず，ブロック数が目安を大幅に下回っているときは，追加切り出しを行い，悪性腫瘍がないことを確認する。結果的に，腫瘍の最大径の 1 cm あたり 1 ブロック程度となることが望ましい。例えば，明細胞境界悪性腫瘍は極めて稀で，ほとんどが明細胞癌が併存していることから，十分な切り出しを行って浸潤がないことを確認した上で確定するべき診断名である。

3　大網と腹膜の切り出し法

卵巣腫瘍・卵管癌・腹膜癌では主病変の他にも大網や腹膜に病変を伴うことがある。大網は，肉眼的に明らか

な腫瘍性病巣があれば，病巣の最大径を記録し，播種ないしインプラントが浸潤性か非浸潤性かを確認できるように切り出す。腫瘤を認めなくても，視診および触診で疑われる部位があればそれらを切り出す。疑わしい所見がない場合には，2〜3個以内の任意の切り出しでよい。腹膜生検は，腹膜面に垂直な標本を作製する。

VI. 術中迅速組織診断

　術中迅速診断は時間的制約，限られた標本採取，凍結切片という形態観察には不利な条件で診断せざるを得ないにもかかわらず，診断結果が手術術式や手術範囲の決定に直接影響する。適応は，①診断結果によって術式が変わる場合，②目的とする病変が採取されているかの判定が必要な場合の 2 つであるが，術前に十分吟味し，術者，病理医双方がその限界を理解した上で実施する。診断にあたっては，特に，過剰診断 overdiagnosis を防ぐように心がける。

　原則として腫瘍全体を提出し，臨床医あるいは病理医が肉眼所見の詳細な観察と標本採取を行う。術者が特定部位の検索を望む場合は，インクや縫合糸で印をつけ，その旨を病理医に伝える。

　提出された検体は，被膜面を含む全体像をよく観察し入割する。割面を観察し，悪性の可能性が疑われる充実部や乳頭状部分から必要最小限の検体採取を行う。診断困難な場合は肉眼所見を再度観察の上，追加標本の作製を適宜考慮する。ただし，多数の標本を作製しても必ずしも正診率は上がらないことに留意する。割面の捺印細胞診は腫瘍細胞の核所見がより観察しやすいことがあるため，適宜併用する。診断結果は可及的速やかに執刀医に報告する。凍結標本での正診率は組織型により異なるため，最終診断は術後に腫瘍全体の十分な検索をもって行う。

VII. 組織学的分類

A はじめに

　本取扱い規約における卵巣腫瘍の組織学的分類はWHO分類（2014）に準拠している。WHO分類（2014）では，WHO分類（2003）および古くはWHO分類（1973）と比べても，主に上皮性腫瘍のカテゴリーに大きな変遷が生じている。この背景には，卵巣腫瘍の発生に関して多くの病理学的・臨床的知見が蓄積されてきた経緯がある。なかでも，漿液性腫瘍は卵巣・卵管・腹膜の部位の同定に困難な症例がある。しかしながら，本取扱い規約での組織分類の根幹は，従来通りに病変の主座に基づいた原発巣/臓器の決定にあり，腫瘍の組織発生説が第一義とはされていない。ちなみに，前規約『卵巣腫瘍取扱い規約 第1部 第2版（2009年）』では表層上皮性・間質性腫瘍 surface epithelial-stromal tumor の定義は，「卵巣表層上皮およびそれに由来する上皮から発生する腫瘍で，種々の割合の間質性成分とで構成される。子宮内膜症由来と考えられるものもこの範疇に含める」と記載されていた。

　2014年のWHO分類の改訂では，新たに登場した組織型や変更された名称・用語がみられる一方で，削除されたものも決して少なくない。最も頻度の高い腫瘍とし

て，これまで使われてきた「表層上皮性・間質性」が「上皮性」のみの名称となり，間質性腫瘍は別項目として分離した。「adenocarcinoma」も単に「carcinoma」と表記されることになったが，本質的な名称変更にはあたらない。卵巣腫瘍固有の概念・名称といえる境界悪性腫瘍は，取扱い規約の初版（1990 年）に立ち返ると「浸潤像を欠く」と定義されていたが，その後 WHO 分類（1999）を経て，漿液性境界悪性腫瘍における「微小浸潤」の基準が明確にされた。そして，今回の改訂では，「微小浸潤」が適用される境界悪性腫瘍が漿液性以外の組織型にも広がった。また，WHO 分類（2003）においては卵巣腫瘍に後付するように組み込まれていた腹膜腫瘍（癌）が，独立した項目立てとなり，加えて卵管癌も規約のタイトルの一部として明示された。このことは FIGO staging system の改訂（2014）と密接に連動している。

　卵巣腫瘍分類の大項目は WHO 分類（2003）よりもむしろ WHO 分類（2014）の方が増えた形となって，合理的な再編成もなされており，本取扱い規約の大項目の順序立てはこれらに沿った。また，本取扱い規約は卵巣腫瘍の特性に鑑みて"癌取扱い規約"とはしておらず，腫瘍様病変も腫瘍との対比・鑑別の重要性から，これまで通りに取り挙げている。コード番号は WHO 分類（2014）と同様に，International Classification of Diseases for Oncology (ICD-O) 第 3 版に基づいている（195 頁）。

B 組織学的分類の主な変更点と留意事項

WHO 分類（2003）と WHO 分類（2014）の比較，および前規約『卵巣腫瘍取扱い規約 第1部 第2版（2009年）』と本改訂版の比較に基づいて要点を整理した。

- 本取扱い規約の対象が卵巣腫瘍のみでなく，卵管癌と腹膜癌も含まれることが表題に明記された。
- 表層上皮性・間質性腫瘍 surface epithelial-stromal tumor から上皮性腫瘍 epithelial tumor に変更となった。
- 「adenocarcinoma」は「carcinoma」に統一されたが，本質的に腺癌であることに変わりはない。
- 境界悪性腫瘍 borderline tumor の同義語に atypical proliferative tumor（邦訳はなされていない）が列記された。
- 「腺線維腫 adenofibroma」（間質の線維成分が上皮成分に比べて量的に優勢）は，亜型として良性腫瘍に残された。
- 境界悪性腫瘍における微小浸潤は，個々の大きさの基準に 3 mm 未満や 10 mm^2 未満が用いられてきたが，これらは 5 mm 未満に統一された。
- これまでの規約に明示されていた「類内膜腺癌と漿液性腺癌との鑑別が困難な場合は，漿液性腺癌に分類する」は削除した。ただし，高異型度の腺癌の場合，類内膜癌か漿液性癌かは可能な限りいずれかに分類し，鑑別困難である場合はその旨を記載することが望ましい。高異型度類内膜癌は高異型度漿液性癌と生物学的

に近似していることが示され、臨床的取扱いは同様である。

- 扁平上皮腫瘍 squamous cell tumor，混合型上皮性腫瘍 mixed epithelial tumor，および分類不能腺癌 unclassified adenocarcinoma は削除された。しかし、実際に存在する腫瘍として日常的には対応に迫られることがあり、以下に示す『卵巣腫瘍取扱い規約 第1部 第2版（2009年）』の記載が診断の拠り所となる。

扁平上皮腫瘍 squamous cell tumor：奇形腫の合併がなく、胚細胞に由来していないと考えられる扁平上皮で構成されている腫瘍をいう。良性には類表皮嚢胞 epidermoid cyst が、悪性には扁平上皮癌 squamous cell carcinoma がある。前者は角化傾向のある異型に乏しい扁平上皮によって構成され、皮膚付属器を欠く。後者は悪性の扁平上皮からなる腫瘍で、子宮内膜症を背景に伴っている場合や、ブレンナー腫瘍に由来するものがある。

混合型上皮性腫瘍 mixed epithelial tumor：漿液性・粘液性・類内膜・明細胞・ブレンナー/移行上皮腫瘍のうち2つ以上の成分で構成される腫瘍で、第2番目以下の成分が10%以上を占めているものをいう。良性、境界悪性、悪性のいずれにもみられる。類内膜腫瘍で扁平上皮癌への分化を示すものや、神経内分泌腫瘍が表層上皮性・間質性腫瘍に伴う場合は混合型腫瘍には含めない。ブレンナー腫瘍と粘液性腫瘍の混合とするためには、両成分が肉眼的に確認できることが要件となる。良性、境界悪性、悪性の成分が種々の程度に混在することがある。

分類不能腺癌 unclassified adenocarcinoma：腫瘍の分化の方向や特徴を明確に識別し得ない，あるいはいくつかの型の（腺）癌に共通性や類似点を見出すことができるが，混在しているために通常の分類が困難な腫瘍を指す。分化が低いために特徴が明らかでない未分化癌とは区別する。

【漿液性腫瘍】

- 境界悪性腫瘍のインプラントにおける非浸潤性，浸潤性の鑑別は臨床病理学的に重要な意味をもつが，これまでのように非浸潤性をさらに上皮性 epithelial と間質反応性 desmoplastic に細分類することは必須ではない。その根拠として，生物学的意義が明確ではないこと，現実的に両者の識別が難しいことが挙げられる。
- 漿液性癌は低異型度 low-grade と高異型度 high-grade の 2 つに分けられ，組織発生の点から両者は基本的に別個の腫瘍に位置づけられた。

【粘液性腫瘍】

- 境界悪性腫瘍の亜型であった内頸部様 endocervical-like は，漿液粘液性腫瘍 seromucinous tumor として独立し，良性や悪性も含む腫瘍群となった。
- 圧排性増殖を示す癌の診断においては，これまでその病巣が $10\ mm^2$ 以上，または 3 mm 以上という定義を採用していたが，WHO 分類（2014）で微小浸潤の定義が変更となったため，本取扱い規約では 5 mm 以上とする。

【類内膜腫瘍】

- 腫瘍様病変として扱われてきた子宮内膜症性嚢胞 endometriotic cyst は，良性腫瘍に分類されること

になった。

［上皮性腫瘍以外］

- 類内膜腫瘍群に含まれていた類内膜間質肉腫 endometrioid stromal sarcoma と，腺肉腫 adenosarcoma および癌肉腫 carcinosarcoma は，それぞれ間葉系腫瘍 mesenchymal tumor，混合型上皮性間葉系腫瘍 mixed epithelial and mesenchymal tumor として独立した。
- 類内膜腫瘍の一つとして扱われていた未分化卵巣肉腫 undifferentiated ovarian sarcoma は削除された。
- 性索間質性腫瘍 sex cord-stromal tumor は，純粋型間質性腫瘍 pure stromal tumor，純粋型性索腫瘍 pure sex cord tumor，および混合型性索間質性腫瘍 mixed sex cord-stromal tumor に整理された。
- 胚細胞腫瘍の亜分類に列記されていた多胎芽腫 polyembryoma は，「類胎芽体 embryoid body の一方向への増殖」を特徴とする未熟奇形腫に位置づけられた。

C　組織学的異型度（Grade）

　形態的評価による悪性腫瘍の生物学的な侵襲性の指標は組織学的 Grade とよばれる。本取扱い規約では Grade の表記を「異型度」とした。AJCC，UICC の TNM 分類では組織学的異型度は G1（Grade 1），G2（Grade 2），G3（Grade 3）と表記され，分化度分類の高分化，中分化，低分化に相当する。

　卵巣腫瘍の組織学的異型度（Grade）は組織型，進行

期とともに予後因子として重要であるのみならず，治療方針を決定するために不可欠な情報である。卵巣上皮性腫瘍では WHO 分類，FIGO 分類，GOG 分類などが知られているが，世界的に受け入れられている統一された分類はない。従来 WHO 分類では細胞異型と構築に基づいて Grade 1，Grade 2，Grade 3 に分けられていたが，その定義も必ずしも明確ではない。

その中で，卵巣の類内膜癌は子宮体部の類内膜癌と同様に充実性成分の量によって異型度が決定される。すなわち，充実性増殖の占める割合が 5％以下，6〜50％，50％をこえる場合にそれぞれ Grade 1（高分化），Grade 2（中分化），Grade 3（低分化）とし，Grade 1 と Grade 2 で細胞異型が高度の場合は Grade を 1 段階上げる。漿液性癌は低異型度（low-grade）と高異型度（high-grade）に二分されるようになった。粘液性癌は異型度よりも発育様式が圧排性（expansile type），侵入性（infiltrating type）のいずれであるかが予後の観点からは重要である。明細胞癌は異型度の臨床的意義が確立されていないため，評価対象とならない。また，小細胞癌（高カルシウム血症型，肺型）にも異型度分類が適用されない。

未熟奇形腫については，胚細胞腫瘍の説明（244 頁）を参照されたい。

D　卵巣腫瘍の臨床病理学的取扱い

卵巣腫瘍は治療と予後の観点から，良性腫瘍，境界悪

性腫瘍あるいは悪性度不明の腫瘍，悪性腫瘍のいずれかに分類される。したがって，これまでの『卵巣腫瘍取扱い規約』では臨床的取扱いの指針とするために，これらの3カテゴリーに属する主な腫瘍を，①表層上皮性・間質性腫瘍，②性索間質性腫瘍，③胚細胞腫瘍，④その他にまとめた表が作成されてきた。しかし，WHO分類の改訂（2014年）によって複数の腫瘍においてICD-Oコードと臨床的取扱いの間に乖離が生じたため，今回の『卵巣腫瘍・卵管癌・腹膜癌取扱い規約』を契機として改変を行った（ 表5 ）。例えば，WHO分類（2014）では微小乳頭状漿液性境界悪性腫瘍は非浸潤性低異型度漿液性癌と同義語で，境界悪性の名称が用いられているにもかかわらずコード上は上皮内癌（/2）として位置づけられている。漿液性卵管上皮内癌（STIC）は上皮内癌であるため，コードは「8441/2」であるが，腹腔内再発のリスクがあるため，TNM分類，FIGO進行期分類（2014）ではpT1a，ⅠA期として扱うことが提唱されている。

　前規約では未熟奇形腫はGrade 1，Grade 2が境界悪性あるいは悪性度不明，Grade 3が悪性と位置づけられていたが，WHO分類（2003）以降は，未熟奇形腫はGrade 1が低異型度，Grade 2，Grade 3が高異型度として扱われることになった。ただし，低異型度と高異型度の未熟奇形腫の違いは量的なものに過ぎず，本質的にはすべて悪性であると考えることができる。実際，ICD-Oコード上はGradeにかかわらず，すべて悪性（/3）である。

　顆粒膜細胞腫は境界悪性腫瘍あるいは悪性度不明とし

表5　臨床的取扱いに基づいた卵巣腫瘍の分類

	良性腫瘍	境界悪性腫瘍/低悪性度腫瘍/悪性度不明の腫瘍	悪性腫瘍
上皮性腫瘍	漿液性嚢胞腺腫・腺線維腫 漿液性表在性乳頭腫 粘液性嚢胞腺腫・腺線維腫 類内膜嚢胞腺腫・腺線維腫 明細胞嚢胞腺腫・腺線維腫 ブレンナー腫瘍 漿液粘液性嚢胞腺腫・腺線維腫 子宮内膜症性嚢胞	漿液性境界悪性腫瘍 粘液性境界悪性腫瘍 類内膜境界悪性腫瘍 明細胞境界悪性腫瘍 境界悪性ブレンナー腫瘍 漿液粘液性境界悪性腫瘍 微小乳頭状パターンを伴う漿液性境界悪性腫瘍*	低異型度漿液性癌 高異型度漿液性癌 粘液性癌 類内膜癌 明細胞癌 悪性ブレンナー腫瘍 漿液粘液性癌 未分化癌
間葉系腫瘍			類内膜間質肉腫
混合型上皮性間葉系腫瘍			腺肉腫 癌肉腫
性索間質性腫瘍	線維腫 莢膜細胞腫 硬化性腹膜炎を伴う黄体化莢膜細胞腫 硬化性間質性腫瘍 印環細胞間質性腫瘍 微小嚢胞間質性腫瘍 ライディッヒ細胞腫 ステロイド細胞腫瘍 セルトリ・ライディッヒ細胞腫 （高分化型）	富細胞性線維腫 若年型顆粒膜細胞腫 セルトリ細胞腫 輪状細管を伴う性索腫瘍 セルトリ・ライディッヒ細胞腫（中分化型） その他の性索間質性腫瘍 成人型顆粒膜細胞腫*	線維肉腫 悪性ステロイド細胞腫瘍 セルトリ・ライディッヒ細胞腫（低分化型）
胚細胞腫瘍	成熟奇形腫 良性卵巣甲状腺腫 脂腺腫腫	 未熟奇形腫（Grade 1〜Grade 3）* カルチノイド腫瘍*	未分化胚細胞腫 卵黄嚢腫瘍 胎芽性癌 絨毛癌（非妊娠性） 混合型胚細胞腫瘍 悪性卵巣甲状腺腫（乳頭癌，濾胞癌） 脂腺癌 癌（扁平上皮癌，その他）

（つづく）

（つづき）

	良性腫瘍	境界悪性腫瘍/低悪性度腫瘍/悪性度不明の腫瘍	悪性腫瘍
胚細胞・性索間質性腫瘍		性腺芽腫 分類不能な混合型胚細胞・性索間質性腫瘍	
その他	卵巣網腺腫	ウォルフ管腫瘍 傍神経節腫 充実性偽乳頭状腫瘍	卵巣網腺癌 小細胞癌 ウィルムス腫瘍 悪性リンパ腫 形質細胞腫 骨髄性腫瘍

*臨床的取扱いが境界悪性あるいは悪性度不明の腫瘍に準じることがあるにもかかわらず，ICD-O コードが悪性あるいは上皮内癌である腫瘍〔微小乳頭状パターンを伴う漿液性境界悪性腫瘍，成人型顆粒膜細胞腫，未熟奇形腫（Grade 1～Grade 3），カルチノイド腫瘍〕は，あえていずれか一方に分類せず，両方にまたがるように記載した。

て位置づけられていたが，WHO 分類（2014）では ICD-O コード上，若年型が引き続き境界悪性および悪性度不明（/1）であるのに対して，成人型が悪性（/3）となった。

　カルチノイド腫瘍は甲状腺腫性カルチノイドが境界悪性（/1），それ以外がすべて悪性（/3）だが，実際に悪性の経過をとるカルチノイド腫瘍のほとんどは粘液性（杯細胞）ないし島状カルチノイドで，索状カルチノイドは予後良好で，死亡例が報告されていない。したがって，すべてを悪性とすることには問題がある。

　境界悪性に対応する ICD-O コードである「/1」は，①良性と悪性のいずれであるかが不明である腫瘍（悪性度不明），②境界悪性腫瘍，③低悪性度腫瘍に分けられている。したがって，今回の改変にあたっては，『卵巣腫瘍取扱い規約 第 1 部』第 1 版（1990 年），第 2 版（2009

年）において中央のカラムのカテゴリーを示す「境界悪性腫瘍」の表記を「境界悪性腫瘍/低悪性度腫瘍/悪性度不明の腫瘍」に変更した。卵巣腫瘍取扱い規約改訂小委員会では，境界悪性腫瘍の概念・診断基準が比較的確立されており，腫瘍の名称そのものが「境界悪性」を含む上皮性腫瘍と，それ以外の腫瘍を分離し，後者の場合は中央のカラムの表記を「悪性度不明あるいは低悪性度の腫瘍」とする案も検討された。しかし，これら3つは重複する用語あるいは概念であり，腫瘍によってはいずれかに分類することが困難であることから，上皮性腫瘍とそれ以外の腫瘍を分離せずに記載し，中央のカラムを「境界悪性腫瘍/低悪性度腫瘍/悪性度不明の腫瘍」と記載することにした。

　前述のように，ICD-O コードが悪性あるいは上皮内癌であるものの，実際には境界悪性，低悪性度，あるいは悪性度不明の腫瘍として扱われる腫瘍については「悪性腫瘍」と「境界悪性腫瘍/低悪性度腫瘍/悪性度不明の腫瘍」の2つのカラムにまたがるセルを追加して記載することとした。

【国際疾病分類（腫瘍学）International Classification of Disease for Oncology（ICD-O）】

　ICD-O は世界保健機関（WHO）が腫瘍を対象として作成した疾病分類で，腫瘍の局在と形態を組み合わせたコードを規定している。現在は 2012 年に出版された第 3 版（ICD-O-3）が一般に使用されている。形態コードは組織型に対する 4 桁のコードの後に，1 桁の性状コードと異型度・分化度コードを付記する。性状コードとし

て，良性の場合は「/0」，良性と悪性のいずれであるか
が不明，境界悪性，あるいは低悪性度の場合は「/1」，
上皮内癌，非浸潤癌の場合は「/2」，悪性の場合は「/3」
が付記される。異型度コードは高分化，中分化，低分化，
未分化（退形成）の場合にそれぞれ 1, 2, 3, 4 を付記する。

E　組織学的分類

❶ 卵巣腫瘍 Ovarian tumors

Ⅰ　上皮性腫瘍 Epithelial tumors　　　　　ICD-O コード

　A. 漿液性腫瘍 Serous tumors

　　1. 良性 Benign

　　　a. 漿液性囊胞腺腫 Serous cystadenoma

　　　　　　　　　　　　　　　　　　　8441/0

　　　b. 漿液性腺線維腫 Serous adenofibroma

　　　　　　　　　　　　　　　　　　　9014/0

　　　c. 漿液性表在性乳頭腫 Serous surface papil-
　　　　loma　　　　　　　　　　　　　8461/0

　　2. 境界悪性 Borderline

　　　a. 漿液性境界悪性腫瘍 Serous borderline
　　　　tumor/Atypical proliferative serous tumor
　　　　　　　　　　　　　　　　　　　8442/1

　　　b. 微小乳頭状パターンを伴う漿液性境界悪性腫
　　　　瘍/ 非浸潤性低異型度漿液性癌 Serous bor-
　　　　derline tumor, micropapillary variant/
　　　　Non-invasive low-grade serous carcinoma
　　　　　　　　　　　　　　　　　　　8460/2

3. 悪性 Malignant
   a. 低異型度漿液性癌 Low-grade serous carci-
      noma   8460/3
   b. 高異型度漿液性癌 High-grade serous carci-
      noma   8461/3

B. 粘液性腫瘍 Mucinous tumors
   1. 良性 Benign
      a. 粘液性嚢胞腺腫 Mucinous cystadenoma
           8470/0
      b. 粘液性腺線維腫 Mucinous adenofibroma
           9015/0
   2. 境界悪性 Borderline
      a. 粘液性境界悪性腫瘍 Mucinous borderline
         tumor/Atypical proliferative mucinous
         tumor   8472/1
   3. 悪性 Malignant
      a. 粘液性癌 Mucinous carcinoma   8480/3

C. 類内膜腫瘍 Endometrioid tumors
   1. 良性 Benign
      a. 子宮内膜症性嚢胞 Endometriotic cyst
      b. 類内膜嚢胞腺腫 Endometrioid cystadenoma
           8380/0
      c. 類内膜腺線維腫 Endometrioid adenofibroma
           8381/0
   2. 境界悪性 Borderline
      a. 類内膜境界悪性腫瘍 Endometrioid borderline
         tumor/Atypical proliferative endometrioid
         tumor   8380/1

3. 悪性 Malignant
    a. 類内膜癌 Endometrioid carcinoma
        8380/3

D. 明細胞腫瘍 Clear cell tumors
1. 良性 Benign
    a. 明細胞嚢胞腺腫 Clear cell cystadenoma
        8443/0
    b. 明細胞腺線維腫 Clear cell adenofibroma
        8313/0
2. 境界悪性 Borderline
    a. 明細胞境界悪性腫瘍 Clear cell borderline tumor/Atypical proliferative clear cell tumor
        8313/1
3. 悪性 Malignant
    a. 明細胞癌 Clear cell carcinoma   8310/3

E. ブレンナー腫瘍 Brenner tumors
1. 良性 Benign
    a. ブレンナー腫瘍 Brenner tumor   9000/0
2. 境界悪性 Borderline
    a. 境界悪性ブレンナー腫瘍 Borderline Brenner tumor/Atypical proliferative Brenner tumor
        9000/1
3. 悪性 Malignant
    a. 悪性ブレンナー腫瘍 Malignant Brenner tumor
        9000/3

F. 漿液粘液性腫瘍 Seromucinous tumors
1. 良性 Benign
    a. 漿液粘液性嚢胞腺腫 Seromucinous cystad-

5. 線維肉腫 Fibrosarcoma　8810/3
6. 硬化性間質性腫瘍 Sclerosing stromal tumor 8602/0
7. 印環細胞間質性腫瘍 Signet-ring stromal tumor 8590/0
8. 微小嚢胞間質性腫瘍 Microcystic stromal tumor 8590/0
9. ライディッヒ細胞腫 Leydig cell tumor 8650/0
10. ステロイド細胞腫瘍 Steroid cell tumor 8760/0
11. 悪性ステロイド細胞腫瘍 Steroid cell tumor, malignant 8760/3

B. 純粋型性索腫瘍 Pure sex cord tumors
1. 成人型顆粒膜細胞腫 Adult granulosa cell tumor 8620/3
2. 若年型顆粒膜細胞腫 Juvenile granulosa cell tumor 8622/1
3. セルトリ細胞腫 Sertoli cell tumor　8640/1
4. 輪状細管を伴う性索腫瘍 Sex cord tumor with annular tubules 8623/1

Ⓥ 混合型性索間質性腫瘍 Mixed sex cord-stromal tumors

A. セルトリ・ライディッヒ細胞腫 Sertoli-Leydig cell tumors
1. 高分化型セルトリ・ライディッヒ細胞腫 Sertoli-Leydig cell tumor, well differentiated 8631/0

2. 中分化型セルトリ・ライディッヒ細胞腫 Sertoli-Leydig cell tumor, moderately differentiated　8631/1

3. 低分化型セルトリ・ライディッヒ細胞腫 Sertoli-Leydig cell tumor, poorly differentiated　8631/3

4. 網状型セルトリ・ライディッヒ細胞腫 Sertoli-Leydig cell tumor, retiform　8633/1

B. その他の性索間質性腫瘍 Sex cord-stromal tumors, NOS　8590/1

Ⅵ 胚細胞腫瘍 Germ cell tumors

A. 未分化胚細胞腫/ ディスジャーミノーマ Dysgerminoma　9060/3

B. 卵黄嚢腫瘍 Yolk sac tumor　9071/3

C. 胎芽性癌 Embryonal carcinoma　9070/3

D. 非妊娠性絨毛癌 Non-gestational choriocarcinoma　9100/3

E. 成熟奇形腫 Mature teratoma　9080/0

F. 未熟奇形腫 Immature teratoma　9080/3

G. 混合型胚細胞腫瘍 Mixed germ cell tumor　9085/3

Ⅶ 単胚葉性奇形腫および皮様嚢腫に伴う体細胞型腫瘍 Monodermal teratoma and somatic-type tumors arising from dermoid cyst

A. 良性卵巣甲状腺腫 Struma ovarii, benign　9090/0

B. 悪性卵巣甲状腺腫 Struma ovarii, malignant　9090/3

C. カルチノイド腫瘍 Carcinoid tumor　　8240/3
　1. 甲状腺腫性カルチノイド Strumal carcinoid
　　　　　　　　　　　　　　　　　　9091/1
　2. 粘液性カルチノイド Mucinous carcinoid
　　　　　　　　　　　　　　　　　　8243/3
D. 神経外胚葉性腫瘍 Neuroectodermal-type tumors
E. 脂腺腫瘍 Sebaceous tumors
F. 他の単胚葉性奇形腫 Other rare monodermal teratomas
G. 癌 Carcinomas
　1. 扁平上皮癌 Squamous cell carcinoma
　　　　　　　　　　　　　　　　　　8070/3
　2. その他 Others

Ⅷ 胚細胞・性索間質性腫瘍 Germ cell-sex cord-stromal tumors
A. 性腺芽腫（悪性胚細胞腫瘍を伴う性腺芽腫を含む）Gonadoblastoma, including gonadoblastoma with malignant germ cell tumor
　　　　　　　　　　　　　　　　　　9073/1
B. 分類不能な混合型胚細胞・性索間質性腫瘍 Mixed germ cell-sex cord-stromal tumor, unclassified
　　　　　　　　　　　　　　　　　　8594/1

Ⅸ その他の腫瘍 Miscellaneous tumors
A. 卵巣網の腫瘍 Tumors of the rete ovarii
B. ウォルフ管腫瘍 Wolffian tumor〔ウォルフ管遺残を起源とする可能性がある女性付属器腫瘍 Female adnexal tumor with probable Wolffian

origin（FATWO）〕 9110/1

C. 小細胞癌 Small cell carcinoma

  1. 高カルシウム血症型 Hypercalcemic type

    8044/3

  2. 肺型 Pulmonary type 8041/3

D. ウィルムス腫瘍 Wilms tumor（腎芽腫 Nephro-blastoma） 8960/3

E. 傍神経節腫 Paraganglioma 8693/1

F. 充実性偽乳頭状腫瘍 Solid pseudopapillary neoplasm 8452/1

Ⓧ 中皮腫瘍 Mesothelial tumors

Ⓧ Ⅰ 軟部腫瘍 Soft tissue tumors

Ⓧ Ⅱ 腫瘍様病変 Tumor-like lesions

A. 卵胞嚢胞 Follicle cyst

B. 黄体嚢胞 Corpus luteum cyst

C. 大型孤在性黄体化卵胞嚢胞 Large solitary lutein-ized follicle cyst

D. 黄体化過剰反応 Hyperreactio luteinalis

E. 妊娠黄体腫 Pregnancy luteoma

F. 間質過形成 Stromal hyperplasia

G. 間質莢膜細胞過形成 Stromal hyperthecosis

H. 線維腫症 Fibromatosis

I. 広汎性浮腫 Massive edema

J. ライディッヒ細胞過形成 Leydig cell hyperplasia（門細胞過形成 Hilar cell hyperplasia）

K. その他 Others

Ⓧ Ⅲ リンパ性・骨髄性腫瘍 Lymphoid and myeloid tumors

tonealis disseminata
（びまん性腹膜平滑筋腫症 Diffuse peritoneal leiomyomatosis） 8890/1

Ⅳ 起源不明の腫瘍 Tumors of uncertain origin
1. 線維形成性小型円形細胞腫瘍 Desmoplastic small round cell tumor 8806/3

Ⅴ その他の原発腫瘍 Miscellaneous primary tumors
1. 孤立性線維性腫瘍 Solitary fibrous tumor 8815/1
2. 悪性孤立性線維性腫瘍 Malignant solitary fibrous tumor 8815/3
3. 骨盤線維腫症 Pelvic fibromatosis（デスモイド腫瘍 Desmoid tumor） 8822/1
4. 炎症性筋線維芽細胞腫瘍 Inflammatory myofibroblastic tumor 8825/1
5. 石灰化線維性腫瘍 Calcifying fibrous tumor 8817/0
6. 消化管外間質腫瘍 Extra-gastrointestinal stromal tumor 8936/3
7. 類内膜間質腫瘍 Endometrioid stromal tumors

Ⅵ 二次性腫瘍 Secondary tumors
1. 低異型度粘液性腫瘍による腹膜偽粘液腫 Low-grade mucinous neoplasm associated with pseudomyxoma peritonei
2. 膠腫症 Gliomatosis

F　組織学的分類の説明

❶卵巣腫瘍 Ovarian tumors

Ⅰ　上皮性腫瘍 Epithelial tumors

分類の概説

【良性・境界悪性・悪性】

　卵巣腫瘍で最も多く，その生物学的態度や病理学的特性，および臨床像は，組織型に大きく依存している。すなわち，組織分類における漿液性，粘液性，類内膜，明細胞といった腫瘍がそれぞれに固有の生物学的性格を有していることに基づく。また，卵巣上皮性腫瘍では，転帰や予後に相関した 3 段階の分類，「良性・境界悪性・悪性」が旧来から確立されている。境界悪性腫瘍は，「良性腫瘍と悪性腫瘍の中間的な組織像を示し，悪性度は低いため長い経過をとって再発することはあっても腫瘍死に至ることはほとんどない」と定義される。

【肉眼所見】

　従来，主として肉眼所見を捉える表現として用いられてきた「cyst」，「papillary」（例えば, serous papillary cystadenocarcinoma）は，『卵巣腫瘍取扱い規約 第 1 部 第 2 版（2009 年）』（以下，前規約）で "付して呼ぶことができる" とされたため，昨今では診断名が簡略化され使用されない傾向にあった。WHO 分類（2014）でもこれらの表現がほとんど使われていないが，適宜，腫瘍の特徴を表す上では意義がある。特に，漿液性境界悪性腫瘍における「surface papillary type」は，臨床病

理学的に特異な像を示すため，明確に記述することが望ましい。

【微小浸潤】

　卵巣腫瘍では，単に浸潤とは「明らかな浸潤 frank invasion」を指すことが多く，「微小浸潤 microinvasion」との違いに留意する必要がある。微小浸潤は浸潤巣の大きさが5mmに満たないものをいい（従来は10mm^{2}未満），浸潤巣の個数は問わず，また，それらの総計による評価はしない。明らかな浸潤とは微小浸潤の域をこえるものをいう。このような微小浸潤は境界悪性腫瘍の所見の一部でもある。ただし，微小浸潤はこれまでは漿液性腫瘍に限定して診断されてきたが，WHO分類（2014）では，粘液性腫瘍および類内膜腫瘍にも当てはめることになった。なお，婦人科領域以外の腫瘍では，"微小"ではなく"微少"が用いられていることにも留意されたい。

【浸潤様式】

　浸潤には，癒合/圧排性 confluent/expansile と侵入性 infiltrative の代表的な2つの様式がある。前者は，悪性の腫瘍細胞が主として管状に増殖し，ほとんど胞巣間に間質の介在を伴わず，周囲の間質との境界が明瞭かつ平滑な浸潤様式で，悪性の根拠とされる。ただし，粘液性腫瘍や類内膜腫瘍では，その範囲が小さい場合に上皮内癌を伴う境界悪性腫瘍との判別が困難なことがあるため，本取扱い規約ではWHO分類（2014）の微小浸潤の定義に従って5mm以上の範囲である場合に癒合/圧排性浸潤と解釈し，悪性とする。

A 漿液性腫瘍 Serous tumors

　卵巣上皮に類似の形態を示す腫瘍細胞からなる。線毛は良性腫瘍の上皮ではしばしば認められるが，境界悪性腫瘍や悪性腫瘍ではそれほどみられない。良性腫瘍では単房性あるいは少房性のことが多い。良性腫瘍と比べて境界悪性腫瘍や悪性腫瘍では嚢胞内腔に乳頭状隆起を形成し，充実性部分を伴うことが多い。砂粒小体 psammoma body の形成は悪性腫瘍でより高頻度に認められる傾向があるが，良悪性の鑑別の決め手とはならない。表在乳頭型 surface papillary type は漿液性腫瘍に特徴的で，良性，境界悪性，悪性いずれにもみられる。

1. 良性 Benign

  a. 漿液性嚢胞腺腫 Serous cystadenoma

  b. 漿液性腺線維腫 Serous adenofibroma

  c. 漿液性表在性乳頭腫 Serous surface papilloma

　卵管上皮に類似の形態を示す，異型の乏しい上皮からなる。

臨床事項

　好発年齢は 40 代～60 代である。単房性あるいは少房性の嚢胞であることが多い。無症候性の場合が多いが，圧迫や捻転による症状を呈することがある。

病理所見

　立方状ないし円柱上皮あるいは線毛をもった細胞が，概ね一層に嚢胞内腔を覆う。しばしば，嚢胞腺腫は広い間質を伴った乳頭状の増生を示すことがある。腺線維腫では，細胞異型がない上皮からなる腺管が散在性にみられる。表在性乳頭腫では卵巣表面に隆起が形成される。なお，一部（10％以下）に境界悪性腫瘍相当の増殖を示

す領域がみられても腺腫として扱う。

2. 境界悪性 Borderline

a. 漿液性境界悪性腫瘍 Serous borderline tumor/ Atypical proliferative serous tumor

b. 微小乳頭状パターンを伴う漿液性境界悪性腫瘍 Serous borderline tumor, micropapillary variant/ 非浸潤性低異型度漿液性癌 Non-invasive low-grade serous carcinoma

嚢胞を形成するが，良性に比べて旺盛な増殖態度を示し，細胞異型は良性よりは強いが低異型度漿液性癌よりは弱い。また，微小乳頭状または篩状増殖を特徴とするものは，転帰や予後の観点から，非浸潤性低異型度漿液性癌 non-invasive low-grade serous carcinoma とよぶこともできる。

臨床事項

悪性に比べて罹患年齢層は低く，40代に多くみられる。本邦では，粘液性境界悪性腫瘍に比べると頻度は低い。径5cmをこえる嚢胞性腫瘤を形成し，嚢胞内外に様々な程度の乳頭状部分を伴うことがある。ときとして両側性である。進行した症例では，腹水貯留による症状を呈することがある。また，リンパ節にも関連病変がみられることがあるが，転帰や予後に影響を与える有意な因子とはならない。微小乳頭状パターンを示すものにしばしばみられる浸潤性インプラントは，予後不良因子となる。

病理所見

軽度ないし中等度の細胞異型を示す腫瘍細胞が多層化，乳頭状・樹枝状に増殖して，嚢胞内腔に細胞集塊が

分離増殖あるいは浮遊増殖するような像を呈する。砂粒小体がしばしばみられる。核分裂はみられても少ない。漿液性癌とは，間質浸潤が微小浸潤の域にとどまることで鑑別される。また，高異型度漿液性癌のような癒合胞巣を認めても 5 mm 未満である。10～20%が表在乳頭状型 surface papillary type を呈する。微小乳頭状パターンは，乳頭状突起の高さが横径の 5 倍以上で，連続性に 5 mm 以上の領域がある場合をよぶ。通常は突起内の線維性の芯を欠く。

腹膜インプラント Peritoneal implant

　漿液性境界悪性腫瘍にしばしば合併する腹膜や大網の病変は，非浸潤性インプラント non-invasive implant と浸潤性インプラント invasive implant に分けられる。非浸潤性インプラントでは，腫瘍細胞が乳頭状または管状構造をとり，線維脂肪織に接着または脂肪織小葉間に沿って分け入るような像が観察され，ときに間質反応 desmoplastic reaction を伴う。以下の浸潤性インプラントとは鑑別を要する。また，単個に観察される好酸性の細胞質をもつ腫瘍細胞も非浸潤性として扱われる。

　腫瘍細胞が，充実性，微小乳頭状あるいは篩状構造を示し，線維性間質を伴って破壊性に浸潤増殖する場合は浸潤性インプラントと判断される。浸潤性インプラントを示す漿液性境界悪性腫瘍は低異型度漿液性癌と同様の転帰をとるとされる。

リンパ節病変

　漿液性境界悪性腫瘍では，ときに郭清されたリンパ節内に腫瘍胞巣がみられることがあり，pN1 として扱われる。子宮内膜症や卵管内膜症 endosalpingiosis や子

宮頸管内膜症 endocervicosis とは鑑別を要する。

3. 悪性 Malignant

　細胞異型，構造異型，および前駆病変の有無（境界悪性腫瘍との連続性）などをもとに低異型度と高異型度に分けられ，基本的に両者は組織発生の異なる別個の腫瘍と考えられている。遺伝子異常の違いもそれぞれの腫瘍を特徴づけている。

a. 低異型度漿液性癌 Low-grade serous carcinoma
b. 高異型度漿液性癌 High-grade serous carcinoma

　低異型度漿液性癌は，従来の FIGO 異型度分類の Grade 1 の大半と Grade 2 の一部に相当する。高異型度漿液性癌には，これまで独立した腫瘍として扱われてきた移行上皮癌が含まれる。

臨床事項

　低異型度漿液性癌は，漿液性癌全体の数％程度と稀で，平均年齢は 50 代前半である。卵巣病変は結節もしくは壁の肥厚を伴う囊胞性腫瘤で，両側性のこともある。症候性もしくは偶発的にⅢ〜Ⅳ期で発見されることが多い。従来，浸潤性インプラントを伴う漿液性境界悪性腫瘍として取り扱ってきたものが多く含まれる。進行した症例では，高異型度漿液性癌と同様，腹水貯留に起因する症状を呈するが程度は軽い。緩徐に進行し，予後は比較的良好であるものの，化学療法への反応性は不良である。

　高異型度漿液性癌は，漿液性癌全体の大半を占め，好発年齢は 60 代前半である。両側性，充実性腫瘤を呈し，囊胞部分を伴うことが多い。腫瘤のサイズは様々であるが，正常卵巣の外観に近いものや卵巣表面に径 1 cm 未

満の小腫瘤を認めるのみで骨盤内に多数の播種病巣を伴う場合がある。他の組織型に比べて，Ⅲ期以上で発見されることが圧倒的に多い。嘔気や便秘などの消化器症状，頻尿，背部痛や腹水貯留に伴う腹部膨満などの症状がみられる。生殖細胞系列の *BRCA1* ならびに *BRCA2* 変異を有する遺伝性乳癌卵巣癌として発症することがある。

病理所見

　低異型度漿液性癌は，細胞形態は漿液性境界悪性腫瘍と同様だが，径 5 mm 以上の浸潤を示す漿液性癌で，細胞異型は軽度から中等度である。核分裂は高倍率 10 視野に 12 個未満とされているが，通常は 2〜3 個である。浸潤部では小型の腫瘍胞巣と間質の間に裂隙が形成される微小乳頭状の浸潤様式（micropapillary pattern）を示すことが多いが，豊富な間質を有する大乳頭状（macropapillary pattern）を呈することもある。砂粒小体がしばしば認められる。腫瘍細胞の胞巣の 75％以上が砂粒小体を伴っており，かつ胞巣を形成する細胞が 15 個未満である場合には特に砂粒癌 psammocarcinoma とよばれる。壊死を示すことは，ほとんどない。前駆病変である境界悪性腫瘍が併存していることがある。

　高異型度漿液性癌は，核/細胞質（N/C）比の高い腫瘍細胞が乳頭状ないし微小乳頭状に増殖する傾向が強く，繊細な樹枝状，スリット状間隙をなし，あるいは充実性に増殖する。異型が強くなるにしたがって間質の量は乏しくなって充実性増殖が優勢となる。砂粒小体が様々な程度にみられる。高頻度に壊死が観察され，核分裂は容易に見つかる。

B 粘液性腫瘍 Mucinous tumors

　種々の程度に粘液産生を示す消化管型上皮で構成される腫瘍で，良性や境界悪性では胃腸管上皮に類似するものが大半を占めるが，悪性ではあまり特徴的な分化はみられない。

1. 良性 Benign

a. 粘液性嚢胞腺腫 Mucinous cystadenoma
b. 粘液性腺線維腫 Mucinous adenofibroma

　異型の弱い粘液性上皮で構成され，豊富な間質を伴う。成熟奇形腫の一部として，あるいはブレンナー腫瘍に合併してみられることがある。

【臨床事項】

　粘液性腫瘍の約 80％を占める。幅広い年齢層にみられる。多くは片側性，多房性で，径 30 cm をこえる巨大なものもある。腹痛や腫瘤感を自覚することがある。また，間質細胞の黄体化に伴ってエストロゲンないしアンドロゲン産生を示す，いわゆる機能性間質によって内分泌学的徴候を呈することがある。

【病理所見】

　極性の保たれた粘液性上皮が管腔を形成し，または大小の嚢胞腔の内面を覆っている。これらの上皮は胃腺窩上皮細胞や，杯細胞，吸収上皮細胞，パネート細胞，神経内分泌細胞などを含む腸管上皮に類似する。胃幽門腺類似の腫瘍細胞がもつ粘液形質は胃幽門腺と基本的に同質である。

2. 境界悪性 Borderline

a. 粘液性境界悪性腫瘍 Mucinous borderline tumor/ Atypical proliferative mucinous tumor

粘液性上皮が腺腫に比べてより顕著な増殖を示し，微小浸潤（5 mm 未満）を来すものがある。従来の腸型 intestinal type に相当する。

臨床事項

本邦では卵巣境界悪性腫瘍の中で最も多い。幅広い年齢層にみられ，多房性で囊胞壁の肥厚，結節形成がみられる。臨床的特徴は良性粘液性腫瘍に準じる。

病理所見

胃幽門腺上皮細胞，胃腺窩上皮細胞，杯細胞や吸収上皮細胞，パネート細胞などの形態をとる腫瘍細胞で構成され，複雑な腺管構造をなす。腫瘍細胞は多層化するものがあり，通常，細胞異型は軽度から中等度で，核分裂も散見される程度である。悪性に匹敵する強い細胞異型や構造異型が認められるが間質浸潤の所見がないときは「上皮内癌 intraepithelial carcinoma を伴う粘液性境界悪性腫瘍」とし，予後の点からも粘液性癌とは鑑別される。なお，微小浸潤巣の腫瘍細胞が強い異型を示す場合は，微小浸潤癌を伴う境界悪性腫瘍 borderline tumor with microinvasive carcinoma とする。

3. 悪性 Malignant

a. 粘液性癌 Mucinous carcinoma

高度の細胞異型を示し，間質浸潤が明らかな粘液性腫瘍である。卵巣に限局していることが多く，良性，境界悪性腫瘍成分を含み，これらとの連続性がみられる。粘液性腫瘍の段階的悪性化がうかがわれる。ただし，この所見は必ずしも原発性腫瘍の確証とはならず，転移性腫瘍でもこのような像をとることに留意する必要がある。

臨床事項

卵巣上皮性悪性腫瘍の 3〜4％を占め，40 代〜50 代に多い。片側卵巣に，嚢胞性部分と充実性部分が混在する大きな腫瘤を形成する。多くは卵巣内にとどまり，他の上皮性悪性腫瘍と比較して進行例の占める割合が低いことから，臨床的特徴は良性，境界悪性の粘液性腫瘍に類似することが多い。

病理所見

通常，腫瘍細胞は多層化して，管状，乳頭状，篩状などの様々な形状や大きさの胞巣を形成する。核分裂の頻度も高い。細胞内粘液は目立たないものが少なくない。浸潤様式には，癒合/ 圧排性浸潤 confluent/expansile invasive pattern と侵入性浸潤 infiltrative invasive pattern がある。癒合/ 圧排性浸潤では腫瘍腺管が密で，または篩状構造をなし間質がほとんど介在しない。侵入性浸潤は細胞異型がより強いことがあり，大小の胞巣をなして破壊性あるいは線維形成性 desmoplastic に浸潤する。なお，どのような浸潤も 5mm 以上ある場合は悪性と定義される。

壁在結節を伴う粘液性腫瘍 Mucinous tumor with mural nodule

良性，境界悪性，悪性を問わず，粘液性腫瘍の特徴として，嚢胞壁の一部に単発性または多発性に結節性病変をみることがある。この結節は，肉腫様 sarcoma-like を示す非腫瘍性増生，退形成癌 anaplastic carcinoma，肉腫などによって構成され，さらにはこれらが混在することもある。肉腫様結節は線維芽細胞，組織球，リンパ球などからなり，退形成癌は核小体の目立つ腫大核と好

酸性の豊富な細胞質を有する大型細胞 rhabdoid cell のびまん性増殖を示す。肉腫は線維肉腫，横紋筋肉腫，あるいは未分化肉腫の像をとる。予後は，退形成癌でも I 期であれば良好とされている。

腹膜偽粘液腫を伴う粘液性腫瘍 Mucinous tumor associated with pseudomyxoma peritonei

粘液産生の旺盛な腫瘍細胞が腹腔内に散布されて，ゼリー状の粘液が貯留する状態をいう。粘液中には腫瘍細胞をほとんど認めないこともある。卵巣原発性腫瘍によるものか，虫垂などの消化管由来かを鑑別する必要がある。虫垂原発でも，明らかに虫垂が腫大しているとは限らない。組織学的には腺腫の像を示すことが多い。

C 類内膜腫瘍 Endometrioid tumors

子宮内膜腺上皮に類似を示す腫瘍で，組織発生において子宮内膜症との関連が強い。これまでは腫瘍様病変に含まれていた子宮内膜症性嚢胞が新たに類内膜腫瘍群に含まれることになった。一方で，癌肉腫や腺肉腫，類内膜間質肉腫はこの群からは独立した。

1. 良性 Benign

子宮内膜腺上皮に似た異型のない細胞と子宮内膜間質細胞からなる子宮内膜症性嚢胞，およびその類型腫瘍を指す。

a. 子宮内膜症性嚢胞 Endometriotic cyst
b. 類内膜嚢胞腺腫 Endometrioid cystadenoma
c. 類内膜腺線維腫 Endometrioid adenofibroma

臨床事項

嚢胞腺腫や腺線維腫は稀で，子宮内膜症性嚢胞として発症することが多い。40 代〜50 代にみられる卵巣嚢腫

の中で，子宮内膜症性嚢胞が最も多い。腹痛などの症状を呈することがある。径 15 cm までのことが多い。

病理所見

子宮内膜症性嚢胞では，ときに上皮に異型が目立つことがあり異型子宮内膜症 atypical endometriosis とよばれる。上皮直下には子宮内膜間質細胞を認めることがあるが，存在しない場合はヘモジデリンを貪食した組織球の出現が診断の指標となる。腺細胞には粘液化生などの化生を伴うことがある。類内膜腺線維腫では，腺管に桑実胚様細胞巣 morule を特徴とする扁平上皮化生を示すことがあり，子宮内膜症性嚢胞にしばしば併存する。

2. 境界悪性 Borderline

a. 類内膜境界悪性腫瘍 Endometrioid borderline tumor/Atypical proliferative endometrioid tumor

良性に比べて異型のある子宮内膜腺上皮類似の細胞からなる腫瘍で，明らかな間質への浸潤は欠如する。肉眼的に嚢胞性ないしは充実性をなす。

臨床事項

極めて稀な腫瘍で 50 歳前後にみられ，大部分は片側性である。子宮内膜症との関連が強く，子宮内膜増殖症や子宮体部類内膜癌と合併することが少なくない。

病理所見

嚢胞内にポリープ状の隆起性病変をなすものと，充実性が優勢で腺線維腫の形態をとるものがある。腫瘍細胞は軽度から中等度の異型を示し，密な管状，乳頭状あるいは篩状に増殖を示すこともあり，morule 型の化生を伴うことが多い。複雑型子宮内膜異型増殖症/類内膜上皮内腫瘍 endometrioid intraepithelial neoplasia

(EIN) に類似の像もみられる。微小浸潤には癒合/ 圧排性浸潤，および侵入性浸潤がある。

3. 悪性 Malignant

a. 類内膜癌 Endometrioid carcinoma

子宮内膜腺に類似した悪性腫瘍で，子宮体部の類内膜癌に類似する。子宮体部類内膜癌と併存する場合には，互いに独立して発生したものか，あるいは一方からの転移かは判断が難しい。子宮体部類内膜癌が子宮内膜増殖症を合併している，卵巣の類内膜癌が片側性で良性/ 境界悪性腫瘍と連続しているなどは，それぞれを原発の腫瘍と判断する拠り所となり得る。

> 臨床事項

50 代後半に多く，漿液性癌より年齢層が低い。片側卵巣にとどまることが多い。40％程度で子宮内膜症との関連があり，関連があるものは，関連がないものと比較して若い傾向にある。異型度の高い類内膜癌の予後は不良である。

> 病理所見

割面が脆く柔らかく，内部に出血・壊死を伴う充実性ないし乳頭状の腫瘤を形成するものもあれば，子宮内膜症性嚢胞に伴い，血性嚢胞内に突出するポリープ状構造を示すものもある。

組織学的異型度の低い類内膜癌では，円柱状の腫瘍細胞が明瞭な管状ないし乳頭状/ 絨毛状構造を形成する。異型度が高くなるにしたがって充実性の部分が優勢になり，細胞異型や構造異型が目立ってくるが，侵入性浸潤は稀である。粘液産生を示す腫瘍細胞や分泌期子宮内膜腺上皮細胞に類似の像を示すこともある。また，好酸性

細胞型とよばれる変異型もある。Morule 型の扁平上皮への分化を示すことが少なくない。稀ながら神経内分泌性の分化を示す腫瘍もみられる。異型度分類は子宮体部類内膜癌に準拠して行われるが，異型度の高い類内膜癌は高異型度漿液性癌との鑑別が困難なことが多い。

　類内膜癌を構成する腫瘍細胞がセルトリ細胞腫，セルトリ・ライディッヒ細胞腫，成人型顆粒膜細胞腫などの形態を模倣することがあり，「endometrioid carcinoma resembling sex cord-stromal tumor」または「sertoli-form endometrioid carcinoma」ともよばれる。免疫組織化学的に，EMA や cytokeratin に陽性となり，inhibin-α に陰性を示すことで性索間質性腫瘍と鑑別できる。

D　明細胞腫瘍 Clear cell tumors

　グリコーゲン貯留を特徴とする明るく広い細胞質，またはわずかな細胞質と鋲釘 hobnail 状大型核をもつ腫瘍細胞からなる。好酸性の細胞質を有する腫瘍細胞もしばしばみられる。明細胞腫瘍のほとんどが悪性で，組織発生上，子宮内膜症との関連を示すものが多い。

1.　良性 Benign

a.　明細胞囊胞腺腫 Clear cell cystadenoma
b.　明細胞腺線維腫 Clear cell adenofibroma

　ほとんどが腺線維腫型をとる。境界悪性腫瘍成分を合併することがある。

［臨床事項］

　極めて稀で，径 15 cm までの充実性腫瘤を呈する。

［病理所見］

　豊富な線維性間質のなかに腺管や囊胞構造をなす腺線

維腫型をとる。単層性に並ぶ上皮は立方状から平坦で，淡明ないし好酸性の細胞質と異型の乏しい核をもつ。

2. 境界悪性 Borderline

a. 明細胞境界悪性腫瘍 Clear cell borderline tumor/Atypical proliferative clear cell tumor

腺線維腫の像を呈するものがほとんどである。

[臨床事項]

多くは閉経後にみられ，片側性である。腫瘍は平均で径6cm程度で，充実成分に嚢胞を伴うが，微小であることが多く，大きな嚢胞を伴うことは稀である。

[病理所見]

中等度の異型を有する淡明細胞またはhobnail状細胞が，間質の介在により形状の整った独立腺管をなす。核分裂は稀である。背景に良性成分がみられることがある。しばしば子宮内膜症との合併もみられる。なお，わずかな浸潤を稀に認めることがある。微小浸潤の定義は他の境界悪性腫瘍と同様であるが，その意義は必ずしも明らかでない。

3. 悪性 Malignant

a. 明細胞癌 Clear cell carcinoma

異型の強い淡明細胞やhobnail状細胞，あるいは好酸性細胞によって構成される腫瘍で，背景に子宮内膜症を合併している例が少なくない。腺線維腫型では境界悪性成分との合併，連続性がみられることがある。

[臨床事項]

本邦では卵巣上皮性悪性腫瘍の中で漿液性癌に次いで多い。50代を中心に40代，60代にも発症する。片側性，平均で径15cm程度のものが多い。Ⅰ期（特にⅠC

期）が60％以上を占め，Ⅲ期は30％程度である。50〜70％に子宮内膜症が関連し，子宮内膜症性嚢胞内に結節を形成するものから，大部分が充実性腫瘤を形成するものまで様々である。血栓症や腫瘍随伴症候群として高カルシウム血症を伴うことがある。

病理所見

　管状，管状・嚢胞状，嚢胞状，乳頭状，充実胞巣状などの構造が相互に移行し，あるいは種々の程度に混合をなして増殖する。乳頭状増殖では，しばしば無構造な硝子様基質を腫瘍細胞が取り囲む像をとる。細胞質内に好酸性硝子滴を容れることがある。明細胞癌は基本的に細胞内粘液を有しないこと，漿液性癌のような細かい樹枝状分岐を形成しないことも特徴に挙げられる。明細胞癌に適した異型度分類は確立されていない。

E　ブレンナー腫瘍 Brenner tumors

　尿路（移行）上皮に似た腫瘍細胞からなり，多くは良性のブレンナー腫瘍で占められる。これまで移行上皮腫瘍の悪性に含まれていた非ブレンナー型 non-Brenner type/ 移行上皮癌は，その本質は高異型度漿液性癌であると考えられ，独立した腫瘍とはみなされなくなった。

1. 良性 Benign

a. ブレンナー腫瘍 Brenner tumor

　異型に乏しい尿路（移行）上皮に類似した腫瘍細胞と豊富な線維腫様間質からなる。組織発生上，Walthard cell rest 由来説がある。

臨床事項

　卵巣上皮性良性腫瘍の約5％を占める。50 代〜70 代にみられる。多くは片側性で，径 2 cm 以下の充実性腫

瘤として，偶発的に発見される場合が多い。径 10 cm 以上は稀である。閉経後で機能性間質を伴うものの多くがエストロゲン産生能を示し，内分泌学的徴候を呈することがある。

病理所見

核の中心部に明瞭なコーヒー豆様の縦溝がしばしばみられ，両染性あるいは淡明で豊かな細胞質，明瞭な細胞膜などを特徴とする細胞が周囲の線維性間質からは明瞭に区分されて，大小の充実性胞巣を形成する。胞巣の中心部が化生性の粘液産生円柱上皮で被覆され，腺管様ないし嚢胞構造をとることがある。間質には石灰化がしばしば認められる。通常，充実性で弾性硬の白色腫瘤を形成するが，顕微鏡的に発見される小さなブレンナー腫瘍も少なくない。粘液性腺腫との合併もある。

2. 境界悪性 Borderline

a. 境界悪性ブレンナー腫瘍 Borderline Brenner tumor/Atypical proliferative Brenner tumor

間質浸潤を示さない異型尿路（移行）上皮型の細胞からなり，良性ブレンナー腫瘍との連続性がほとんどの例でみられる。従来，増殖性ブレンナー腫瘍 proliferating Brenner tumor ともよばれてきた。

臨床事項

60 歳前後にみられることが多く，良性ブレンナー腫瘍よりも年齢層はやや高い。片側性で，径 10〜30 cm の嚢胞内に乳頭状充実部の突出がみられる。

病理所見

嚢胞腔内に向かって異型尿路（移行）上皮型の細胞が乳頭状構造を示したり，比較的大きな胞巣が圧排性に増

殖したりするが，浸潤像は欠く。膀胱の低異型度非浸潤性乳頭状尿路上皮癌に類似し，粘液化生や扁平上皮化生を伴うものもある。核分裂の程度は様々で，壊死を認めることがある。

3. 悪性 Malignant

a. 悪性ブレンナー腫瘍 Malignant Brenner tumor

尿路（移行）上皮癌に類似性を示す。通常，良性または境界悪性ブレンナー腫瘍を伴うが，これらが背景に明らかでない場合は，尿路（移行）上皮様の像をとる高異型度漿液性癌や異型度の高い類内膜癌の可能性を考える必要がある。

臨床事項

50 歳以上にみられる。片側性に発生することが多いが，両側性もみられる。腹部腫瘤感や疼痛を呈し，径 15〜20 cm の比較的大きな囊胞性または充実性の腫瘤として見つかることが多い。約 80％が卵巣に限局する。

病理所見

異型の強い尿路（移行）上皮型の腫瘍細胞が不規則な胞巣をなす，あるいは多層化した腫瘍細胞が乳頭状の増殖とともに，間質浸潤を示す。稀には扁平上皮への分化もみられ，淡明ないし好酸性を呈する腫瘍細胞が充実性胞巣や囊胞を形成して浸潤性に増殖する。粘液性腺管成分を伴うことがある。

F 漿液粘液性腫瘍 Seromucinous tumors

複数のミュラー管型上皮を模倣する腫瘍で，独立した腫瘍群として扱われるに至った。各上皮成分はそれぞれが 10％以上を構成する。他の組織型と同様に良性，境界悪性，悪性のカテゴリーに分けられている。なお，従

来の混合型上皮性腫瘍と同義ではない。

1. 良性 Benign

これまでは müllerian cystadenoma of mixed cell type とよばれてきた。組織発生的に子宮内膜症との関連が示唆されている。

a. 漿液粘液性嚢胞腺腫 Seromucinous cystadenoma

b. 漿液粘液性腺線維腫 Seromucinous adenofibroma

臨床事項

卵巣上皮性良性腫瘍の1％程度と稀で，好発年齢は40歳前後である。単房性腫瘤を呈する。

病理所見

漿液性上皮と子宮内頸部様粘液性上皮が種々の程度に混合あるいは移行する。類内膜上皮，尿路（移行）上皮，扁平上皮などへの分化もみられることがある。

2. 境界悪性 Borderline

a. 漿液粘液性境界悪性腫瘍 Seromucinous borderline tumor/Atypical proliferative seromucinous tumor

従来，粘液性境界悪性腫瘍内頸部様 endocervical-like mucinous borderline tumor（EMBT）/müllerian mucinous borderline tumor（MMBT）として扱われてきた腫瘍で，mixed epithelial tumor of borderline malignancy ともよばれてきた。良性同様に様々なタイプの上皮形態を特徴とする。

臨床事項

30代〜40代と比較的若い年齢層にみられる。約40％が両側性である。30％以上に子宮内膜症の合併が

みられ，類内膜腫瘍や明細胞腫瘍との共通性を示す。腫瘍は径 8〜10 cm で，単房性嚢胞内に乳頭状部分が認められる。

病理所見

線毛のある異型上皮，または粘液を有する上皮が混合する腫瘍で，頻度が低いながら類内膜上皮，明細胞上皮，尿路（移行）上皮または扁平上皮といったタイプもみられる。漿液性境界悪性腫瘍のような複雑な樹枝状・乳頭状構築を特徴とし，しばしば好中球の浸潤がみられる。他の境界悪性腫瘍と同様に微小浸潤を来すことがあり，粘液性境界悪性腫瘍のような「上皮内癌」や漿液性境界悪性腫瘍のような「微小乳頭状」を示すものがある。

3. 悪性 Malignant

a. 漿液粘液性癌 Seromucinous carcinoma/Endo-cervical-type mucinous and mixed epithelial carcinomas of müllerian type

良性，境界悪性に比べて著しく頻度が低いため，臨床病理学的，疫学的，および組織発生に関しての十分な情報が得られてはいない。

臨床事項

多くは 40 代に発症し，半数以上が両側性で，腹膜の卵管内膜症 endosalpingiosis が認められる。径 10 cm をこえる嚢胞内に乳頭状部分を伴う。

病理所見

腫瘍細胞の特徴は良性，境界悪性と同様で，漿液性癌を模倣した乳頭状構造や多層化，および粘液性癌の性格を有する。浸潤様式は圧排性が主体であるが，破壊性浸潤をみることもある。核分裂の頻度は高くない。

G 未分化癌 Undifferentiated carcinoma

腫瘍の分化傾向が明らかでないために，ミュラー管上皮のいずれのタイプからなる組織型にも当てはめ難い。

Ⅱ 間葉系腫瘍 Mesenchymal tumors

子宮体部の子宮内膜間質肉腫 endometrial stromal sarcoma と基本的に同一の腫瘍で，低異型度と高異型度に分けられる。

A 低異型度類内膜間質肉腫 Low-grade endometrioid stromal sarcoma

子宮内膜間質細胞に類似した異型細胞からなる。子宮体部の低悪性度子宮内膜間質肉腫 low-grade endometrial stromal sarcoma と同様に *JAZF1-JJAZ1* (*SUZ12*) 融合や *EPC1-PHF1* 再編成が報告されている。

臨床事項

50 代〜60 代に発症する。約 30％に子宮体部にも同様の病巣がみられる。卵巣原発は稀であり，子宮体部と同時に病巣が存在する例では，卵巣は転移性の可能性が高い。

病理所見

子宮体部の低悪性度子宮内膜間質肉腫と同様の組織像を示す。子宮内膜間質細胞に類似した腫瘍細胞がびまん性，かつ浸潤性に増殖する。子宮内膜症から発生するものと考えられている。顆粒膜細胞腫，線維腫，あるいは線維肉腫などを鑑別する必要があり，子宮内膜腺様の腺管がみられる際には，子宮内膜症や腺肉腫，さらに癌肉腫などとの鑑別に留意する。

B 高異型度類内膜間質肉腫 High-grade endometrioid stromal sarcoma

子宮内膜間質細胞由来を示唆する異型の強い細胞からなる。子宮体部に発生する高悪性度子宮内膜間質肉腫 high-grade endometrial stromal sarcoma でみられる 10 番染色体と 17 番染色体の転座による *YWHAE-FAM22* 融合遺伝子は，卵巣では報告されていない。

［臨床事項］

卵巣に発生するものは稀である。子宮体部に発生する高悪性度子宮内膜間質肉腫と同様に予後不良である。

［病理所見］

子宮体部の高悪性度子宮内膜間質肉腫と同様の組織像を示し，低異型度に比べて明らかに細胞異型が強い。旺盛な核分裂がみられ，壊死も起こるが，未分化肉腫ほどの著しい多形性はみられず，子宮内膜間質細胞への分化がうかがわれる。

III 混合型上皮性間葉系腫瘍 Mixed epithelial and mesenchymal tumors

子宮体部に発生する腺肉腫および癌肉腫と基本的に同一の腫瘍である。

A 腺肉腫 Adenosarcoma

悪性の間葉系成分と，良性の，または細胞異型を示す上皮成分からなる。

［臨床事項］

子宮体部の腺肉腫と比較し，卵巣に発生する頻度は稀である。30 代〜80 代と幅広い年齢層にみられる。ほとんどが片側性で，充実性腫瘤を呈する。60％以上は卵巣

に限局するが，予後は子宮体部の腺肉腫よりも不良である。

病理所見

上皮に軽度から中等度の細胞異型がみられる。腺管の周囲に間葉系腫瘍細胞が密に増殖する像や，上皮に覆われて葉状を呈するものもみられる。間葉系成分は低異型度から高異型度まで幅が広いが，通常は低悪性度の子宮内膜間質肉腫に類似する。異型の強いものでは子宮内膜間質細胞の性格や分化を欠く。肉腫成分の過剰増殖（sarcomatous overgrowth）を示す例がある。

B 癌肉腫 Carcinosarcoma/Malignant mixed mesodermal tumor/Malignant mixed müllerian tumor

上皮成分と間葉系成分の両者が悪性を示す。

臨床事項

卵巣悪性腫瘍の約 2% を占める。60 代以降にみられる。腫瘍径は平均で 15 cm 程度で，変性や出血，壊死を伴う充実性腫瘤として捉えられる。転移することが多く，予後不良である。

病理所見

高異型度の上皮性悪性腫瘍と肉腫成分からなるが，両者の比率は症例によって異なる。上皮成分は漿液性癌が最も多い。平滑筋肉腫，線維肉腫，あるいは子宮内膜間質肉腫など，本来，卵巣に存在する組織と対応するもの（同所性 homologous）と，横紋筋肉腫，脂肪肉腫，軟骨肉腫，骨肉腫といった本来，卵巣には存在しない組織への分化を示す悪性成分を含むもの（異所性 heterologous）がある。多くの癌肉腫において，組織発生上，肉腫成分は癌腫成分と同一の起源であると考えられている。

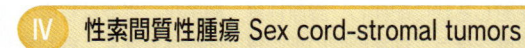

Ⅳ 性索間質性腫瘍 Sex cord-stromal tumors

　性索細胞とは卵巣の顆粒膜細胞，精巣のセルトリ細胞あるいはこれらの発生過程でみられる細胞を，間質細胞とは卵巣の莢膜細胞や線維芽細胞，精巣のライディッヒ細胞を指す。性索間質性腫瘍には，間質への分化のみを示す純粋型間質性腫瘍と，性索への分化のみを示す純粋型性索腫瘍があり，ホルモン産生能を有するものがある。組織型により好発年齢が異なり，それぞれ特徴的な肉眼所見を呈する。

A 純粋型間質性腫瘍 Pure stromal tumors

1. 線維腫 Fibroma

　膠原線維を産生する異型に乏しい紡錘形細胞で構成される良性腫瘍である。

臨床事項

　広い年齢層に発生するが，30 歳未満は稀である。性索間質性腫瘍の中で最も発生頻度が高く，卵巣腫瘍全体の約 4％を占める。通常，片側性の充実性腫瘤として捉えられる。両側性，あるいは若年者に発生する場合は，母斑性基底細胞癌症候群 nevoid basal cell carcinoma syndrome に留意する。内分泌学的徴候を呈することはない。径 10 cm をこえるものでは腹水を伴うことがあり，線維腫の約 1％に Meigs 症候群（腹水や胸水の貯留）がみられる。

病理所見

　肉眼的に，白色または黄色調，境界明瞭な弾性硬の充実性腫瘍であるが，浮腫や変性による嚢胞形成が認められることが稀でない。腫瘍細胞は紡錘形で，束状ないし

花むしろ状に配列し，膠原線維，硝子化，様々な程度の浮腫を伴う。腫瘍細胞の細胞質は好酸性で狭く，細胞異型は認められず，核分裂は稀である。細胞質内に脂質や好酸性小滴を含むことがあり，脂質の有無で莢膜細胞腫との鑑別はできない。莢膜細胞の増生を伴っていても腫瘍細胞の主体が線維芽細胞である場合は線維腫と診断する。少量（腫瘍の 10% 未満）の性索成分を伴うことがある（僅少な性索成分を伴う線維腫 fibroma with minor sex cord elements）。

2. 富細胞性線維腫 Cellular fibroma

細胞密度の高い線維腫であり，線維腫全体の 10% 程度の頻度でみられる。核分裂が高倍率 10 視野に 4 個以上みられる。Mitotically active cellular fibroma でも，細胞異型が軽度な場合は線維肉腫とはしない。

3. 莢膜細胞腫 Thecoma

豊富な細胞質を有する莢膜細胞類似の腫瘍細胞を主体とする良性腫瘍である。

[臨床事項]

卵巣腫瘍の 1% 未満と稀で，ほとんどが閉経後に発生する。片側性の充実性腫瘤を呈することが多く，径は 5〜10 cm である。エストロゲン，稀にアンドロゲン産生による内分泌学的徴候がみられることがある。

[病理所見]

割面は黄色，充実性であるが，変性による嚢胞を伴うこともある。腫瘍細胞は類円形で，豊富な好酸性ないし泡沫様の細胞質を有し，細胞膜は不明瞭である。通常，細胞異型に乏しく核分裂は稀であるが，ときに奇怪な核が混在することがある。線維芽細胞や膠原線維が混在す

る。少量（腫瘍の 10％未満）の性索成分を伴う例もある。好酸性ないし淡明で広い細胞質を有するステロイド細胞様細胞が混在することもあり，これが目立つ場合はかつて黄体化莢膜細胞腫とよばれたが，この診断名は，現在では以下の場合にのみ用いる。

4. 硬化性腹膜炎を伴う黄体化莢膜細胞腫 Luteinized thecoma associated with sclerosing peritonitis

腹膜の硬化やそれによる腸管の閉塞（硬化性腹膜炎）を伴う莢膜細胞腫である。

臨床事項

閉経前にみられ，好発年齢は 30 歳前後である。通常，両側性で，割面は褐色から赤色を呈する。腹水を伴い，腹部膨満や腸閉塞症状を来す。内分泌学的徴候を示さないことが多い。腫瘍の再発や転移は来さないが，腸管閉塞により死に至ることがある。

病理所見

腫瘍細胞は，紡錘形の莢膜細胞様細胞と，孤在性ないし胞巣を形成する黄体化細胞で構成され，浮腫や微小囊胞形成を伴うことが多い。通常の莢膜細胞腫に比して細胞密度が高く，核分裂が目立つ。既存の卵巣組織すなわち卵胞が腫瘍内に残存する例もある。

免疫組織化学的に，紡錘形腫瘍細胞は calretinin，inhibin-α が陰性，黄体化細胞はこれらが陽性を示す。

5. 線維肉腫 Fibrosarcoma

線維芽細胞様細胞で構成される稀な悪性腫瘍である。

臨床事項

閉経後にみられる稀な悪性腫瘍で，通常，片側性に大型の充実性腫瘤を呈し，卵巣外にも広がる。

病理所見

中等度ないし高度の細胞異型を伴う紡錘形細胞が束を形成して増殖し，細胞密度は高い。出血や壊死を伴い，核分裂は高倍率 10 視野に 4 個以上で，異常核分裂もみられる。

6. 硬化性間質性腫瘍 Sclerosing stromal tumor

線維芽細胞，細胞質が空胞化した円形間質細胞，黄体化間質細胞で構成される良性腫瘍である。細胞成分に富む領域と，介在する細胞密度が低い領域による偽分葉構造，拡張した血管を特徴とする。

臨床事項

20 代～30 代にみられる腫瘍で，通常，片側性に径10 cm 未満の腫瘤を形成する。充実部と浮腫・嚢胞部分がみられる。

病理所見

偽分葉構造と "鹿の角 staghorn 様" と称される不規則に拡張した壁の薄い血管の増殖が認められる。富細胞領域では，腫瘍細胞間に膠原線維を伴っている。細胞質が空胞化した細胞や黄体化細胞の中には核が偏在して印環型を呈するものもみられる。いずれの腫瘍細胞も異型や核分裂に乏しい。

7. 印環細胞間質性腫瘍 Signet-ring stromal tumor

臨床事項

稀な良性腫瘍で，若年者から高齢者まで，片側性の充実性腫瘤として発見される。

病理所見

細胞質内の粘液，グリコーゲン，脂質を欠く印環型細胞と線維性間質で構成される。細胞質内にみられる空胞

は細胞外の基質で構成される偽封入体であると考えられている。

8. 微小嚢胞間質性腫瘍 Microcystic stromal tumor

微小嚢胞形成を特徴とする稀な良性腫瘍である。

臨床事項

発症する年齢層に幅がみられる。骨盤内腫瘤による症状を呈することがある。

病理所見

割面は，充実部と嚢胞部が種々の割合で混在する。小型で，好酸性顆粒状細胞質と異型に乏しい類円形ないし紡錘形核を有する腫瘍細胞が微小嚢胞形成性，またはびまん性に増殖する。周囲との境界は明瞭で分葉状構造を呈す。核分裂は目立たないが，ときに奇怪な核の混在が認められる。間質は線維性である。

免疫組織化学的に，CD10 が陽性，calretinin, inhibin-α は陰性である。

9. ライディッヒ細胞腫 Leydig cell tumor

ラインケ結晶をもつライディッヒ細胞が優勢な増生を示す良性腫瘍である。

臨床事項

ステロイド産生腫瘍の約 20% を占める。通常，閉経後に片側性の卵巣門部に発生した小さな腫瘤として認められる。アンドロゲン産生による内分泌学的徴候がみられることがある。

病理所見

肉眼的，組織学的に境界明瞭な腫瘍を形成する。腫瘍細胞は豊富な好酸性細胞質とラインケ結晶を有するが，リポクローム色素を有するものもみられる。核は類円形

で，核分裂は稀であるが，ときに奇怪な核をもつ腫瘍細胞が認められる。腫瘍細胞が集簇する傾向を示し，しばしば血管壁にはフィブリノイド壊死がみられ，卵巣門細胞の過形成を伴うことが多い。腫瘍細胞にラインケ結晶を証明できない場合でも，腫瘍が卵巣門部に局在し，腫瘍細胞の集簇，血管壁のフィブリノイド壊死，卵巣門細胞の過形成が認められれば"steroid cell tumor, probably Leydig cell tumor"との診断が適切である。

10. ステロイド細胞腫瘍 Steroid cell tumor

臨床事項

　幅広い年齢層でみられるが，40代前半を中心にライディッヒ細胞腫よりも若い世代にみられる。片側性，平均で径8cm程度の充実性腫瘤で，ライディッヒ細胞腫よりも腫瘍内に出血を伴う。約50%でアンドロゲン，約10%でエストロゲンの産生に伴う内分泌学的徴候がみられる。

病理所見

　ラインケ結晶を欠くステロイド細胞で構成される腫瘍である。

11. 悪性ステロイド細胞腫瘍 Steroid cell tumor, malignant

　ステロイド細胞腫瘍のうち30%程度の症例は悪性の経過を示す。径7cm以上の大型の腫瘍，高倍率10視野に2個以上の核分裂，壊死，出血，高度の細胞異型を示す場合は悪性の経過を示すリスクが高い。

B　純粋型性索腫瘍 Pure sex cord tumors

1. 成人型顆粒膜細胞腫 Adult granulosa cell tumor

　顆粒膜細胞，莢膜細胞，線維芽細胞で構成され，顆粒

膜細胞が10％以上を占める悪性度不明な腫瘍である。約90％の成人型顆粒膜細胞腫で *FOXL2* 変異がみられる。

臨床事項

　卵巣腫瘍全体の1％程度である。幅広い年齢層に発生するが，閉経前後に好発する。腫瘤径は様々で，充実性または囊胞性腫瘍を呈する。しばしばエストロゲンを産生し，閉経後では性器出血，若年者では逆に無月経を呈することがある。腫瘍の破綻による出血や捻転による急性腹部症状が約10％に認められる。片側卵巣に限局するものが多いが，20〜30％で再発する。20年以上経過してからの晩期再発もある。両側性や卵巣外病変を伴うもの，被膜破綻を有するもの，径15 cm 以上のものは再発しやすく，治療後長期の経過観察が必要となる。

病理所見

　肉眼的に充実性，ないし囊胞を伴う充実性腫瘤を形成し，囊胞内には血液を容れることが多い。組織学的に，N/C 比が高く，小型の顆粒膜細胞が，好酸性無構造物を容れた大濾胞，胞巣，索状，びまん性配列を示し増殖する。腫瘍細胞が，好酸性無構造物を取り囲みロゼット状に配列する微小濾胞構造は，Call-Exner body とよばれる。腫瘍細胞の細胞質は好酸性で狭く，細胞膜は不明瞭である。核は円形ないし卵円形でクロマチンは繊細で，コーヒー豆様の縦溝を有する。核分裂の数は症例により異なる。ときに奇怪な核を有する細胞が混在することがあるが，予後には影響しない。莢膜細胞腫との鑑別には鍍銀染色が有用で，嗜銀線維が腫瘍細胞胞巣を取り囲む。

　免疫組織化学的に，cytokeratin，calretinin，inhibin-α，vimentin が陽性，EMA は陰性である。

2. 若年型顆粒膜細胞腫 Juvenile granulosa cell tumor

成人型顆粒膜細胞腫にみられる *FOXL2* の変異は認められない。

[臨床事項]

顆粒膜細胞腫全体の 5％程度である。小児ないし若年者に発生する稀な腫瘍であるが，高齢者にも発生し得る。小児では早発思春期を伴うことが多い。片側卵巣に限局する大きな充実性ないし囊胞性腫瘤を形成し，腹部膨満感や腹痛などの症状を呈する。多くは臨床進行期 I 期であり，成人型に比較して予後良好である。

[病理所見]

組織学的に，大きさや形が様々な濾胞構造を伴う結節ないしびまん性増殖を示す。濾胞の内腔には好酸性ないし好塩基性の液状物を有する。腫瘍細胞は円形の核，淡好酸性ないし空胞化した豊富な細胞質を有する。核の縦溝や Call-Exner body は認められないが，多形性の核がみられることがある。核分裂が多数みられることがある。

3. セルトリ細胞腫 Sertoli cell tumor

管状構造を形成するセルトリ細胞で構成される腫瘍である。

[臨床事項]

30 代を中心に幅広い年齢層に発生する稀な腫瘍である。多くは片側性に充実性の腫瘤を形成し，約 40％でエストロゲン産生に伴う内分泌学的徴候を呈する。

[病理所見]

セルトリ細胞類似の高円柱状細胞が管状構造を形成して増殖する腫瘍である。管状構造は中空管 hollow

tubule のこともあれば中実管 solid tubule のこともある。細胞質は好酸性ないし空胞状で，脂肪やグリコーゲンを有することもある。核は卵円形で，核小体は小型で，核分裂は少ない。

4. 輪状細管を伴う性索腫瘍 Sex cord tumor with annular tubules

輪状細管 annular tubule の形成を伴う性索細胞で構成される腫瘍である。

臨床事項

性索間質性腫瘍の 1％にも満たない稀な腫瘍で，約 30％は Peutz-Jeghers syndrome（PJS）を伴う。PJS 合併例では 30 歳未満で生殖細胞系列の *STK11* 変異がみられ，PJS を伴わないものは 30 代以降にみられることが多い。PJS を伴う例では腫瘤を形成しないか，もしくは小型腫瘤形成性，多中心性で，両側性が少なくない。一方，PJS を伴わない孤発例では片側性に径 3 cm 以上の充実性腫瘤を形成し，エストロゲン産生や悪性経過を示すものがある。

病理所見

輪状細管とは，硝子様物の周囲に腫瘍細胞が輪状に並ぶ構造である。個々の輪状構造の間に線維性間質が介在する単純型，多数の輪状構造が癒合・交通する複雑型がある。PJS を伴わない例では，腫瘤を形成し，複雑型輪状細管を形成する傾向が強い。腫瘍細胞は，高円柱状で，好酸性ないし淡明で豊富な細胞質と類円形の核を有する。細胞異型は軽度で核分裂は稀である。間質に石灰化を認めることが多い。

V 混合型性索間質性腫瘍 Mixed sex cord-stromal tumors

性索および間質の両者への分化を示す腫瘍細胞で構成される腫瘍であり，ホルモン産生能を有することがある。

A セルトリ・ライディッヒ細胞腫 Sertoli-Leydig cell tumors

様々な程度の分化を示すセルトリ細胞，ライディッヒ細胞，未熟な性腺間質細胞で構成される腫瘍である。中分化型，低分化型，網状型では，異所性成分を伴うことがある。異所性成分のほとんどが粘液上皮細胞成分であるが，非上皮成分のこともあり，その場合，軟骨，横紋筋芽細胞の頻度が高い。

臨床事項

若年者に多いが，高齢者にもみられる。卵巣腫瘍全体の 0.5％に満たない稀な腫瘍である。ほとんどが片側性で，充実性，嚢胞性，もしくは混在性と症例によって異なる。アンドロゲン産生の腫瘍では，無月経，多毛，男性化徴候を来す。高分化型，中分化型，低分化型の予後はそれぞれ良性，境界悪性，悪性に相当する。約 60％で生殖系列の *DICER-1* 変異を伴う。

病理所見

1. 高分化型セルトリ・ライディッヒ細胞腫 Sertoli-Leydig cell tumor, well differentiated

セルトリ細胞は管状構造を形成するが，管腔を有する中空管のほかに充実性の中実管がある。細胞異型や核分裂はない。ライディッヒ細胞にはラインケ結晶を伴うこともあり，セルトリ細胞と混在するか線維性間質中に散

在する。

2. 中分化型セルトリ・ライディッヒ細胞腫 Sertoli-Leydig cell tumor, moderately differentiated

浮腫性間質内に，腫瘍細胞集塊が不明瞭な分葉状ないし島状に増殖する。腫瘍細胞は，小型で類円形の濃染核と淡明な細胞質を有し，細胞境界が不明瞭な未熟なセルトリ細胞，紡錘形細胞，ライディッヒ細胞に類似した細胞で構成され，これらが密に混在する。未熟なセルトリ細胞が管状ないし索状に配列する像もみられる。核分裂は高倍率 10 視野に 5 個以下である。ライディッヒ細胞にラインケ結晶を伴うことは稀である。

3. 低分化型セルトリ・ライディッヒ細胞腫 Sertoli-Leydig cell tumor, poorly differentiated

原始性腺間質に類似する肉腫様の紡錘形細胞の増殖が主体である。核分裂は高倍率 10 視野に 20 個をこえる。

4. 網状型セルトリ・ライディッヒ細胞腫 Sertoli-Leydig cell tumor, retiform

病変部の 90％以上が精巣網に類似したスリット状空隙の吻合や微小嚢胞構造で構成される腫瘍である。内腔を覆う細胞は平坦化あるいは立方状で，後者はセルトリ細胞の形状を示す。管腔内には，しばしばコロイド類似の好酸性物質がみられる。

B　その他の性索間質性腫瘍 Sex cord-stromal tumors, NOS

特定の性索間質性腫瘍への分化が明瞭でない。

Ⅵ　胚細胞腫瘍 Germ cell tumors

胚細胞（生殖細胞）を起源とする腫瘍であり，若年者

に発症する。

A　未分化胚細胞腫/ディスジャーミノーマ Dysgermi-noma

　原始生殖細胞（始原生殖細胞）に類似した大型の腫瘍細胞で構成される悪性腫瘍である。精巣に発生するセミノーマと同様の組織像を呈する。

臨床事項

　悪性胚細胞腫瘍の中では比較的頻度が高いが，悪性卵巣腫瘍全体では 1～2％を占める程度である。小児ないし若年者に多い。多くは片側性に大きな充実性腫瘍を形成し腹部症状を呈する。約10％で肉眼的両側性病変が，肉眼的病変がなくても約10％で両側性に病変が認められる。多くに血清 LDH 値の上昇が，3～5％に血清ヒト絨毛性ゴナドトロピン（hCG）値の軽度上昇がみられる。形成不全（アンドロゲン不応症）の性腺に発症することもある。化学療法や放射線治療への感受性は良好で現在では化学療法が優先され，予後は良好である。

病理所見

　腫瘍細胞は胞巣形成性ないし索状に配列し，線維性間質が介在する。腫瘍細胞は大型類円形，細胞境界は明瞭で，細胞質はグリコーゲンを豊富に含み淡明である。核は大型で類円形，中心性で，クロマチンは粗く，1個ないし2個の明瞭な核小体を有する。核分裂も目立つ。しばしば小型リンパ球の浸潤を伴い，いわゆる two cell pattern を呈する。合胞体性栄養膜細胞様巨細胞 syncytiotrophoblastic giant cell（STGC）を伴う例がある。

　免疫組織化学的に，PLAP，CD117（KIT），D2-40，OCT4 が陽性である。

B　卵黄囊腫瘍 Yolk sac tumor

　内胚葉由来の種々の胎芽外成分（卵黄囊，尿膜）および胎芽組織（腸管，肺，肝）への分化を示す腫瘍であり，α-フェトプロテイン（α-fetoprotein；AFP）を産生する。同義語として用いられてきた内胚葉洞腫瘍 endodermal sinus tumor より primitive endodermal tumor が腫瘍の本質を表した名称として推奨されている。

臨床事項

　30 歳以下に多く，片側性が多い。腹部膨隆，腫瘤感や腹痛など様々な腹部症状を呈する。血清 AFP 値の上昇が認められる。化学療法への感受性は高く，予後は良好である。

病理所見

　特徴的な以下の組織像を呈し，多くの場合，複数の組織像が混在する。それらは，①微小囊胞状・網状 microcystic and reticular，②乳頭状・花鎖様 papillary and festoon，③充実性 solid，④多小胞状卵黄囊 polyvesicular vitelline，⑤篩状・管状 cribriform-tubular，⑥腺管 glandular，⑦壁側板型 parietal，⑧肝様 hepatoid である。

　最も頻度が高いのは網状で，細胞密度の低いまたは粘液腫様間質内に，淡明な細胞質を有する立方形ないし扁平な腫瘍細胞が迷路様構造や微小囊胞を形成して増殖する。腫瘍細胞の細胞質はグリコーゲンや脂肪に富む。細胞内外に好酸性硝子小体 eosinophilic hyaline globule がみられる。血管周囲に高円柱状の腫瘍細胞が配列し，その外側の空隙を介してさらに扁平な腫瘍細胞が取り囲んで形成される構築は Schiller-Duval body とよばれ

る。充実性に増殖する腫瘍細胞は淡明で豊富な細胞質を有することが多いが，小型で細胞質に乏しい腫瘍細胞で構成されることもある (blastemal-like)。多小胞状卵黄嚢型とは，ヒト初期胚の二次卵黄嚢に類似した多数の小嚢胞構造が線維性間質内に増殖し，被覆細胞は淡明な細胞質を有する単層の扁平な細胞である。扁平な腫瘍細胞は円柱状細胞へと移行し，移行部が小胞からくびれて内胚葉性の腺管を形成する。乳頭状構造や腺管を形成する上皮細胞は円柱状で，核下・核上空胞を有し分泌期子宮内膜腺に類似する。肝様型は，肝細胞に類似する好酸性の腫瘍細胞が充実性胞巣状，管状，索状に配列する。間質に基底膜物質が認められることがある。

　免疫組織化学的に，AFP，SALL4 や glypican 3 が陽性で，cytokeratin 7，EMA は陰性である。

C　胎芽性癌 Embryonal carcinoma

　大型の未熟な腫瘍細胞が充実性，乳頭状あるいは腺管状に増殖する腫瘍で，精巣に発生するものと同様である。純粋型は稀で，他の胚細胞腫瘍と混在することが多い。

臨床事項

　小児から若年層にみられる。内部に大小様々な嚢胞を伴う充実性腫瘤を形成し，腹部腫瘤感をもたらす。また，腫瘤内の出血，梗塞による骨盤痛や腹痛で発症することがある。月経異常や早発思春期がみられる。血清hCGβ値の上昇がしばしばみられる。

病理所見

　胎芽期の未熟な上皮様の異型細胞が乳頭状，管状構造あるいは充実性の増殖を示す腫瘍である。腫瘍細胞は高円柱状で大型，細胞境界は不明瞭，核は長円形，核小体

は明瞭で，核分裂が目立つ。

免疫組織化学的に，hCGβ，cytokeratin，OCT4，CD30 が陽性で，D2-40，CD117 (KIT) は陰性である。

D　非妊娠性絨毛癌 Non-gestational choriocarcinoma

胎生期の胎盤絨毛組織に類似する胚細胞腫瘍である。純粋型は稀で，多くは混合型胚細胞腫瘍内に混在してみられる。

臨床事項

悪性卵巣腫瘍の 1% 未満と稀な腫瘍である。小児もしくは若年層に多く，早発思春期や性器出血で発症する。ごく稀に閉経後にみられることもある。血清 hCGβ 値が種々の程度に上昇する。出血や梗塞を伴う腫瘤形成が認められる。化学療法の有効性は妊娠性絨毛癌に比して低く，予後不良である。

病理所見

類円形で単核の細胞性栄養膜細胞 cytotrophoblast (CT)，多核で好塩基性の広い細胞質を有する合胞体性栄養膜細胞 syncytiotrophoblast (ST)，中間型栄養膜細胞 intermediate trophoblast (IT) にそれぞれ類似する腫瘍細胞で構成され，高度の細胞異型を示す。多くの場合，CT の集団を ST が囲む。

免疫組織化学的に，hCGβ は主に ST に陽性であるが，CT も一部陽性を示す。IT にはヒト胎盤ラクトーゲン human placental lactogen (hPL) が陽性である。

E　成熟奇形腫 Mature teratoma

成熟した 2 胚葉あるいは 3 胚葉由来の体細胞組織で構成される腫瘍である。

臨床事項

卵巣腫瘍全体の約 20％を占める。発生年齢層は幅広いが，生殖年齢に多い。多くは囊胞性であるが，稀に充実性のこともある。囊胞性のものは皮様囊腫 dermoid cyst ともよばれる。両側性発生が約 10％にみられる。症状として，腹痛や腹部腫瘤感，腹部膨満がみられるが，偶発的に発見されることが多い。

病理所見

通常の成熟奇形腫では，表皮，毛囊，毛髪，皮脂腺，汗腺，呼吸上皮，軟骨，平滑筋，脂肪組織，神経膠組織，脈絡叢，神経節，網膜，小脳，メラノサイト，消化管上皮，骨，甲状腺などが認められるが，その他の組織も極めて稀ながら出現することがある。

F 未熟奇形腫 Immature teratoma

胎芽期の組織に類似する未熟組織（多くの場合，未熟な神経外胚葉成分）を含む奇形腫である。その極型は，個体発生初期の胎芽に類似した embryoid body のみの増殖によって構成され，かつて多胎芽腫 polyembryoma とよばれていた腫瘍である。

臨床事項

未分化胚細胞腫と並んで多い悪性胚細胞腫瘍である。通常，30 代までに発生する。大型の片側性腫瘤で，充実性ないし充実性成分を多く含む囊胞性腫瘤を形成する。症状や発見の契機は，成熟奇形腫と同様である。進行期，転移の有無，Grade が予後を決定する。

病理所見

未熟な組織と成熟した組織が様々な割合で混在する。未熟組織は神経管・ロゼットを形成する神経上皮，分裂

表6	未熟奇形腫の異型度分類（Grading）

Grade 1：未熟な神経上皮成分を最も多く含む標本において，同成分の合計面積が，低倍率（対物×4）で1視野の範囲に収まる。
Grade 2：未熟な神経上皮成分を最も多く含む標本において，同成分の合計面積が，低倍率（対物×4）で3視野をこえない範囲に収まる。
Grade 3：未熟な神経上皮成分を最も多く含む標本において，同成分の合計面積が，低倍率（対物×4）で3視野をこえる範囲を占める。

活性を有する神経膠細胞の密集・集蔟，骨・軟骨，骨格筋，腸管上皮や肝組織などを模倣する上皮成分などで構成される。評価の再現性が高いなどの理由から，神経上皮成分の割合に基づいて組織学異型度が決定され，予後推定の指標とされる。異型度は Grade 1～Grade 3 に分類され，Grade 1 が低異型度，Grade 2，Grade 3 が高異型度として扱われる。具体的な評価方法を 表6 に示す。正確な異型度評価のためには多数のサンプリングが望ましく，径1cm ごとに1個のブロックが目安とされる。

　卵巣外の播種巣，リンパ節転移も卵巣とは別に組織学的異型度の評価を行う。成熟した神経膠組織のみからなる腹膜播種巣はいわゆる Grade 0 に相当し，腹膜神経膠腫症 peritoneal gliomatosis とよばれるが，これが真の播種巣ではなく，奇形腫に由来する液性因子によって生じるという化生説がある。

G　混合型胚細胞腫瘍 Mixed germ cell tumor

　2種類以上の組織型の悪性胚細胞腫瘍で構成される腫瘍である。

臨床事項

　若年層に多く，悪性胚細胞腫瘍の約8％を占め，未分化胚細胞腫と卵黄嚢腫瘍の混合が最も多い。30％以上

で早発思春期を来す。血清中の LDH, AFP, hCG の値が上昇することがある。卵黄嚢腫瘍，胎芽性癌，未熟奇形腫 Grade 3 の成分が多いものは予後が不良である。

> **VII** 単胚葉性奇形腫および皮様嚢腫に伴う体細胞型腫瘍 Monodermal teratoma and somatic-type tumors arising from dermoid cyst

A　良性卵巣甲状腺腫 Struma ovarii, benign

すべて，あるいは大部分が甲状腺組織よりなる奇形腫である。他の奇形腫成分と混在する場合は卵巣甲状腺腫を伴う奇形腫とする。甲状腺組織が顕微鏡的に混在する程度のものは，単に奇形腫とする。

臨床事項

多くは生殖年齢にみられる。片側性の充実成分を主体に嚢胞成分の混在する腫瘤であり，MRI 画像でステンドグラスパターンをみる。稀に，甲状腺機能亢進を伴うことがある。30％弱の症例に腹水を伴う。

病理所見

通常の甲状腺組織と区別できないものから，腺腫様甲状腺腫や濾胞腺腫様の像を示すものなどがある。

B　悪性卵巣甲状腺腫 Struma ovarii, malignant

卵巣甲状腺腫から発生する悪性腫瘍として最も頻度が高いのは甲状腺乳頭癌であるが，濾胞癌がそれに次ぐ。稀に悪性と認識できない卵巣甲状腺腫の像を呈する腫瘍が腹膜に播種病変を来すことがある。同病変は，かつては良性甲状腺腫症とよばれていたが，現在では悪性腫瘍の腹膜播種と考えられ，"highly differentiated follicular carcinoma" とよばれる。

C カルチノイド腫瘍 Carcinoid tumor

消化管の高分化神経内分泌腫瘍 neuroendocrine tumor（NET）Grade 1 に類似した腫瘍である。

臨床事項

発生頻度は稀で，若年者から高齢者まで発症がみられる。主に片側性で，成熟奇形腫や卵巣甲状腺腫，稀に粘液性嚢胞腺腫腫の中に結節もしくは腫瘤としてみられることがある。ペプチド YY 産生腫瘍では，高度な便秘を伴う。

病理所見

島状や索状パターンをとるものが多い。特殊なカルチノイド腫瘍として，甲状腺腫性カルチノイドと粘液性カルチノイドがある。悪性経過を示すのは，ほとんどが粘液性カルチノイドないし島状カルチノイドである。

1. 甲状腺腫性カルチノイド Strumal carcinoid

卵巣に特有のカルチノイド腫瘍であり，甲状腺腫腫部分，カルチノイド部分，両者が混在する部分を含む。カルチノイド部分は索状配列を示すことが多い。甲状腺濾胞上皮とカルチノイド細胞の中間移行型細胞も存在する。

2. 粘液性カルチノイド Mucinous carcinoid

杯細胞性カルチノイドともよばれる。杯細胞様細胞と小型円柱上皮とが小管腔を形成して増殖する。

D 神経外胚葉性腫瘍 Neuroectodermal-type tumors

ほとんどが神経外胚葉成分で構成される腫瘍である。

臨床事項

若年者を中心に様々な年代に発症する。通常，片側性に大きく柔らかな充実性ないし一部に嚢胞部分を伴う腫瘤として認められる。腫瘤内の出血や梗塞によって腹痛

を呈することも多い。

病理所見

神経系腫瘍の様々な方向へ分化するものが含まれる。上衣腫 ependymoma のようによく分化したもの，原始神経外胚葉性腫瘍 primitive neuroectodermal tumor (PNET)，髄上皮腫 medulloepithelioma のような低分化なもの，膠芽腫 glioblastoma multiforme のような退形成性のものなどがある。

E　脂腺腫瘍 Sebaceous tumors

脂腺腺腫 sebaceous adenoma と脂腺癌 sebaceous carcinoma がある。

F　他の単胚葉性奇形腫 Other rare monodermal teratomas

極めて稀である。プロラクチン産生腺腫，網膜細胞腫瘍のほか，成熟神経膠組織，上衣細胞，呼吸上皮，メラノサイトなどが単独に増殖する腫瘍が報告されている。

G　癌 Carcinomas

成熟奇形腫における悪性転化の約 80％を扁平上皮癌が占め，腺癌は 7％程度で 2 番目に多い。50 代〜60 代を中心に発生年齢は幅広く，成熟奇形腫よりも 20 歳程高い。片側性が多い。周囲臓器への浸潤による症状を呈することがある。

1.　扁平上皮癌 Squamous cell carcinoma

成熟奇形腫から発生する悪性腫瘍の大部分は扁平上皮癌である。稀に上皮内癌の状態で発見される。

2.　その他 Others

Paget 病を含む腺癌，小細胞癌，基底細胞癌，移行上皮癌，未分化癌，癌肉腫などの発生の報告がある。

胚細胞・性索間質性腫瘍 Germ cell-sex cord-stromal tumors

胚細胞，性索細胞，間質細胞の混合性増殖からなる稀な腫瘍である。

A 性腺芽腫（悪性胚細胞腫瘍を伴う性腺芽腫を含む）Gonadoblastoma, including gonadoblastoma with malignant germ cell tumor

胚細胞と性索間質細胞の混合性増殖からなり，発生途中の卵巣ないし精巣を模倣する腫瘍である。

臨床事項

若年層に発生し，無月経や画像上の石灰化を契機に発見されることがある。径 2〜3 cm の充実性腫瘍で，40％以上は両側性である。大部分は，染色体が 46,XY ないし 45,X/46,XY といった男性核型で，表現型女性の発育不全のある性腺 dysgenetic gonad に発生するが，ごく稀に 46,XX の正常女性核型にもみられる。半数に男性化徴候が認められる。

病理所見

大型の未熟胚細胞と未熟な性索細胞が胞巣を形成して増殖する。性索細胞は，小型類円形で N/C 比が高く，胚細胞や好酸性の球状基底膜物質を取り囲む。胞巣間の間質は線維性で，黄体化細胞やライディッヒ細胞がみられることもある。石灰化が認められることが多い。半数以上の症例で，二次的に未分化胚細胞腫または他の胚細胞腫瘍を伴う。

B 分類不能な混合型胚細胞・性索間質性腫瘍 Mixed germ cell-sex cord-stromal tumor, unclassified

生殖細胞と性索成分が混在する一方，性腺芽腫として明らかな特徴は認められない。

10歳未満の性腺発育不全のない女児に片側性の大きな充実性腫瘤として認められる。約10％に未分化胚細胞腫や他の悪性胚細胞腫瘍の合併がみられる。

IX　その他の腫瘍 Miscellaneous tumors

このカテゴリーには頻度が稀な腫瘍，あるいは起源が不明な腫瘍が含まれる。

A　卵巣網の腫瘍 Tumors of the rete ovarii

卵巣門部に発生する上皮性腫瘍である。診断確定のためには他の原発性上皮性卵巣腫瘍，転移性腫瘍である可能性を除外する必要がある。

臨床事項

頻度は稀で，閉経後にみられる。片側性単房性の嚢胞として捉えられることが多い。

病理所見

卵巣網嚢胞 rete cyst（嚢胞腺腫 cystadenoma）は少量の好酸性細胞質を有する立方状ないし円柱状の細胞で被覆され，細胞異型は認められない。腺腫 adenoma は小型腺管の密集で構成される周囲境界明瞭な病変で，腺管の嚢胞状拡張，乳頭状発育，軽度の細胞異型がみられることがある。腺癌 adenocarcinoma では篩状腺管，乳頭状あるいは充実性増殖，細胞異型，核分裂がみられる。

B　ウォルフ管腫瘍 Wolffian tumor〔ウォルフ管遺残を起源とする可能性がある女性付属器腫瘍 Female adnexal tumor with probable Wolffian origin（FATWO）〕

　ウォルフ管に由来する腫瘍で，卵巣や傍卵管，広間膜などに発生する。

臨床事項

　閉経後に多いが，若年層から高齢者に至るまで幅広い年齢で発生する腫瘍で，頻度は稀である。片側性に充実性ないし一部に嚢胞を伴う腫瘤として認められる。多くは良性の経過を示すが，卵巣外進展や再発を来すことがある。

病理所見

　割面の色調は灰白色または黄色調である。立方状ないし円柱状細胞が，嚢胞状，裂隙ないし網目状の管腔構造，充実性増殖を示す。細胞異型はみられず，核分裂は少ない。

　免疫組織化学的に，cytokeratin 7，EMA，inhibin-α，calretinin，CD10，CD117 (KIT)，estrogen receptor，androgen receptor などが陽性である。

C　小細胞癌 Small cell carcinoma

1.　高カルシウム血症型 Hypercalcemic type

　主として小型異型細胞で構成される腫瘍である。上皮性腫瘍と考えられているが，起源は必ずしも明らかでない。

臨床事項

　20代〜30代の若年層に多くみられ，小児や40代でも発生することがある。70%弱に高カルシウム血症が認められるが，腫瘍随伴徴候を来すことは少ない。通常，片側性の大きな充実性腫瘤として捉えられるが，半数に腹膜播種病巣がみられる。

病理所見

　割面は灰白色調で，しばしば出血・壊死，嚢胞変性がみられる。細胞質に乏しい N/C 比の高い異型細胞のび

まん性増殖で構成されるが，胞巣状あるいは索状配列，濾胞様空隙がみられることがある。腫瘍細胞は細胞質に乏しく，核は比較的均一な類円形で，クロマチンは増量するがしばしば凝集し，小型の核小体が認められる。紡錘形細胞や好酸性細胞質を有する大型細胞，横紋筋様（ラブドイド）細胞，粘液細胞で被覆された管腔，嚢胞や，稀に印環細胞が認められる。

免疫組織化学的に，WT1 が陽性である他，cytokeratin，EMA，CD10，calretinin が陽性となる。副甲状腺ホルモン関連蛋白 parathyroid hormonerelated protein（PTHrP）が陽性となることもある。

2. 肺型 Pulmonary type

肺小細胞癌と同様の組織像を示す悪性腫瘍で，上皮由来であると考えられている。

臨床事項

多くは閉経後にみられ，大型の充実性腫瘤を形成する。両側性で，卵巣外進展を伴う進行例が多く，予後不良である。

病理所見

円形，卵円形ないし紡錘形核をもつ N/C 比の高い細胞がびまん性あるいは胞巣状に増殖する。高カルシウム血症型と比較してクロマチンの増量により核内構造が不明瞭である。核の相互封入像，挫滅も特徴的な所見である。ロゼット形成がみられることも少なくない。類内膜癌や粘液性癌などの上皮性腫瘍が併存することもある。

免疫組織化学的に，神経内分泌マーカーである CD56，chromogranin-A，synaptophysin などが陽性となる。TTF-1 が陽性となることがあるため，肺小細胞

癌の転移との鑑別を要する。

D　ウィルムス腫瘍 Wilms tumor（腎芽腫 Nephro-blastoma）

　小児の腎臓に発生するウィルムス腫瘍と同様の形態を示す。極めて稀な悪性腫瘍で，片側性に，嚢胞を伴う充実性腫瘤として捉えられる。ときに卵巣で認められる後腎組織ないし原始中胚葉が起源である。

病理所見

　上皮成分，間葉成分のほか，blastema とよばれる未分化な細胞の増殖で構成される。上皮成分は腎尿細管や糸球体の構築を模倣する。

E　傍神経節腫 Paraganglioma

　副腎髄質に発生する褐色細胞腫と同様の形態を示す腫瘍である。傍卵巣領域に存在する自律神経節 autonomic ganglia に関連する特殊な神経堤由来細胞（傍神経節 paraganglia）が起源として想定されているが，奇形腫に合併した例が報告されていることから，一部は胚細胞性である可能性がある。

臨床事項

　発生年齢は幅広い。アドレナリンやノルアドレナリンの産生によって高血圧症を合併することがある。充実性腫瘤として捉えられる。長期予後は不明だが，境界悪性あるいは低悪性度の腫瘍に準じて扱われる。

病理所見

　豊富な好酸性ないし淡明な顆粒状細胞質と円形の核を有する多稜形の上皮様細胞が，繊細な線維血管性の間質の介在を伴う充実性胞巣を形成して増殖する。

　免疫組織化学的に，chromogranin-A, synaptophysin

などの神経内分泌マーカーが陽性で，cytokeratin，EMA などの上皮性マーカーは陰性である。

F 充実性偽乳頭状腫瘍 Solid pseudopapillary neoplasm

膵臓に発生する同名の腫瘍と同様の形態を示す腫瘍で，起源は不明である。文献的には壊死，脈管侵襲，多数の核分裂を伴った場合の死亡例が報告されており，境界悪性ないし低悪性度の腫瘍として位置づけられている。

臨床事項

発生年齢は幅広い。囊胞を伴う充実性腫瘤である。

病理所見

均一な円形の核と淡明な顆粒状細胞質を有する細胞の充実性増殖で構成される。随所で腫瘍細胞の一部が変性・脱落し，血管周囲の腫瘍細胞が残存するため，乳頭状に発育しているようにみえる（偽乳頭状構造）。

免疫組織化学的に，CD10, CD56, CD117（KIT）が陽性となる他，核と細胞質が β-catenin 陽性である。

X 中皮腫瘍 Mesothelial tumors

卵管腫瘍・腹膜腫瘍の項（265 頁）を参照。

XI 軟部腫瘍 Soft tissue tumors

卵巣では，粘液腫 myxoma，平滑筋腫 leiomyoma，血管腫 hemangioma，神経原性腫瘍 neurogenic tumor，脂肪腫 lipoma，リンパ管腫 lymphangioma，類上皮血管内皮腫 epithelioid hemangioma，軟骨腫 chondroma，骨腫 osteoma，神経節神経腫 ganglioneuroma，デスモイド腫瘍 desmoid tumor（線維腫症

fibromatosis），平滑筋肉腫 leiomyosarcoma，血管肉腫 angiosarcoma，低悪性度粘液線維肉腫 low-grade fibromyxoid sarcoma，腎臓外ラブドイド腫瘍 extra-renal rhabdoid tumor，骨肉腫 osteosarcoma，軟骨肉腫 chondrosarcoma，横紋筋肉腫 rhabdomyosar-coma，滑膜肉腫 synovial sarcoma などの良性ないし悪性の軟部腫瘍が発生する。

XII 腫瘍様病変 Tumor-like lesions

A 卵胞嚢胞 Follicle cyst

顆粒膜細胞で被覆された生理的嚢胞である。

> 臨床事項

性成熟期だけでなく，新生児や思春期や閉経期にもみられることがある。新生児にみられる卵胞嚢胞は破綻や捻転を来すことがある。通常単発性で，壁の薄い嚢胞を呈する。一般的には径 3 cm をこえるものを卵胞嚢胞とよび，径 1〜3 cm のものを嚢胞状卵胞とよぶ。多くは自然消退する。皮膚カフェオレ斑，線維性骨異形成，早発思春期を三主徴とする McCune-Albright 症候群では多発することがある。

> 病理所見

表面は平滑で，内容液は透明である。一層ないし数層程度の顆粒膜細胞で被覆され，周囲には莢膜細胞が存在する。

B 黄体嚢胞 Corpus luteum cyst

径 3 cm をこえる嚢胞化した黄体である。

> 臨床事項

性成熟期にみられる。無症状で自然に退縮することが

多いが，破綻して出血を来すことがある。嚢胞内腔には血液が貯留している。

　豊富な好酸性の細胞質を有する黄体化した顆粒膜細胞と比較的小型の莢膜細胞で構成される。

C　大型孤在性黄体化卵胞嚢胞 Large solitary luteinized follicle cyst

　黄体化細胞で構成される片側性の大型嚢胞である。

　妊娠中に認められる。hCG に対する異常な反応であると考えられているが，内分泌学的徴候は認められない。捻転を来し，腹痛の原因となることがある。臨床的に卵巣腫瘍との鑑別が必要となる場合がある。

　薄い壁を有する単房性嚢胞で，径 20 cm をこえることが少なくない。内容液は水様である。豊富な好酸性あるいは空胞化した細胞質を有する顆粒膜細胞で被覆され，周囲には莢膜細胞が存在する。莢膜細胞には多形性に富む大型細胞が散見されるが，核分裂は認められない。

D　黄体化過剰反応 Hyperreactio luteinalis

　両側性の多発性卵胞嚢胞で，黄体化を示す。

　妊娠，排卵誘発剤，多胎，胎児水腫，絨毛性疾患に伴って認められることが多い。医原性のものは卵巣過剰刺激症候群 ovarian hyperstimulation syndrome（OHSS）とよばれる。径 1〜4 cm の多発嚢胞によって卵巣が腫大し，10 cm をこえることがある。

病理所見

　黄体化した顆粒膜細胞からなる嚢胞を莢膜細胞が取り囲んでいる。浮腫，間質細胞の黄体化が認められる。

E　妊娠黄体腫 Pregnancy luteoma

　妊娠に伴って発生する黄体化細胞の過形成による単発ないし多発の結節である。

臨床事項

　経産婦の妊娠後期に発生する。大きいものは径 20 cm をこえる。帝王切開術や分娩後に卵管結紮を行う際に見つかることが多い。ときに機能性で，男性化徴候を示す。分娩後には消退する。

病理所見

　好酸性の細胞質を有する黄体化した顆粒膜細胞の充実性，索状あるいは濾胞状の増生からなる。妊娠黄体腫との鑑別を要する妊娠黄体は，妊娠初期に生じ，黄体化した顆粒膜細胞と莢膜細胞からなる。また，妊娠黄体は大きさが数 cm にとどまり，脳回状であることなどからも妊娠黄体腫と鑑別される。

F　間質過形成 Stromal hyperplasia

　両側卵巣の間質細胞の過形成によるびまん性腫大である。

臨床事項

　性腺刺激ホルモンの増量に対する反応性の変化で，卵巣は軽度の腫大を示す。閉経期，閉経後などに偶然見つかることが多い。稀に内分泌学的徴候を伴う。

病理所見

　卵円形ないし紡錘形の間質細胞が境界不明瞭な結節を形成しながら，あるいはびまん性に増殖する。黄体化細

胞は認められない。

G　間質莢膜細胞過形成 Stromal hyperthecosis

　間質内の黄体化細胞の増殖である。間質過形成に伴って認められることが多い。

臨床事項

　閉経後にみられることが多い。高インスリン血症，アンドロゲン過剰産生，性腺刺激ホルモンの分泌異常などによって生じると考えられている。

病理所見

　豊富な好酸性あるいは淡明な細胞質を有する黄体化間質細胞が孤在性に，あるいは集簇を形成して増生する。多数の結節を形成することもある。

H　線維腫症 Fibromatosis

　膠原線維の蓄積を伴う線維芽細胞の増殖による腫瘍類似病変である。卵胞などの既存の構造物は保持される。軟部組織に発生する線維腫症（デスモイド腫瘍）とは関連がない。

臨床事項

　閉経前に発生する。多くは卵巣の軽度腫大として捉えられる。月経異常や腹痛を来すことがある。

病理所見

　片側性であることが多いが，両側に発生することもある。径 5〜10 cm で，表面は平滑で硬く，割面は灰白色調かつ充実性を呈する。散在性に卵胞の残存が認められる。紡錘形細胞が束状に錯綜しながら，あるいは花むしろ状に増生する。線維腫とは卵胞を巻き込むことがない点で区別される。間質浮腫，黄体化間質細胞，性索様構造物がみられることもある。

I 広汎性浮腫 Massive edema

高度の間質浮腫によって卵巣が腫大する状態である。

臨床事項

若年層にみられる。片側の卵巣の腫大として捉えられる。茎捻転を来しやすく，腹痛で発症することがある。男性化徴候を伴うことがある。

病理所見

卵巣間質に蛋白成分を含む水様液が貯留し，卵胞が散見される。黄体化間質細胞の増生を伴うことがある。様々な良性，悪性腫瘍に合併することがある。

J ライディッヒ細胞過形成 Leydig cell hyperplasia （門細胞過形成 Hilar cell hyperplasia）

hCG，プロゲステロンなどによって誘発される卵巣門部におけるライディッヒ細胞の過形成である。

臨床事項

妊娠時あるいは閉経以降に認められる。男性化徴候がみられることがある。

病理所見

顕微鏡的サイズであることが多い。卵巣門部で好酸性の細胞質を有する細胞がシート状に増殖して境界不明瞭な結節を形成する。構成細胞は多稜形で，細胞質内ではリポフスチン，ラインケ結晶が認められる。卵巣網，神経束が混在する。間質や莢膜細胞の過形成が併存することがある。

K その他 Others

妊娠時顆粒膜細胞過形成 granular cell proliferation of pregnancy，異所性脱落膜 ectopic decidua （脱落膜症 deciduosis），自己免疫性卵巣炎 autoimmune oophoritis，中皮過形成 mesothelial hyperplasia，放線菌などによる卵管・卵巣膿瘍 tubo-ovarian abscess，肉芽腫性炎症が腫瘍に類似することがある。

リンパ性・骨髄性腫瘍 Lymphoid and myeloid tumors

卵巣では様々な造血器腫瘍が発生するが，多くは卵巣以外で発生した腫瘍の進展による二次性のものである。

A 悪性リンパ腫 Malignant lymphoma

臨床事項

びまん性大細胞型 B 細胞リンパ腫diffuse large B cell lymphoma の頻度が比較的高いが，小児例ではバーキットリンパ腫が好発する。初発時に卵巣以外の臓器に病巣が存在しない場合には原発性であると判断されるが，頻度は稀で，リンパ節ないし節外性悪性リンパ腫に伴って認められるものが多い。卵巣原発のほとんどが片側性であるのに対して，二次性のものは約半数が両側性で，腫瘍径が小さい傾向がある。濾胞性リンパ腫，リンパ芽球性リンパ腫，未分化大細胞型リンパ腫，濾胞辺縁帯 B 細胞リンパ腫，血管内 B 細胞リンパ腫などが原発性として報告されているが，ホジキンリンパ腫は極めて稀である。

病理所見

びまん性大細胞型 B 細胞リンパ腫は腫瘍細胞間の随伴性硬化や炎症細胞浸潤などによる修飾像が加わり，索状配列，上皮様配列，濾胞構造などを呈することや，腫瘍細胞が紡錘形であるために肉腫に類似することがある。

小細胞癌や未分化癌，顆粒膜細胞腫などとの鑑別のた

めに，リンパ球系マーカー（CD3，CD5，CD10，CD20，CD30，bcl-1，bcl-2 など）の免疫組織化学や遺伝子検索が行われることがある。

B　形質細胞腫 Plasmacytoma

臨床事項

卵巣に限局する形質細胞腫は極めて稀である。骨髄像が正常かつ形質細胞が 5％以下のものを卵巣原発とする。片側性が多く，右側よりも左側の卵巣に発生することが多いとされる。

病理所見

比較的均一な形質細胞様異型細胞がシート状に増殖する。腫瘍細胞周囲の随伴性硬化のために，ときとして低分化腺癌（原発性，転移性）との鑑別が困難なことがある。

免疫組織化学的に，CD138 が陽性となる他，免疫グロブリン軽鎖である κ 鎖，λ 鎖のいずれか一方が陽性の細胞が圧倒的に優勢となる。この現象は軽鎖制限とよばれ，診断的価値がある。

C　骨髄性腫瘍 Myeloid neoplasms

骨髄球系細胞に由来する悪性腫瘍である。限局性腫瘤を形成する場合は骨髄肉腫 myeloid sarcoma（顆粒細胞肉腫 granulocytic sarcoma）とよばれる。

病理所見

幼若な中型の骨髄球系細胞が孤立散在性，索状あるいはびまん性に浸潤する像が認められる。単球様細胞や好酸球前駆細胞が混在することがある。膠原線維の増加による硬化性変化を伴っていることが多い。膠原線維間で腫瘍細胞が索状に配列する場合には乳腺の浸潤性小葉癌に類似する。

　免疫組織化学的に，myeloperoxidase，CD13，CD33 などが陽性となる。

二次性腫瘍 Secondary tumors （転移性腫瘍 Metastatic tumors）

臨床事項

　卵巣に他臓器発生の腫瘍が転移を来した場合は両側性が多いが，片側性のことも稀ではない。結腸や直腸，子宮などの近接臓器からの転移の頻度が高い。乳癌，胃癌，肺癌，膵臓癌，胆嚢癌など，消化器癌の転移も少なくなく，白血病や悪性リンパ腫の浸潤も比較的多い。大腸を原発とする転移性卵巣癌，特に虫垂の低悪性度粘液性腫瘍の卵巣転移は，卵巣原発の粘液性腫瘍に酷似することがある。腹膜偽粘液腫 pseudomyxoma peritonei を伴う卵巣粘液性腫瘍と診断されてきた例の多くは虫垂原発であると考えられている（216 頁）。粘液が僅少である場合は卵巣類内膜癌と間違われることがある。

病理所見

　クルケンベルグ腫瘍 Krukenberg tumor は印環細胞の増殖と線維増生によって特徴づけられる転移性腫瘍で，消化管，特に胃癌に由来するものが多い。通常，両側性である。稀に卵巣原発の腺癌がクルケンベルグ腫瘍に類似した組織を示すことがある。

　卵巣腫瘍が他臓器からの転移であることを示唆する所見としては，①両側性である，②腫瘍が多結節状（八頭状）である，③腫瘤径が小さい，④卵巣表面あるいは皮質に腫瘍が存在している，⑤線維形成性間質反応を伴って侵入性に浸潤する，⑥卵巣門部で脈管侵襲が認められ

る，などが挙げられる。広範な壊死（いわゆる dirty necrosis）は大腸癌の転移でしばしば認められる。

　原発巣を推定するためには免疫組織化学が有用であるが，使用する抗体の感度と特異度を理解し，複数の抗体を組み合わせて施行することが望ましい。

　二次性腫瘍の正確な診断のためには臨床情報，肉眼および組織学的所見，あるいは免疫組織化学的形質などの総合的評価が不可欠である。

❷ 卵管腫瘍 Tubal tumors
❸ 腹膜腫瘍 Peritoneal tumors

　卵管，腹膜，卵巣では共通の腫瘍が多い。したがって，ここでは卵管腫瘍と腹膜腫瘍の中で比較的頻度の高いものを中心に解説する。

Ⅰ　上皮性腫瘍 Epithelial tumors

1. 漿液性腺線維腫 Serous adenofibroma

　卵巣の漿液性腺線維腫と同様の腫瘍である（208 頁を参照）。

2. 漿液性卵管上皮内癌 Serous tubal intraepithelial carcinoma（STIC）

臨床事項

　卵管に存在する非浸潤性漿液性癌である。卵巣ないし腹膜の高異型度漿液性癌の症例で偶然認められることがある他，*BRCA1* ならびに *BRCA2* の生殖細胞系列変異を有する症例に対して行われるリスク低減卵管卵巣摘出術 risk-reducing salpingo-oophorectomy によって切除された卵管で認められることがある。大部分は卵管采

に存在している。STIC は非浸潤性の上皮内癌ではあるが，卵管切除検体で偶然認められた後に卵巣や腹膜に播種する可能性があるため，注意を要する。そのため，これを pTis ではなく，pT1 として表記するという考え方がある。高異型度漿液性癌の主たる局在が卵巣であっても，卵管の検索によって STIC が認められ，かつ卵巣の病変が卵管からの直接浸潤，あるいは転移であることを示す所見がある場合には卵管原発とする。

病理所見

　核の腫大や大小不同，形状不整を示し，核小体が明瞭な多形性に富む腫瘍細胞で構成される。種々の程度に重積し，しばしば腫瘍細胞の小集塊が浮遊している。線毛は認められない。

　免疫組織化学的に，ほとんどが p53 強陽性であるが（ミスセンス型変異），ナンセンス型変異などで蛋白質欠失により完全に陰性となることもある。

3. 漿液性境界悪性腫瘍 Serous borderline tumor

　卵巣の漿液性境界悪性腫瘍と同様の腫瘍である（209頁を参照）。

4. 低異型度漿液性癌 Low-grade serous carcinoma

　卵巣の低異型度漿液性癌と同様の腫瘍である（211頁を参照）。

5. 高異型度漿液性癌 High-grade serous carcinoma

　卵巣の高異型度漿液性癌と同様の腫瘍である（211頁を参照）。

6. その他の上皮性腫瘍 Other epithelial tumors

　類内膜癌，明細胞癌，粘液性癌，扁平上皮癌などが発生することがあるが，極めて稀である。卵管の粘液性癌

は粘液化生に合併し，かつ子宮頸部や子宮内膜，卵巣の粘液性腫瘍と合併することがあり，特に Peutz-Jeghers syndrome（PJS）との関連が知られている。

Ⅱ 中皮腫瘍 Mesothelial tumors

1. アデノマトイド腫瘍 Adenomatoid tumor

子宮体部に発生するアデノマトイド腫瘍と同様の形態を示す良性腫瘍である。卵管・卵巣に好発するが，腹膜に発生することは稀である。

2. 高分化型乳頭状中皮腫 Well-differentiated papillary mesothelioma

臨床事項

緩徐な経過をたどる稀な中皮由来の腫瘍で，良性として扱われる。腹膜に発生し，単発で径 2cm 未満であることが多いが，多発する場合は悪性の経過を示す例が報告されている。

病理所見

細胞異型に乏しい扁平ないし立方状の細胞の増殖で構成され，管状，乳頭状あるいは管状乳頭状構築を示す。

3. 悪性中皮腫 Malignant mesothelioma

腹膜を被覆している中皮細胞から発生する悪性腫瘍である。

臨床事項

アスベスト暴露との関連が知られているが，暴露歴がない例もみられる。多くは 40 代〜70 代に発生するが，若年例も報告されている。初発症状として腹部膨満や腹水貯留が多い。腹腔内ではびまん性に小結節や斑状隆起が認められる。

病理所見

　上皮型，肉腫型，二相型に分類されるが，上皮型がほとんどを占める。上皮型悪性中皮腫は均一な類円形の核と中等量の好酸性を示す細胞質を有する立方状細胞の乳頭状，管状あるいは充実性増殖で構成される。高異型度漿液性癌でみられるような細胞異型（多形性）は示さない。

III 平滑筋腫瘍 Smooth muscle tumors

1. 播種性腹膜平滑筋腫症 Leiomyomatosis peritonealis disseminata（びまん性腹膜平滑筋腫症 Diffuse peritoneal leiomyomatosis）

　多結節性の平滑筋増生で構成される稀な良性腹膜病変である。

臨床事項

　40 代あるいは妊娠中や出産後にみられる。経口避妊薬，エストロゲン産生卵巣腫瘍との関連も指摘されている。悪性転化を来した例が報告されている。腹膜や大網の表面にびまん性に径 1 cm 程度までの小結節を多数形成する。

病理所見

　小結節は異型に乏しい平滑筋細胞の束状増生で構成されている。子宮内膜症，卵管内膜症や脱落膜変化を示す間質細胞の混在が認められることがある。

IV 起源不明の腫瘍 Tumors of uncertain origin

1. 線維形成性小型円形細胞腫瘍 Desmoplastic small round cell tumor

臨床事項

10 代〜20 代にみられ，女性より男性に多い。腹腔や小骨盤内で腫瘤を形成する。稀に頭頸部，膵臓，精嚢，卵巣にも発生する。

病理所見

細胞質に乏しい小型円形細胞の増殖で構成される起源不明の腫瘍で，種々の程度の線維形成を伴う。腫瘍細胞は集簇を形成し，その間に線維性間質が介在する。

免疫組織化学的に，cytokeratin，EMA，desmin などが陽性となる他，WT-1，CD99（MIC2）も陽性となる。

Ⅴ　その他の原発腫瘍 Miscellaneous primary tumors

1. 孤立性線維性腫瘍 Solitary fibrous tumor

血管周皮腫様構築を示す線維芽細胞を起源とする腫瘍である。

臨床事項

胸膜に発生するものが多いが，軟部組織の他，腹膜にも発生する。周囲との境界が明瞭な腫瘤を形成する。

病理所見

類円形の核を有する線維芽細胞様細胞がケロイド様の膠原線維を伴いながら増殖する。

免疫組織化学的に，多くは CD34 が陽性となる。

2. 悪性孤立性線維性腫瘍 Malignant solitary fibrous tumor

孤立性線維性腫瘍と同様の構築，細胞像を示すものの，凝固壊死，核分裂の増加，核の多形性がみられる腫瘍である。

3. 骨盤線維腫症 Pelvic fibromatosis（デスモイド腫瘍 Desmoid tumor）

線維芽細胞・筋線維芽細胞の束状増殖で構成される腫瘍である。

臨床事項

成人に多く，約 25％は妊娠時に診断される。家族性大腸腺腫症に合併することがある（ガードナー症候群）。局所再発をしばしば繰り返すが，遠隔転移を来すことはない。腹壁，腸間膜に発生するものが主であるが，骨盤腔内に発生することがある。

病理所見

紡錘形ないし星芒状の細胞が膠原線維を伴いながら束を形成して増生する。束の間には小血管が介在する。細胞異型はみられないが，核分裂は散見されることがある。

免疫組織化学的に，α-SMA，desmin などが陽性である他，β-catenin の核内集積が約 90％の例で認められる。

4. 炎症性筋線維芽細胞腫瘍 Inflammatory myofibroblastic tumor

臨床事項

小児，若年成人の腸間膜，大網，腹腔，後腹膜に発生する。再発・転移を来すことがある。

病理所見

リンパ球や形質細胞の浸潤を伴う線維芽細胞・筋線維芽細胞様細胞の増殖で構成される。

免疫組織化学的に，α-SMA，desmin などの他，約 60％で ALK の再構成を反映し，ALK 陽性となる。組織学的所見から再発・転移のリスクを評価することは困難である。

5. 石灰化線維性腫瘍 Calcifying fibrous tumor

腸管の漿膜面に発生する良性腫瘍である。

臨床事項

思春期ないし成人に発生する。手術中に偶然見つかることが多い。

病理所見

主として膠原線維で構成される腫瘍で，異栄養性石灰化ないし砂粒小体を伴う。

免疫組織化学的に，CD34 陽性である。

6. 消化管外間質腫瘍 Extra-gastrointestinal stromal tumor

腸間膜，大網，小骨盤腔などに好発する間葉系腫瘍で，胃・消化管間質腫瘍と同様の形態，表現型を示す。

臨床事項

c-kit あるいは *PDGF* 受容体α（*PDGFRA*）の変異を伴う。周囲との境界が明瞭な腫瘍で，ときに多発し，再発もみられる。

病理所見

液状変性により嚢胞様空隙を伴うことや，出血・壊死がみられることがある。比較的均一な形態を示す紡錘形細胞が繊細な線維血管性，あるいは硝子化した間質を伴って束状に増殖する。腫瘍細胞は上皮様の形態を示すことがある。

免疫組織化学的に，CD34（50%），CD117（KIT）（90%），DOG1 が陽性となる他，α-SMA，desmin，S-100 protein なども陽性となることがある。CD117（KIT）が陰性の場合は PDGFRA が陽性となる。核分裂の増加，凝固壊死，浸潤性増殖がみられる場合は再発リ

スクが高い。

7. 類内膜間質腫瘍 Endometrioid stromal tumors

子宮体部の子宮内膜間質肉腫 endometrial stromal sarcoma と同様の形態を示す腫瘍である。

臨床事項

卵管や腹膜の子宮内膜症を背景に発生するが，子宮体部，卵巣からの播種である可能性を除外する必要がある。

病理所見

子宮体部にならって低悪性度，高悪性度に二分される。

VI 二次性腫瘍 Secondary tumors

1. 低異型度粘液性腫瘍による腹膜偽粘液腫 Low-grade mucinous neoplasm associated with pseudo-myxoma peritonei

腹膜偽粘液腫は臨床的な用語であり，腹腔内で腫瘍細胞が線維性隔壁で分画された粘液溜を形成し，その中で浮遊している状態を指す。低異型度粘液性腫瘍はほとんどが虫垂に発生するが，卵巣原発の場合には多くが奇形腫に合併する。高度の細胞異型を示す粘液性癌（214 頁）の播種とは鑑別する必要がある。

2. 膠腫症 Gliomatosis

成熟した神経膠組織で構成される小結節が腹膜に多発する状態で，多くは卵巣奇形腫に合併する。従来は奇形腫の播種であると考えられていたが，現在は奇形腫に由来する液性因子によって腹膜に存在する幹細胞から発生する可能性や，間葉系細胞の膠細胞化生である可能性が指摘されている（245 頁）。

絨毛性疾患取扱い規約

【第3版】
2011年 7月

抜粋

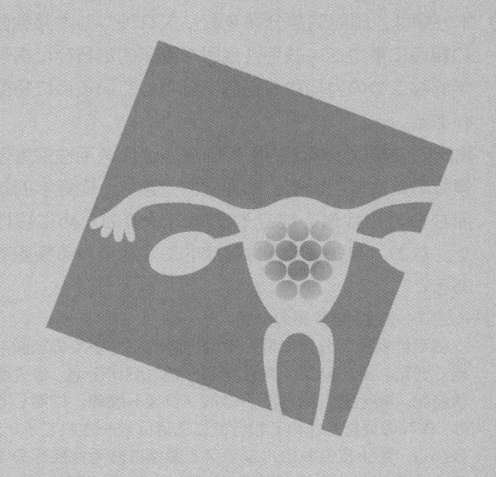

Ⅰ．絨毛性疾患の分類

A　総論

1) 胞状奇胎，侵入胞状奇胎，絨毛癌，胎盤部トロホブラスト腫瘍，類上皮性トロホブラスト腫瘍ならびに存続絨毛症の六つを絨毛性疾患と総称する。

2) 本分類は，国際的な分類を取り入れつつも本邦独自の観点に基づき，絨毛性疾患を臨床的ならびに病理学的な二つの見地から別個に分類している点に特徴がある。

3) 臨床的分類は，臨床的取扱いならびに絨毛性疾患の登録のために用いる。病理学的分類は，組織学的診断ならびに疾患の成立や病態の理解のために設けた。なお，存続絨毛症は臨床的に定められる疾患である。

▶▶注 1　　絨毛性疾患の分類

　　絨毛性疾患の分類に関しては国際的にも多くの議論を経てきた。その結果，病理学的分類（胞状奇胎，侵入胞状奇胎，絨毛癌，胎盤部トロホブラスト腫瘍）に関しては，本邦の見解も含めて世界的にもほぼ統一されてきた。しかし，類上皮性トロホブラスト腫瘍は絨毛性疾患の中の一つの疾患として認識されてはいるが，現時点ではShih & Kurman が提唱する modified WHO 分類の中に表記されているだけである。稀な疾患なので今後の検討

を要するが，いずれ国際的分類の中に組み込まれてくるものと考えられ，本規約では絨毛性疾患の中に採り上げた。

　また，臨床的分類に関しては，国際的に種々の分類がなされているのが現状である（275 頁：注 1 を参照）。本邦における臨床的分類との大きな違いは，それらの諸外国の分類の中には病理学的診断が考慮されておらず，主に予後との関連に基づいた臨床的病態所見のみによって分類されているものもある。妊孕能温存の観点からも手術材料が得にくい疾患であり，正確な組織学的診断に至らないこともあるため，欧米の分類は合理的であるとも言えるが，病理学的診断と対比した検討ができない欠点があると考えられる。そのように分類されたものの多くは本邦分類の存続絨毛症に相当する病態であり，「絨毛癌診断スコア」によって病理学的診断を推定する本邦の試みはその欠点を補うものである。

▶▶注 2　本規約では，trophoblast を「栄養膜細胞」あるいは「トロホブラスト」と記している。疾患名の呼称は「トロホブラスト」に統一しているが，「栄養膜細胞」を用いてもよい。

　　　　　例：中間型トロホブラスト腫瘍，あるいは中間型栄養膜細胞腫瘍
　　　　　　　胎盤部トロホブラスト腫瘍，あるいは胎盤部栄養膜細胞腫瘍
　　　　　　　類上皮性トロホブラスト腫瘍，あるいは類上皮性栄養膜細胞腫瘍

【付】栄養膜細胞の種類

　正常の栄養膜細胞は絨毛性（villous）と絨毛外性（extravillous）の 2 種類に大別される。

　絨毛性の栄養膜細胞の最内層は細胞性栄養膜細胞（cytotrophoblast）と呼ばれる敷石状に配列する淡明な単核細胞からなる。最外層は合胞体栄養膜細胞（syncytiotrophoblast）と呼ばれ，淡赤色の細胞質に複数の核を容れる。細胞表面には微絨毛を備えており，細胞質は

免疫組織化学染色で hCG（human chorionic gonado-tropin）陽性を示す。正常妊娠でも初期には栄養膜細胞の増殖が著しく見える場合があるが、胞状奇胎などでの増殖とは異なり、絨毛の広範囲に認められることはない。

絨毛外性の栄養膜細胞は、細胞性栄養膜細胞および合胞体栄養膜細胞の中間型を示し、中間型栄養膜細胞（intermediate trophoblast）と呼ばれる。中間型栄養膜細胞の核は細胞性栄養膜細胞のそれより大型で単核ないし多核である。細胞質は豊かで免疫組織化学染色で hPL（human placental lactogen）陽性を示すことが多い。時に hCG も陽性を示すことがある。着床部（implantation site）中間型栄養膜細胞は脱落膜で認められ、血管内壁への浸潤を示す。絨毛膜部（chorionic-type）中間型栄養膜細胞は敷石状に配列する。

細胞性栄養膜細胞、合胞体栄養膜細胞そして中間型栄養膜細胞の3種類の栄養膜細胞は、いずれも免疫組織化学染色でサイトケラチン（cytokeratin）陽性を示す。

B　臨床的分類

1）胞状奇胎　hydatidiform mole
　（1）全胞状奇胎（全奇胎）complete hydatidiform mole（complete mole）
　（2）部分胞状奇胎（部分奇胎）partial hydatidiform mole（partial mole）
2）侵入胞状奇胎（侵入奇胎）invasive hydatidiform mole（invasive mole）
　（1）侵入全胞状奇胎（侵入全奇胎）invasive complete hydatidiform mole

  （2）侵入部分胞状奇胎（侵入部分奇胎）invasive partial hydatidiform mole

3）絨毛癌　choriocarcinoma

  （1）妊娠性絨毛癌　gestational choriocarcinoma

   a. 子宮絨毛癌　uterine choriocarcinoma

   b. 子宮外絨毛癌　extrauterine choriocarcinoma

   c. 胎盤内絨毛癌　intraplacental choriocarcinoma

  （2）非妊娠性絨毛癌　non-gestational choriocarcinoma

   a. 胚細胞性絨毛癌　choriocarcinoma of germ cell origin

   b. 他癌の分化異常によるもの　choriocarcinoma derived from dedifferentiation of other carcinomas

4）胎盤部トロホブラスト腫瘍　placental site trophoblastic tumor

5）類上皮性トロホブラスト腫瘍　epithelioid trophoblastic tumor

6）存続絨毛症　persistent trophoblastic disease

  （1）奇胎後 hCG 存続症　post-molar persistent hCG

  （2）臨床的侵入奇胎　clinical invasive mole

  （3）臨床的絨毛癌　clinical choriocarcinoma

  ▶▶注 1　絨毛性疾患の分類

   本邦の分類と対比するために，FIGO 分類，米国で汎用されている NIH 分類，英国産婦人科医会（Royal College of Obstetricians and Gynecologists：RCOG）の

分類，そして modified WHO 分類を以下に示すが，FIGO は gestational trophoblastic neoplasia（GTN），その他は gestational trophoblastic disease （GTD）として分類している。

なお，FIGO Oncology Committee は GTD と GTN という呼称を区別して使用するように推奨している（332 頁：「XI. FIGO 2000 staging and risk factor scoring system for gestational trophoblastic neoplasia」を参照）。

C　病理学的分類

1）胞状奇胎　hydatidiform mole
 （1）全胞状奇胎（全奇胎）complete hydatidiform mole
 （2）部分胞状奇胎（部分奇胎）partial hydatidiform mole
 （3）侵入胞状奇胎（侵入奇胎）invasive hydatidiform mole
2）絨毛癌　choriocarcinoma
3）中間型トロホブラスト腫瘍　intermediate tropho-blastic tumor
 （1）胎盤部トロホブラスト腫瘍　placental site tro-phoblastic tumor
 （2）類上皮性トロホブラスト腫瘍　epithelioid tro-phoblastic tumor
  ▶注　　非腫瘍性トロホブラスト病変
    以下の二つの病態は絨毛性疾患として分類されるもの

FIGO staging and classification of gestational trophoblastic neoplasia

1. invasive hydatidiform mole
2. choriocarcinoma
3. placental site trophoblastic tumor

NIH clinical classification of gestational trophoblastic disease

1. non-metastatic gestational trophoblastic disease
2. metastatic gestational trophoblastic disease
   1) good prognosis metastatic gestational trophoblastic disease
   2) poor prognosis metastatic gestational trophoblastic disease

---

RCOG classification of gestational trophoblastic disease

1. hydatidiform mole
2. invasive mole
3. choriocarcinoma
4. placental site trophoblastic tumor

Modified WHO classification of gestational trophoblastic diseases

1. molar lesions
   1) hydatidiform mole
      (1) complete
      (2) partial
   2) invasive mole
2. non-molar lesions
   1) choriocarcinoma
   2) placental site trophoblastic tumor
   3) epithelioid trophoblastic tumor
   4) miscellaneous trophoblastic lesions
      (1) exaggerated placental site
      (2) placental site nodule

　ではないが，中間型栄養膜細胞の関与があり，また，胎盤部トロホブラスト腫瘍あるいは類上皮性トロホブラスト腫瘍との鑑別を要する。

(1) 過大着床部 exaggerated placental site
(2) 着床部結節/斑 placental site nodule and plaque

Ⅱ．絨毛性疾患の定義 および診断基準

1　胞状奇胎　hydatidiform mole

　絨毛における栄養膜細胞の異常増殖と間質の浮腫を特徴とする病変を言う。古典的な胞状奇胎では，絨毛の水腫状腫大（嚢胞）が肉眼的に短径 2 mm を超えるが，妊娠週齢が早期の場合には嚢胞径がそれ未満のものも認められる。

　診断は肉眼的所見ではなく組織学的所見に基づく。なお，診断が困難な場合には p57^{Kip2} あるいは TSSC3 抗体を用いた免疫組織学化学的検査あるいは遺伝子検査を行うことが望ましい。

1）全胞状奇胎（全奇胎）complete hydatidiform mole

　肉眼的には大部分の絨毛が水腫状腫大を呈することで特徴づけられる病変で，組織学的には栄養膜細胞の異常増殖ならびに絨毛間質の浮腫が認められ，胎児成分の存在しないものを言う。

　細胞遺伝学的には雄核発生（androgenesis）による 2 倍体（46,XX か 46,XY）で，すべての染色体（遺伝子）は父親由来（androgenetic origin）である。ただし，稀な例外として両親由来（biparental origin）のものもある（ 表 7 ［表注 6］を参照）。

2）部分胞状奇胎（部分奇胎）partial hydatidiform mole

　肉眼的には正常と水腫状腫大を呈する2種類の絨毛からなる病変で，組織学的には一部の絨毛の栄養膜細胞の軽度増殖ならびに間質の浮腫が認められるものを言い，胎児成分が存在することが多い。

　2精子受精による3倍体を原因とすることが多い。

　▶▶注1　胞状奇胎の診断基準

　　従来，本邦における囊胞化絨毛の診断基準は肉眼的に短径が2mmを超えるものとされており，組織学的に全奇胎はほぼすべての絨毛が囊胞化しているもの，部分奇胎は囊胞化絨毛と正常絨毛あるいは胎児成分の両者が認められるものとされていた。すなわち，囊胞化絨毛の診断は肉眼的になされ，そして組織学的検査を併用してその診断を確認することが望ましいとされ，胞状奇胎の診断には組織学的検査は必ずしも必要とはされていなかった。

　　しかし，妊娠早期の奇胎囊胞は短径2mmを超えるものは必ずしも多くはなく，肉眼的所見のみの診断では胞状奇胎を見逃すことがあり，また，水腫様流産絨毛や間葉性異形成胎盤（300頁：注1を参照）を奇胎囊胞と誤って診断してしまう危険性などもある。加えて，組織学的検査を行っても，水腫様流産，部分奇胎，全奇胎などを鑑別することが困難な場合もあり，p57^{Kip2}あるいはTSSC3抗体を用いた免疫組織化学的検査，さらには遺伝子検査によってはじめて診断が確定されることがある。

　　そこで，肉眼的所見ではなく，組織学的に絨毛における栄養膜細胞の異常増殖と間質の浮腫を特徴とする所見を呈するものを胞状奇胎と定義し，その診断は組織学的検査によることとした。しかし，免疫組織化学的検査あるいは遺伝子検査によってはじめて確定診断される場合もある。

▶ **注 2　全胞状奇胎の組織学的所見**

　全奇胎では大部分の絨毛が水腫状変化を示し、輪郭は類円形あるいは貝殻模様（scalloping）や不整形で、その中央に槽（cistern）を形成する。栄養膜細胞（細胞性栄養膜細胞,合胞体栄養膜細胞および中間型栄養膜細胞）の増殖が広範囲にみられ、栄養膜細胞の封入（trophoblastic inclusion）を認める。また、着床部子宮内膜に異型を伴う中間型栄養膜細胞の増殖が認められる。

　妊娠早期（10週頃まで）の全奇胎では絨毛間質の浮腫や栄養膜細胞の増殖は軽度であることが多く、部分奇胎あるいは水腫様流産との鑑別が重要になるが、絨毛の八頭状輪郭、栄養膜細胞の異常増殖、少なくとも一部の絨毛における間質細胞の増加,毛細血管の増生,間質細胞の核崩壊像（karyorrhexis）やアポトーシス（apoptosis）などの所見が認められれば、妊娠早期でも全奇胎の組織学的診断根拠となる。また、全奇胎では間質の線維化は稀であり、また通常、胎児成分は認められない。

▶ **注 3　部分胞状奇胎の組織学的所見**

　部分奇胎は、浮腫状に腫大した絨毛とほぼ正常大の絨毛の二つのものから構成されている。腫大した絨毛では,全奇胎と同様に貝殻模様やフィヨルド様の輪郭, 間質の槽形成、栄養膜細胞の間質への封入像がみられる。これらの所見は、全奇胎に比べてむしろ部分奇胎でより顕著なことが多い。栄養膜細胞の増殖は全奇胎に比べて軽度で局所的である。また、しばしば間質の線維化がみられる。通常、胎児成分が存在し、児の赤血球を容れる血管が認められることが多い。

　全奇胎と異なり、絨毛の間質細胞の増加、毛細血管の増生、間質細胞の核崩壊像やアポトーシスはほとんど認められない。なお、組織像の大半が部分奇胎の所見を呈していても、前述した全奇胎の特徴を示す所見が一部の絨毛で観察された場合には、全奇胎の可能性が高いことに注意する。

▶▶注4　水腫様流産の組織学的所見

　全奇胎や部分奇胎との鑑別を要する水腫様流産（hydropic abortion）あるいは水腫様変性（hydropic degeneration）は，種々の程度の間質の水腫状変化を示し，円形～類円形の輪郭で槽の形成を示すが，栄養膜細胞の異常増殖は認められない。後述するように，細胞遺伝学的には胞状奇胎とは異なり，その染色体は核型のいかんにかかわらず両親由来である。

　従来，絨毛の短径が2mm未満であって，顕微鏡による観察で絨毛間質の水腫化が認められるものを顕微鏡的奇胎として扱っていたが，組織学的に栄養膜細胞の異常増殖がないものは奇胎としないため，水腫様流産という呼称に統一した。

▶▶注5　胎児共存奇胎

　雄核発生による全奇胎と正常受精卵とからなる二卵性双胎の場合は胎児共存奇胎（complete hydatidiform mole coexistent with a fetus）として扱い，臨床的には全奇胎として管理する。

　しかし，稀ではあるが，一つの受精卵からの卵割の途中で雄核発生による全奇胎が生じる可能性も指摘されており，胎児共存奇胎のすべてが二卵性とは限らない。

▶▶注6　全胞状奇胎，部分胞状奇胎，水腫様流産の鑑別
　　　　診断（ 表7 ）

　全奇胎，部分奇胎，あるいは水腫様流産の診断は主に組織学的所見に基づいて行われるが，組織学的検査だけではそれらの鑑別が困難な場合がある。そのような場合，免疫組織化学的検査あるいはDNA多型解析による検査が有用である。

1）免疫組織化学的検査

　11番染色体（11p 15.5）のインプリント遺伝子クラスター上に存在する遺伝子（CDKN1C：cyclin-dependent kinase inhibitor 1C，PHLDA2：pleckstrin homology-like domain, family A, member）の産物で

ある p57^{Kip2} や TSSC3 (tumor suppressing subtransferrable candidate 3) に対する抗体を用いた免疫組織化学染色は，次に述べる DNA 診断とほぼ同等の鑑別能力を有する。

すなわち，これらの遺伝子は絨毛組織では父方由来のアレルはメチル化を含む非遺伝的修飾により転写が抑えられており (paternally imprinted, maternally expressed gene)，タンパク発現がない。したがって，雄核発生の全奇胎においては，細胞性栄養膜細胞と絨毛の間質細胞では p57^{Kip2} や TSSC3 の免疫組織化学染色は陰性となる。

部分奇胎（父方由来 2 haploid，母方由来 1 haploid の 3 倍体）や水腫様流産（父方由来 1 haploid，母方由来 1 haploid の 2 倍体）では母方アレルを有するので，それらは陽性となる。

なお，全奇胎，部分奇胎，水腫様流産のいずれの場合にも通常，合胞体栄養膜細胞は陰性である。

2) DNA 多型解析 （図 17）

DNA 診断は最も信頼性が高く，ゲノム DNA の塩基配列長の多型解析 (short tandem repeat : STR) などを利用する。DNA 多型解析を行えば，免疫組織化学的検査では判定できない 1 精子受精か 2 精子受精かの雄核発生の区別も可能である。

なお，全奇胎の染色体が細胞遺伝学的に父方由来であり，雄核発生であることを示したのは，Kajii and Ohama, Wake, et al., Yamashita, et al.などの日本人研究者の業績である。

| 表7 | 全胞状奇胎，部分胞状奇胎，水腫様流産の鑑別 |

	全奇胎	部分奇胎	水腫様流産
組織学的所見			
胎児成分			
	なし	あり	あり
絨毛形態			
水腫状変化	大部分	一部	一部
輪郭	貝殻模様 八つ頭状	貝殻模様 フィヨルド様	球状 フットボール状
絨毛間質			
槽形成	あり	あり	あり
間質細胞の増生	あり	なし	なし
毛細血管の増生	あり（特に早期）	なし	なし
線維化	まれ	あり	あり
核崩壊像あるいはアポトーシス	あり	まれ	まれ
栄養膜細胞			
増殖	広範囲 (CT, ST, IT)	局所的 (主にST)	なし
異型性	しばしばあり	なし	なし
間質への封入	あり	あり	まれ
着床部の異型性	あり（IT）	軽度あり	なし
免疫組織化学的所見（p57^{Kip2}あるいはTSSC3の染色性）			
	陰性	陽性	陽性
染色体核型			
	diploid (46,XX, 46,XY)	triploid, diploid（まれ）	diploid, aneuploid, trisomy など
遺伝子解析			
	父方2 haploid （雄核発生）	父方2 haploid, 母方1 haploid	父方および母方の両haploid

[表注1]　　CT：cytotrophoblast（細胞性栄養膜細胞），
　　　　　　ST：syncytiotrophoblast（合胞体栄養膜細胞），
　　　　　　IT：intermediate trophoblast（中間型栄養膜
　　　　　　細胞）

[表注2]　　全奇胎，部分奇胎，水腫様流産について，各々

の組織学的所見，免疫組織化学的所見そして染色体核型ならびに遺伝子解析の所見をまとめた。

超音波断層機器や hCG 測定法の進歩により胞状奇胎や流産などの異常妊娠が妊娠早期に検出・掻爬されるようになった現在，このような鑑別点に基づいた診断が重要である。

[表注 3]　槽の形成に加え，絨毛形態の貝殻模様あるいは栄養膜細胞の絨毛間質への封入像などは，部分奇胎で認められる所見として強調されてきたが，全奇胎でも認められるものであり，これらの所見を判断基準として採り上げると全奇胎を部分奇胎と診断することになるので注意を要する。

[表注 4]　妊娠早期の全奇胎では，部分奇胎あるいは水腫様流産とは異なり，絨毛間質細胞の増生や絨毛間質における毛細血管の増生が一部の絨毛で必ず認められる。絨毛間質の所見の差異は鑑別診断に有用である。

[表注 5]　p57^{Kip2} あるいは TSSC3 による免疫組織化学的所見は，細胞性栄養膜細胞と絨毛間質細胞の核の染色性を示す。なお，いずれの場合でも通常，合胞体栄養膜細胞は陰性であり，脱落膜細胞は陽性であるが，中間型栄養膜細胞は p57^{Kip2} が陽性，TSSC3 は陰性である。

[表注 6]　全奇胎のほとんどは雄核発生であるが，稀な例外として，家族性に発生する反復全奇胎の中には両親由来（biparental origin）のものがあることが示され，最近，染色体 19q 上の遺伝子（NLRP7）変異の関与が報告された。

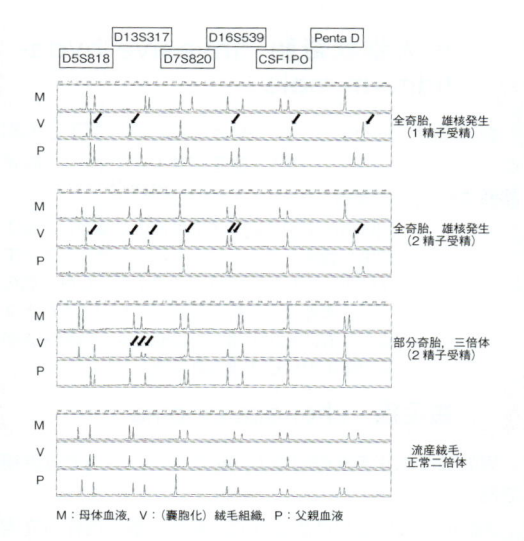

M：母体血液，V：（嚢胞化）絨毛組織，P：父親血液

図17 マルチプレックス PCR とキャピラリー電気泳動による STR 多型解析

雄核発生による全奇胎（1精子受精と2精子受精），正常卵への2精子受精による部分奇胎（3倍体），および流産組織（2倍体）について，5種類の染色体の6カ所における STR 多型解析の実例を示す。

雄核発生では絨毛組織のバンドはすべて父親由来である。母親由来のバンドを持たないローカス（図中矢印）が認められる。1精子受精では全ローカスにおいてバンドは1本であるが，2精子受精では2本のバンドを有するローカスが認められる。3倍体では，絨毛組織はすべて両親由来であり，3本のバンドを有するローカスが認められる。2本のバンドは母親由来のバンドと一致せず，2精子受精と考えられる。正常2倍体の流産絨毛はすべて両親由来であり，母親バンド1本と父親バンド1本が認められる。

2　侵入胞状奇胎　invasive hydatidiform mole

　胞状奇胎（全奇胎あるいは部分奇胎）絨毛が子宮筋層あるいは筋層の血管への侵入像を示すものを言い，確定診断は組織学的検査による。

> ➡注　　胞状奇胎に引き続く子宮筋層内病巣では，侵入絨毛が囊胞状でないこともある。また，その形状は明らかな絨毛のほか，硝子化した絨毛影のこともあるが，それらの場合でも侵入奇胎とする。なお，病理組織学的診断上は全奇胎由来あるいは部分奇胎由来の区別をしない。

3　絨毛癌　choriocarcinoma

　異型性を示す栄養膜細胞の異常増殖からなる悪性腫瘍である。

　肉眼的には中心部は出血性で，変性・壊死を伴う充実性の腫瘤を形成する。腫瘤細胞は腫瘤の辺縁部に認められることが多く，間質成分は乏しい。組織学的に合胞体栄養膜細胞，細胞性栄養膜細胞ないし中間型栄養膜細胞由来の腫瘤細胞から成り，これらが混在して充実性，シート状の増殖を示し，周囲組織や血管内に浸潤・破壊し，出血・壊死を伴うものを言う。原則的に絨毛形態は認めない。

　確定診断は組織学的検査による。

1）**妊娠性絨毛癌（gestational choriocarcinoma）**は妊娠に由来するものを言う。

（1）**子宮絨毛癌（uterine choriocarcinoma）**は子宮に病巣が存在するものを言う。妊娠が成立し得ない部位に病

巣が見出された妊娠性絨毛癌は転移性とみなす。従来，妊娠の成立し得る部位に原発巣が認められない場合には，異所性絨毛癌（heterotopic choriocarcinoma）として扱ってきたが，このような例は子宮，子宮外，または胎盤内の原発巣が検出不能，消失，または欠如している転移性絨毛癌（metastatic choriocarcinoma with no detectable primary focus）として取り扱う。

（2）子宮外絨毛癌（extrauterine choriocarcinoma）は異所性妊娠の成立し得る部位に病巣が存在するが，しかも子宮には病巣が認められないものを言う。

（3）胎盤内絨毛癌（intraplacental choriocarcinoma）は妊娠中の胎盤内に原発するものを言い，通常，娩出後の胎盤内で発見される。絨毛形態を伴わないことが絨毛癌の組織学的診断基準の必要条件であるが，胎盤内絨毛癌では本来の正常絨毛が存在するので，この診断基準の唯一の例外となる。しかし，母体あるいは胎児（新生児）組織への浸潤部位ないし転移病巣では絨毛形態を欠く。

2）非妊娠性絨毛癌（non-gestational choriocarcinoma）は妊娠に由来しないものを言い，胚細胞腫瘍としての絨毛癌と，他癌の分化異常による絨毛癌に分けられる。

> ➡注1　絨毛癌の確定診断を得るには，病巣からの多数の組織切片を検索し，まず絨毛形態の存在を否定することが肝要である。したがって，子宮内容掻爬物のみによる組織学的診断は原則的に確定診断としない。
>
> ➡注2　肉眼的に奇胎嚢胞が認められず絨毛癌が疑われる場合でも，組織学的に絨毛形態を伴う侵入奇胎のことがあるので，注意を要する。

▶▶注3　子宮外絨毛癌の組織学的診断は容易ではない。特に卵管妊娠では，通常，組織学的に栄養膜細胞の増殖や間質浸潤，脈管浸潤が顕著なことが多く，卵管絨毛癌と誤診される可能性がある。絨毛が卵管に認められなくとも，腹腔内出血中に混在しているかもしれないので注意を要する。

▶▶注4　非妊娠性絨毛癌の多くは卵巣の胚細胞あるいは卵巣以外の組織に迷入した胚細胞に由来して発生するが，他組織の腫瘍細胞の脱分化（dedifferentiation）・再分化（trophoblastic differentiation）によっても発生する。

4　胎盤部トロホブラスト腫瘍　placental site trophoblastic tumor(PSTT)

　着床部の中間型栄養膜細胞由来の腫瘍細胞の増殖により，子宮に腫瘤を形成する絨毛性疾患である。

　肉眼的には割面の膨隆を伴う灰白色の結節性病変であり，限局した病変を形成するが，境界は比較的不明瞭で出血を伴うことがある。

　組織学的には，中間型栄養膜細胞由来の腫瘍細胞の増殖による結節性病変が認められ，合胞体栄養膜細胞と細胞性栄養膜細胞の増殖を伴うことは少なく，あっても軽微である。胎盤着床部の中間型栄養膜細胞に類似した腫瘍細胞は，細胞境界明瞭で豊富な弱好酸性ないし淡明な細胞質を有し，核は類円形〜多形性，クロマチンは粗造で，核小体は小型，少数でめだたない。時に2核〜多核となり，大型の奇怪核も出現する。しかし，絨毛癌にみられるものより核の異型性は乏しく，核分裂像も少ない（2-4/10強拡大視野）。周囲組織への腫瘍細胞の浸潤像

は明瞭で，典型的な場合には，腫瘍細胞が単独あるいは小集団をなして，平滑筋束を押し分けるように増殖する像がみられる。また，腫瘍細胞は血管内皮下に強い増殖傾向を示し，内皮細胞の破綻，血管壁の置換やフィブリノイド変性などの変化がみられる。絨毛形態は通常存在しない。

▶▶注1　本疾患は，1976年にKurman et al.がtropho-blastic pseudotumorという名称で報告して以来注目され，その後，悪性例が認められたことからScully et al.が1981年にplacental site trophoblastic tumorと名称を改め，腫瘍として今日取扱われている。

▶▶注2　絨毛癌との組織学的鑑別点は，核分裂像が少ないこと，合胞体ならびに細胞性栄養膜細胞を欠如すること，および出血・壊死傾向の少ないことなどである。免疫組織化学的にはcytokeratinが陽性で，またplacental alkaline phospha-tase（PLAP），hPLは高率に陽性であるが，hCGの陽性細胞は一般に少ない。

5　類上皮性トロホブラスト腫瘍　epi-thelioid trophoblastic tumor（ETT）

　中間型栄養膜細胞が腫瘍化した絨毛性疾患に属するが，絨毛膜部の中間型栄養膜細胞に由来する点が胎盤部トロホブラスト腫瘍（PSTT）とは異なる。絨毛性疾患の中で最も新しく，稀な疾患である。

　肉眼的にはPSTTに比べて比較的境界明瞭な灰白色の結節性病変であるが，浸潤性発育を示すこともある。

　組織学的には上皮性腫瘍に類似した増殖形態を特徴とするが，PSTTや絨毛癌などとは区別され得る腫瘍であ

る。形状や大きさの比較的そろった単核の中間型栄養膜細胞が胞巣状から索状に増殖し，上皮様の形態を保ったまま浸潤する。中心部に硝子様変化あるいは壊死を伴うことが多く，時に石灰化を示す。免疫組織化学的にはcytokeratin 陽性で，一部の腫瘍細胞が hPL, hCG, α-インヒビン（inhibin）あるいは PLAP に陽性である。約30〜50%が子宮頸部に発生するので，子宮頸部扁平上皮癌と鑑別を要することがある。

⮞注1　ETT は，1993 年に Silva et al.により multiple nodules of intermediate trophoblast of uterus として報告されたのが最初であり，1994 年に Mazur and Kurman によって ETT と名付けられた。その後，1998 年に Shih and Kurman によって臨床病理学的特徴がまとめられ，絨毛性疾患の中の 1 つのカテゴリーとして提唱されるに至った。

⮞注2　Shih and Kurman は中間型栄養膜細胞（inter-mediate trophoblast：IT）の分化と，その中での ETT や PSTT などの位置づけについて，図18 のような説を唱えている。すなわち，villous IT からは，絨毛膜無毛部（chorion leave）に存在する chorionic-type IT と着床部（implantation site）に存在する implanta-tion site IT の 2 種類が分化する。そして，前者の性格を持つ非腫瘍性病変が着床部結節であり，腫瘍が ETT であるとしている。一方，後者の性格を持つ非腫瘍性病変が過大着床部であり，腫瘍が PSTT であるとしている。

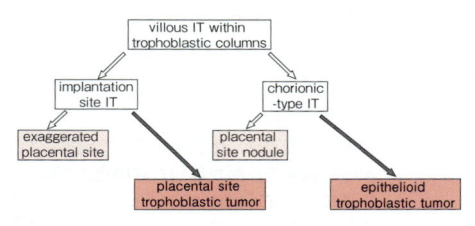

図 18 Intermediate trophoblast 分化の概念図

6 存続絨毛症　persistent trophoblastic disease

　胞状奇胎をはじめ，分娩，流産，異所性妊娠など，あらゆる妊娠の終了後，hCG 値の測定や画像検査などにより，侵入奇胎または絨毛癌などの続発が臨床的に疑われるが，病巣の組織学的確認が得られないか，得られてもその所見が不明確なために診断を確定し得ないものを言い，以下の三つに分類する。

1）奇胎後 hCG 存続症　post-molar persistent hCG

　胞状奇胎除去後，hCG 値の下降が経過非順調型（Ⅱ型）で（**図 19**），しかも臨床的に病巣の存在が確認されないものを言う。

2）臨床的侵入奇胎　clinical invasive mole

　主に胞状奇胎除去後，臨床的に病巣が確認され，絨毛癌診断スコア（**表 8**）によって臨床的侵入奇胎と診断されるものを言う。

3）臨床的絨毛癌　clinical choriocarcinoma

　胞状奇胎を含むあらゆる妊娠の後，臨床的に病巣の存在が確認され，絨毛癌診断スコアによって臨床的絨毛癌と診断されるものを言う。

▶注1　絨毛性疾患では，化学療法のみで治療され，病巣の組織学的診断が得られないことが多く，また後になって病巣組織を採取する機会があっても，治療による変化などのために診断を確定できないことがある。このような例を臨床的に区別し，治療（管理）の対象とする目的で存続絨毛症という分類を設けた。

▶注2　病巣の存在を確認できない時は，奇胎後 hCG 存続症とし，その存在を確認できる場合には，絨毛癌診断スコアを用いて，臨床的侵入奇胎あるいは臨床的絨毛癌のいずれかに分類する。

▶注3　絨毛癌診断スコアと FIGO 2000 staging and risk factor scoring system for gestational trophoblastic neoplasia (FIGO 2000 system)

　絨毛癌診断スコアは，Ishizuka, et al. によって作成された本邦独自のスコアリングシステムである。組織学的診断材料の得にくい絨毛性疾患では，臨床診断と病理診断との間の唯一の架け橋となっており，その有用性は高く，現在でも本邦では広く用いられている。一方，FIGO 2000 system (332頁：「XI. FIGO 2000 staging and risk factor scoring system for gestational trophoblastic neoplasia」を参照）でのスコアリングによるリスク分類の概念は絨毛癌診断スコアと変わるところはないが，そこには病理学的診断が考慮されていない点が異なっている。

　本邦の登録事業は絨毛癌診断スコアに基づいて行われてきた経緯があり，その膨大な臨床成績をさらに蓄積し

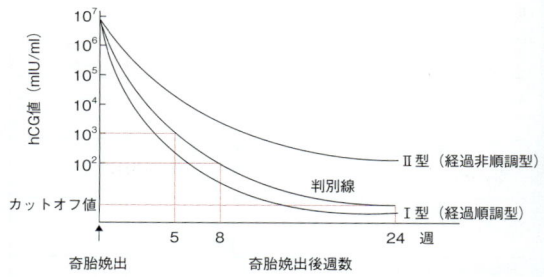

図19 胞状奇胎娩出後の hCG 値の減衰パターンの分類

　胞状奇胎娩出後 1〜2 週間隔で hCG 値を測定し，5 週で 1,000 mIU/ml，8 週で 100 mIU/ml，24 週でカットオフ値の 3 点を結ぶ線を判別線（discrimination line）とし，いずれの時点でもこの線を下回る場合を経過順調型（I 型）とし，いずれか一つ以上の時点でこの線を上回る場合を経過非順調型（II 型）と分類する。

[図注 1]　初回の掻爬日を，奇胎娩出（第 0 日）とする。ただし，掻爬後に画像検査などで子宮腔内に奇胎組織の遺残がないことを確認する。

[図注 2]　判別線の最終チェックポイントを奇胎娩出後 24 週の時点とする。従来の 20 週を 24 週に変更した理由は，本邦の研究結果と国際的な趨勢に基づいている。すなわち，奇胎娩出後に侵入奇胎あるいは絨毛癌などを続発しなかった 432 例の解析では，hCG がカットオフ値以下に下降したのは 20.7±4.2 週後であった。また 367 例の解析では，20 週時点でカットオフ値以上のものが 14 例（3.8%）であったが，24 週とした場合には 5 例（1.1%）に減少していたことが示された。

[図注 3]　hCG 値のフォローアップに際して，尿中よりも血中 hCG 測定が望ましく，また，測定単位は mIU/ml とし，ng/ml は使用しない（ 表9-1 を参照）。

293

表8　絨毛癌診断スコア

スコア (絨毛癌である可能性)		0 (～50%)	1 (～60%)
先行妊娠		胞状奇胎	
潜伏期		～6カ月 未満	
原発病巣		子宮体部 子宮傍結合織 腟	
転移部位		なし 肺 骨盤内	
肺転移巣	直径	～20 mm 未満	
	大小不同性	なし	
	個数	～20	
hCG値（mIU/ml)		～10⁶未満	10^6～10^7未満
基礎体温 (月経周期)		不規則・1相性 (不規則)	

[表注1]　絨毛癌診断スコアの採点基準

1. 先行妊娠：直前の妊娠とする。
2. 潜伏期：先行妊娠の終了から診断までの期間とする。
3. 肺転移巣の大小不同性：肺陰影の大小に直径1cm以上の差がある場合に大小不同とする。なお，肺転移巣の診断（直径，大小不同性，個数）は，今日ではCT画像で行われることが多いが，本診断スコアでの評価は胸部X線写真に基づく解析結果に基づいている。
4. 基礎体温（月経周期）：先行妊娠の終了から診断までの期間に，少なくとも数カ月以上続いて基礎体温が二相性を示すか，あるいは，規則正しく月経が発来する場合に整調とする。なお，整調でなくともこの間にhCGがカットオフ値以下であることが数回にわたって確認されていれば5点を与える。

2 (〜70%)	3 (〜80%)	4 (〜90%)	5 (〜100%)
	流産		正期産
		6 カ月〜 3 年未満	3 年〜
	卵管 卵巣	子宮頸部	骨盤外
			骨盤外 (肺を除く)
	20〜30 mm 未満		30 mm 〜
		あり	
			21〜
	10^7〜		
			2 相性 (整調)

5. 胞状奇胎娩出後, hCG がカットオフ値以下になった後に, 新たな妊娠ではなく hCG 値の再上昇を示す場合には 5 点を与える。

[表注 2] 絨毛癌診断スコアによる存続絨毛症の鑑別診断

1. 合計スコアが 4 点以下の場合は, 臨床的侵入奇胎と診断する。
   合計スコアが 5 点以上の場合は, 臨床的絨毛癌と診断する。

2. 日本産科婦人科学会絨毛性疾患登録委員会による全国病院の登録成績によれば, 組織学的に診断された侵入奇胎 459 例と絨毛癌 350 例について絨毛癌診断スコアを適用した結果, 合計スコア 4 点以下の場合, 臨床的侵入奇胎の正診率は 94.1%（432/459）であり, 5 点以上の場合, 臨床的絨毛癌の正診率は 91.4%（320/350）であった。

ていく必要がある。また，FIGO 2000 system は国際的基準としての意義があり，重要である。したがって，これからは両者を考慮した診断・治療成績の評価，また登録が望まれる。

▶▶注4　quiescent gestational trophoblastic disease

胞状奇胎を含むあらゆる妊娠の後，あるいは続発性疾患に対する治療の後，臨床的に病巣の存在が確認されないにもかかわらず，低単位の hCG（通常，200 mIU/ml 以下）が 3 カ月以上の長期間にわたって持続的に検出される病態を指し，絨毛性疾患の inactive form として 2003 年に提唱された名称である。

現時点ではその病態は必ずしも明らかにされておらず，hCG が持続的に分泌されているとは言え，本邦分類の存続絨毛症とは別個の範疇に入るものである（318頁：「Ⅸ．hCG の低単位持続分泌症例の取扱い」を参照）。

7　非腫瘍性トロホブラスト病変

1）過大着床部　exaggerated placental site

着床部における中間型栄養膜細胞の過剰な非腫瘍性増殖を言う。この病変はかつて syncytial endometritis, benign chorionic invasion と呼ばれていた。正常妊娠，流産，あるいはしばしば胞状奇胎に併発する。

中間型栄養膜細胞と多数の合胞体栄養膜細胞が子宮内膜とそれに接する子宮筋層に著しい浸潤性増殖を示す。しかし，通常，正常の子宮内膜腺，筋層，血管の構造は保たれている。子宮内膜生検材料では胎盤部トロホブラスト腫瘍（PSTT）との鑑別が困難なことがある。病巣が限局性で，組織学的に核分裂像がなく，細胞間に硝子様物質が豊富にあり，脱落膜と絨毛を伴う時は過大着床部

の可能性が高い。中間型栄養膜細胞によるらせん動脈への浸潤像は正常でもみられ，腫瘍を示す所見ではない。栄養膜細胞の集塊が大きく，核分裂像が稀ならず認められるときには，PSTT を疑う。PSTT では通常は絨毛構造は認められない。

2) 着床部結節/斑　placental site nodule and plaque

　硝子様変性物質に埋没した中間型栄養膜細胞が 1〜数個の結節をつくるものを言う。本疾患は明らかな妊娠歴のない，あるいは先行妊娠から数年以上経た女性にもみられることのある良性の病変である。過多月経や不正子宮出血を伴うことが多く，他の疾患で摘出された子宮で偶然に発見されることもある。

　肉眼的には，子宮内膜に黄白色の硬い小結節として認められ，また組織学的には，1〜数個の境界明瞭な結節が子宮内膜あるいは子宮筋層表層にみられる。結節の間質は硝子化し，硝子化した間質が 1 個あるいは数個の中間型栄養膜細胞を取り囲む。細胞質は広く，弱好酸性あるいは空胞状を呈し，細胞膜は明瞭，核は小型で，クロマチンはやや増量し，核膜不整で，変性傾向をみることも多い。核分裂像はほとんど認められない。周囲の子宮内膜には妊娠性変化をみることはない。

　免疫組織化学的には cytokeratin 陽性，hPL が少数の細胞に陽性を示すことがある。子宮内膜生検材料では，PSTT および扁平上皮癌と鑑別を要することがある。

Ⅲ．胞状奇胎の取扱い

A　胞状奇胎の診断

　胞状奇胎の診断は，肉眼的精査に加えて，組織学的になされなければならない。さらに，胞状奇胎と水腫様流産，あるいは全奇胎と部分奇胎との鑑別などには，免疫組織化学的検査，染色体検査，遺伝子検査などを行わないと確定診断が得られない場合も少なくなく，それらの検査を併用することが望ましい。

　したがって，たとえ肉眼的に嚢胞化絨毛が認められない場合でも組織学的検査は必ず行い，併用する検査も後に行えるように，組織（あるいは DNA）を保存しておく必要がある。

1　臨床所見と症状

　今日では妊娠の診断や経過観察に超音波断層法が一般的に用いられるようになり，胎嚢や胎児発育が認められない流産や胞状奇胎などの異常妊娠は妊娠 8 週頃までには診断され，その妊娠は中絶（termination）される。したがって，胞状奇胎の古典的症状（無月経後の子宮出血，妊娠週数に比しての子宮腫大，重症悪阻，妊娠高血圧症候群様症状，卵巣ルテイン嚢胞，など）を伴うとは限らない。これらの症状は，胞状奇胎妊娠が 10 週頃を

超えてから出現してくることが多い。

　胞状奇胎では異常に増殖した栄養膜細胞から大量にhCGが分泌されるため，hCG値は正常妊娠に比較して異常高値（100,000～1,000,000 mIU/ml）を示すことが多いが，妊娠早期の症例や部分奇胎では必ずしも高くはない。

2　超音波断層法所見

　胞状奇胎では，子宮内腔に特徴的な多数の嚢胞像（multivesicular pattern）が描出されるので診断は容易である。全奇胎では胎児像は認められない。しかし，妊娠早期（10週頃以前）の胞状奇胎では必ずしも典型的な嚢胞像を示すとは限らず，通常の流産として看過され，処置されてしまうことが少なくない。

> ▶▶注　　妊娠早期胞状奇胎の超音波断層法診断
> 　近年，妊娠早期胞状奇胎の超音波断層法所見についての知見が集積し，全奇胎の正診率は90％程度に高まってきたが，部分奇胎は流産と診断されていることが多く，超音波断層法による正診率は20～50％程度に留まっている。妊娠早期部分奇胎に特異的な超音波断層法像についての報告もあるが，今後の検討課題と言える。

（1）全胞状奇胎

　妊娠早期の胞状奇胎では，いわゆるmultivesicleは観察されず，肥厚した絨毛が子宮内腔に向けて不規則に膨隆し，子宮内の液体貯留（echo free space）を伴って，一見して変形した胎嚢のような構造を呈する。

　卵黄嚢や羊膜を欠くことが鑑別の指標となる。絨毛と筋層との境界は比較的明瞭である。全奇胎は胎嚢を欠くため，hCG定量法と組み合わせれば正常妊娠でないことを診断するのは容易だが，画像診断のみで部分奇胎と

鑑別することは困難である。

（2）部分胞状奇胎

　一般には，子宮内に胎嚢，卵黄嚢，次いで胎児が観察され，正常妊娠として経過観察が開始された後に絨毛の嚢胞化が認められるようになる。この時点で部分奇胎が疑われることが多いが，部分奇胎の所見は全奇胎より多彩である。

　3倍体である部分奇胎の胎児は，多くの場合妊娠初期に枯死卵あるいは子宮内胎児死亡の像を呈するが，その時点で絨毛が嚢胞化していないことがある。さらに，3倍体の胚は必ずしも胎嚢や胎児を伴うわけではなく，このような場合には前述した全奇胎との画像診断上の鑑別が困難である。

　胎児が生存したまま絨毛がmultivesicular patternを呈する場合には，胎児共存奇胎，間葉性異形成胎盤，あるいは2倍体と3倍体のモザイクとの鑑別を要する。

> ▶▶注1　　間葉性異形成胎盤（絨毛間質形成不全）
> 　　　　　placental mesenchymal dysplasia（PMD）
> 　　肉眼的には，胎盤の胎児面には怒張し蛇行する血管が，母体面にはぶどう状・水腫状に腫大した絨毛が認められ，しばしば部分奇胎と誤って診断される。
> 　　組織学的には，幹絨毛内の間質に槽の形成や種々の程度の水腫状変化を認め，拡張した血管内に時に血栓形成を伴う。また，中間絨毛や末梢絨毛に線維芽細胞の増殖によるhypercellularityの像や絨毛周辺部への血管の偏在や小血管増生（chorangiosis）も認められる。栄養膜細胞の増殖が欠如していることから部分奇胎あるいは全奇胎とは鑑別できる。
> 　　児は大部分が女児であり，染色体核型はdiploidである。一般的には胎児発育遅延をきたすが，約1/3の児でBeckwith-Wiedemann症候群（BWS）の特徴を示す

（臍ヘルニア，巨舌症，内臓巨大症）。BWS は，通常，染色体 11p15.5 の imprinted gene の異常発現の結果であり，PMD の病因の一つとして imprinted gene の異常発現が示唆されている。

▶▶注 2　胎盤中隔囊腫　placental septal cyst

胞状奇胎の水腫様絨毛や間葉性異形成胎盤の水腫様幹絨毛との鑑別を要する病変である。

囊腫壁は胞状奇胎に比して厚く，PMD のような血管の増生も，また栄養膜細胞の増殖も認められない。囊腫壁には脱落膜組織が認められる。

B　胞状奇胎の治療

1　胞状奇胎除去術

胞状奇胎と診断された場合には，胎盤鉗子あるいは吸引装置を用いて胞状奇胎除去術を行う。最後にキュレットを用いて子宮壁を掻爬した後，超音波断層検査にて子宮腔内の奇胎組織が排出されたことを確認して手術を終了する。

内容物の肉眼的な検査を十分に行った後，必ず組織学的検査を行い，胞状奇胎であることを確認する。

挙児希望がない場合には胞状奇胎を容れたまま（mole in utero）で子宮摘出術が選択されることもあるが，続発率を含めた予後の改善に必ずしもつながらないことから，胞状奇胎除去術を原則とする。

2　子宮内再掻爬術

再掻爬は不必要との報告もあるが，超音波断層法など

の画像検査で胞状奇胎の遺残が疑われる場合は，1週間後に再度子宮内掻爬を施行し，胞状奇胎組織の遺残がないことを組織学的にも確認することが望ましい。

　再掻爬施行の有無にかかわらず，以後の管理に際しては，子宮腔内の空虚化（emptiness）を確認しておくことが肝要である。

C　胞状奇胎娩出後の管理

　胞状奇胎娩出後の管理は，一次管理と二次管理に分けられる。

1　一次管理

　胞状奇胎娩出後，hCG値が測定感度以下に至るまでの管理である。

（1）胞状奇胎の掻爬による子宮腔内の空虚化の確認

　子宮腔内に奇胎組織の遺残がないことを，画像あるいは組織学的に確認する。

（2）hCG値の減衰パターンの観察

　胞状奇胎娩出後は定期的（1〜2週間隔）に血中hCG値を測定し，図19 に則り管理する。

　順調に経過すれば，ほとんどの症例では胞状奇胎娩出後14〜16週間以内にhCGはカットオフ値以下に下降する。一次管理の期間中にhCG値が経過非順調型を示す場合は，侵入奇胎に進展していることがほとんどであり，絨毛癌の可能性は極めて稀である。

(3) 病巣の検出

経過非順調型の場合，全身を検索して病巣の検出に努める。病巣の存在が確認できなければ奇胎後 hCG 存続症と診断する。病巣が確認された場合は，絨毛癌診断スコアを適用して診断する。

2 二次管理

一次管理終了後，すなわち胞状奇胎娩出後に hCG がカットオフ値以下になってからの続発性疾患の発症を早期に発見するための管理である。二次管理の期間中に発症する続発性疾患の多くは絨毛癌である。

定期的に血中 hCG 値を測定し，カットオフ値以下にあることを確認する。二次管理の期間として，3〜4 年間が必要である。妊娠を許可した後でも，少なくともこの期間中は hCG の干渉がない内分泌環境であることを確認するためにも基礎体温を測定する。二次管理の期間中に hCG 値の上昇が認められた場合には，新たな妊娠の成立を否定した上で，続発性疾患病巣の検出に努める。

しかし，今日用いられているいずれの hCG 測定系をもってしても，栄養膜細胞の遺残が皆無であることを証明することはできない（321 頁：「X．hCG とその測定法」を参照）。したがって，胞状奇胎娩出後に hCG がカットオフ値以下を示している場合でも，絨毛癌をはじめとする続発性疾患を発症する可能性は否定できない。

3 続発性疾患の発症

胞状奇胎娩出後の一次管理の中で，全奇胎の 10〜20％，部分奇胎の 2〜4％に侵入奇胎の続発が認めら

れ，また二次管理中に全奇胎の1〜2％に絨毛癌の続発が認められる。このように，全奇胎のほうが部分奇胎よりも続発性疾患の発症率は高いが，部分奇胎でも絨毛癌を続発することが報告されている。

したがって，部分奇胎も含めて，胞状奇胎の症例は厳重に経過観察していく必要がある。

4 妊娠の許可基準

胞状奇胎娩出後，hCG のカットオフ値以下が約3〜6カ月間続いていれば，妊娠を許可してもよい。なお，胞状奇胎の既往が新たな妊娠の転帰（流産，早産，妊娠合併症などの発生率）に影響を及ぼすことはないとされている。ただし，胞状奇胎の反復率は1.4％とされ，一般的な胞状奇胎の発生率より5倍ほど高い。

D 胎児共存奇胎の取扱い

胎児と胞状奇胎が認められる病態は二つある。すなわち部分奇胎の場合と，あるいは正常胎児と全奇胎との双胎（complete hydatidiform mole coexistent with a fetus：CHMCF）の場合である。CHMCF は非常に稀であり，その発症頻度は1/22,000〜1/100,000妊娠であるが，排卵誘発例におけるCHMCF の報告は比較的多い。

CHMCF の場合，胎児染色体は正常であり生児を得ることは可能であるが，同時に全奇胎を分娩まで長期間子宮内に留めることになり，続発性疾患あるいは妊娠中の合併症（胎児死亡，出血，妊娠高血圧症候群，肺塞栓症

など）の発症リスクもあるので，挙児希望の強い場合には妊娠継続の可否の判断が重要となる。CHMCF の続発性疾患の発症リスクは 35〜50％とされており，全奇胎単独の場合よりもはるかに高い頻度である。しかし，妊娠期間の長さと続発性疾患の発症率の間には関連は認められないとされている。

一方，稀に 2 倍体のものも存在するが，部分奇胎の多くは 3 倍体であり，ほとんどすべては妊娠中期までに胎内死亡し，分娩に至るものはごくわずかなので，その取り扱いに関して特に問題となることはない。

したがって，超音波断層法あるいは MRI 検査などにより胎児共存奇胎が疑われた場合，まず羊水穿刺などにより胎児の染色体核型を検査する。それが 2 倍体であれば部分奇胎の可能性は少なく，CHMCF を第一に考える。そして，十分なインフォームドコンセントを踏まえて妊娠の継続を考慮する。

CHMCF は妊娠合併症の頻度が高く，また児の生存可能時期まで妊娠を継続できるのは約 40％である。また，妊娠が継続されたとしても早産がほとんどであり，奇形の頻度もやや高いので，児の発育状態の観察も大切である。厳重な妊娠・分娩管理と奇胎娩出後の管理を行う必要がある。

なお，奇胎娩出後の管理に際して，妊娠終了後に絨毛組織（嚢胞化した部分と嚢胞化していない部分）の組織学的あるいは遺伝子検査などを行い，部分奇胎か全奇胎かを確認することが重要である。

Ⅳ．侵入胞状奇胎の取扱い

A　侵入胞状奇胎の診断

　侵入胞状奇胎（侵入奇胎）のほとんどは胞状奇胎（全奇胎あるいは部分奇胎）に続発して発症する。したがって，胞状奇胎娩出後，一次管理の中で hCG 値の減衰パターンが経過非順調型を示す場合は，侵入奇胎の可能性が高い（図 19 を参照）。

　確定診断は摘出子宮の組織学的検査による。

1　画像所見

　超音波断層法，CT あるいは MRI 検査で，子宮筋層内の奇胎囊胞像が認められれば，診断は容易である。また，カラードプラ法あるいはパワードプラ法は血流豊富な病変部位の検出に有用である。

　侵入奇胎の約 1/3 に肺転移を伴うので，骨盤内に加えて肺などの全身検索を行い，転移病巣の検出にも努める。

2　絨毛癌診断スコア

　妊孕能温存のために病巣（子宮）摘出がなされず，組織学的診断が得られない場合が多いが，画像検査などの臨床検査により病巣が検出されれば，絨毛癌診断スコアを用いて臨床的に診断される。

　本スコアの正診率は高く，4点以下ならば，組織学的診断との一致率は約94％である。

B　侵入胞状奇胎の治療と予後

　病巣が子宮に限局し，挙児希望のない症例，あるいは子宮出血の制御などのために子宮摘出術を行うことはあるが，化学療法による治療が主体である。

　初回治療としてはメトトレキサート（MTX）による単剤療法が主体であるが，アクチノマイシンD（ACT-D）よる単剤療法も行われている。これらの単剤による初回治療の寛解率は70〜90％であり，初回治療に抵抗性の場合は，薬剤の変更（MTXからACT-D），エトポシド（ETP）単剤あるいはMTXとACT-D，ETPとACT-Dの併用療法を行う。

　侵入奇胎の場合は，たとえ転移をしていても，単剤または2剤併用の抗癌剤による化学療法で治癒率はほぼ100％である。しかし，ごく稀に寛解後の再発もあり，その場合はほとんどが絨毛癌である。

V．絨毛癌の取扱い

A　絨毛癌の診断

1　臨床所見と症状

　子宮に病巣がある場合は，不正子宮出血が主な症状である。また，転移病巣での出血（肺出血，消化管出血，腹腔内出血，脳出血など）を契機として他科で発見されることも少なくない。胞状奇胎の既往がある場合だけでなく，あらゆる妊娠の後に続発する可能性があることを念頭に置く必要がある。

（1）胞状奇胎娩出後の場合

　厳重に管理されていれば，hCG値の減衰パターンの経過非順調型（図19を参照）や，胞状奇胎娩出後のhCGカットオフ値以下の状態からのhCGの検出（新たな妊娠を否定）などにより，絨毛癌の発症を疑うことは比較的容易である。

（2）その他の妊娠後の場合

　hCGを測定しなければ，絨毛癌の発症を疑うことは極めて難しい。特に不正子宮出血がなく，転移巣の症状や出血で他科を受診した場合には，その摘出組織の病理学的検査ではじめて絨毛癌と診断されることが多い。

2 画像所見

　絨毛癌の特徴的な画像所見は，病巣部の凝血塊の存在と豊富な血流である。超音波断層法，カラードプラ法あるいはパワードプラ法，CT あるいは MRI 検査などで，全身の検索を行い，病巣の検出に努める。

3 絨毛癌診断スコア

　画像検査などの臨床検査により病巣が検出されれば，絨毛癌診断スコアを用いて臨床的に診断される。本スコアの正診率は高く，確定診断である組織学的診断との一致率は約 91％である。

B　絨毛癌の治療と予後

　絨毛癌は化学療法の感受性が高く，転移を有することが多いため，メトトレキサート（MTX），アクチノマイシン-D（ACT-D），エトポシド（ETP）を中心とした多剤併用化学療法が治療の主体となる。

　手術療法のうち子宮摘出術は，病巣が子宮に限局し，挙児希望のない症例，化学療法に抵抗性の子宮病巣がある症例，あるいは子宮出血が保存的治療で制御困難な症例に対して行う。肺転移病巣の摘出は，化学療法に抵抗性の孤立性の活動性病変で，他の病巣が十分に制御されている場合に行う。脳転移巣に対する開頭手術は，意識障害などの脳圧亢進症状がある場合に行う。脳転移病巣に対しては，従来，化学療法と並行して全脳照射が行わ

れていたが，晩期障害を避けるために，近年その適応は限定的となっており，替わって孤立性病巣に対して定位放射線治療が行われることがある。

　これらの集学的治療法が確立し，近年，転移巣のない子宮絨毛癌では 100％，転移巣のある症例でも 85〜90％の寛解率が得られている。これは，絨毛癌の抗癌剤に対する高い感受性，画像診断の進歩，そして特異性の高い腫瘍マーカーである hCG の微量測定が可能となったことなどが要因である。しかし，脳や肝臓など，肺以外の臓器への遠隔転移や初回化学療法に対する抵抗性は予後不良となるリスク因子であり，現在でも致命的になることがある。

VI. 胎盤部トロホブラスト腫瘍（PSTT）の取扱い

A PSTT の診断―臨床所見と症状―

　緩徐に発育する悪性腫瘍である。先行妊娠から数カ月〜数年後の不正子宮出血あるいは無月経が初発症状であり，他には特徴的な自覚症状に乏しい。正期産後の発症が 50〜70％と多く，次いで流産・中絶後であり，胞状奇胎後の発症は 10％前後と絨毛癌に比べて少ないという特徴を有する。

　PSTT の特徴の一つとして，絨毛性疾患でありながら絨毛癌と比較して hCG の産生が低いことが挙げられる。このことは，中間型栄養膜細胞由来の腫瘍であることを裏付けている。血中 hCG 値は 1,000 mIU/ml 以下と低いことが多いが，病勢をモニターするには最も有用なマーカーである。しかし，hCG 低値が必ずしも病勢を反映していないこともある。中間型栄養膜細胞由来の腫瘍細胞は免疫組織化学的には hPL 陽性であるが，血中 hPL は高値にならないことが多い。

　超音波断層法および CT，MRI 検査などでは，充実性または一部嚢胞性の混在する子宮筋層内腫瘤像や hypervascularity 所見を呈することが多く，絨毛癌とも類似しており，PSTT に特異的な画像所見は乏しい。

B PSTTの治療と予後

　化学療法や放射線療法に対する感受性は一般に低く，また効果的なレジメンが確立されていないことからも，手術療法が中心となる。

　病巣が子宮に限局したFIGO stageⅠでは子宮摘出術が第1選択になる（FIGO進行期については，表10を参照）。stageⅠの予後は一般に良好で，5年生存率は90％以上である。子宮摘出後に化学療法を行うことの有効性はないとされている。一方，転移のあるstageⅡ，Ⅲ，Ⅳでは手術に加えて多剤併用化学療法（EMA/COあるいはEP/EMA）が行われるが，5年生存率は30〜50％と低い。なお，PSTTと次項のETTは，絨毛癌とは異なり，血行性転移に加えてリンパ行性転移を示すことがあるとされているが，リンパ節郭清の意義は明らかではない。

　一般に，PSTTの約15〜20％の症例は悪性経過をたどるとされ，診断時にすでに子宮外に転移を有する症例や，手術によって寛解した後に再発する症例が認められる。転移の部位は他の絨毛性疾患と同様に肺が最も多く，次いで腟，肝であり，その他全身の様々な臓器への転移例が報告されている。

　予後不良因子として，先行妊娠が正期産，2年以上の潜伏期間，FIGO stageⅢ/Ⅳ期，高hCG値（1,000 IU/L以上），多数の核分裂像などが挙げられているが，現在のところ，FIGO進行期（Ⅲ/Ⅳ）と潜伏期（先行妊娠から診断までの期間が2〜4年以上）が最も予後に関連す

るとされている。しかし，PSTT は稀な疾患であるため，その病態や臨床的性格は未だ完全には明らかにされてはおらず，国際的にも管理方針の統一見解は得られていないのが現状である。

VII. 類上皮性トロホブラスト腫瘍（ETT）の取扱い

A　ETTの診断―臨床所見と症状―

　症例の蓄積が少なく，ETTの病態や臨床的性格は今後の解明を待たなければならないが，諸報告によれば，初発症状の約70％は不正子宮出血であり，先行妊娠から診断がつくまでの期間は数カ月〜10数年と一定していない。先行妊娠は正期産後の発症が40〜70％と多く，次いで流産・中絶後が約15％，胞状奇胎後の発症は15〜40％とされている。

　血中hCGはほとんどすべての症例で検出されるが，胎盤部トロホブラスト腫瘍と同様，絨毛癌に比して一般的に低値であり，2,500 mIU/ml以下のことが多い。しかし，約25％の症例ではそれ以上であったとも報告されている。

　絨毛癌や胎盤部トロホブラスト腫瘍とは異なり，原発部位は子宮頸部から子宮体下部が30〜50％と多く，子宮頸癌との鑑別を要することがある。子宮体部の原発は40％ほどである。

　約35％の症例に転移が認められ，肺転移が最も多い。

B ETT の治療と予後

　良性の経過を示す症例が多いが，中には悪性の経過を
とり，死亡例も約 10〜15％に認められる。絨毛性疾患
に対して通常用いられる化学療法剤の効果はあまり期待
できず，現時点での治療は子宮摘出など，病巣を外科的
に切除することが第一と考えられる。

　hCG 値の高低，あるいは病理学的因子（腫瘍の大き
さ，細胞異型，mitotic index）と予後との関連性は明ら
かにされていない。

Ⅷ. 存続絨毛症の取扱い

　絨毛性疾患はほとんどが挙児希望のある生殖年齢に発症し，また化学療法の奏効率も高いことから，子宮摘出はもとより病巣の切除も行われないことが多い。したがって，組織学的診断を欠き，臨床所見だけから存続絨毛症と診断される症例が続発症の大部分を占める。

A　存続絨毛症の診断

　奇胎後 hCG 存続症とほとんどの臨床的侵入奇胎は，胞状奇胎娩出後の一次管理中に hCG 値の減衰パターン（図19 を参照）が経過非順調型を示すことによって発症が疑われる。臨床的絨毛癌の多くは胞状奇胎娩出後の二次管理の中で hCG 値の再上昇によって疑われるが，胞状奇胎以外の妊娠からの続発の場合はその発症を疑うのは必ずしも容易ではない。不正子宮出血あるいは絨毛癌細胞の特徴である血管浸潤・血行性転移による脳出血，肺出血，消化管出血などが最初の徴候となることが少なくなく，その時に hCG が検出されることによりはじめて絨毛癌の続発が疑われることになる。

　胞状奇胎娩出後の一次管理中に hCG 値の減衰パターンが判別線を上回る場合には，チェックポイントとした 5 週あるいは 8 週を待たずに存続絨毛症の発症を疑う。

また，ほとんどの症例では胞状奇胎娩出後，14〜16 週以内には hCG はカットオフ値以下に下降するため，16 週を超えてもカットオフ値以上の場合にも 24 週まで待たずに存続絨毛症の発症を疑う。

なお，hCG 値が低単位の場合には，phantom hCG や下垂体性 hCG などではないことを確認する必要もある（次項：「IX．hCG の低単位持続分泌症例の取扱い」を参照）。

存続性絨毛症が疑われた場合には，積極的に病巣の検出に努めることが肝要である。病巣が認められた後に，絨毛癌診断スコアを適用して細分類を診断する。

B　存続絨毛症の管理

奇胎後 hCG 存続症および臨床的侵入奇胎に対する治療・管理は侵入奇胎に準じ，臨床的絨毛癌に対するそれは絨毛癌に準じて行う。

IX. hCG の低単位持続分泌症例の取扱い

　胞状奇胎を含むあらゆる妊娠（分娩，流産など）の終了後，あるいは続発性疾患治療後の管理中において，画像検査を含む臨床的評価で病巣が検出されないにもかかわらず，低単位の hCG が検出されるという理由で，侵入奇胎や絨毛癌などが疑われて化学療法や子宮摘出が行われたことがある。しかし，検出された hCG が false-positive (phantom) hCG や，あるいは real hCG であっても下垂体性 hCG であったために，それらの不必要な治療に対して社会的な問題が発生した。

　このように，hCG の低単位が持続的に検出される場合（persistent low level of hCG）には，以下の可能性がある。すなわち，1) 検出している hCG が phantom hCG の場合，そして，2) 検出している hCG が real hCG の場合には，(1) 下垂体性 hCG (2) quiescent gestational trophoblastic disease，(3) 胎盤部トロホブラスト腫瘍あるいは類上皮性トロホブラスト腫瘍，あるいは (4) 妊娠性絨毛性疾患以外の腫瘍（性腺あるいは胚細胞腫瘍）などである。したがって，hCG 値が増加せず，低単位で持続分泌している場合には，まず，その検出されている hCG が phantom hCG か，real hCG かを評価することが重要であり，やみくもに化学療法や手術を行うことは避けねばならない。そして，real hCG であった場合には，前述の疾患を念頭に置き検査を進め

る必要がある（phantom hCG あるいは real hCG など
については，次項：「X. hCG とその測定法」を参照）。

quiescent gestational trophoblastic disease

　2003 年，Khanlian et al. により，病巣の存在が認め
られないにもかかわらず，phantom hCG ではなく，
real hCG が低単位で長期間にわたって持続的に検出さ
れる病態が報告され，quiescent gestational tropho-
blastic disease（GTD）と呼ばれる新しい疾患概念が
提唱された。

　本疾患は，活動的ではない（inactive form）と考えら
れる続発性疾患（gestational trophoblastic neoplasia：
GTN）を指すが，以下の二つの場合がある。すなわち，
1）胞状奇胎あるいは GTN の既往があるもの，2）それ
らの既往がなく，妊娠反応が陽性を示すもの（妊娠を除
く）である。いずれも，通常，hCG は 200 mIU/ml 以
下であり，その値が増加することなく 3 カ月以上（数カ
月から数年）にわたって続くが，臨床的検査で病巣が検
出されないことを特徴とする。そして，化学療法あるい
は子宮摘出などの手術を行っても hCG 値は変化せず，
病態は安定していて変わらない。しかし，本疾患の約 10
〜25％は活動的な GTN に進展するとされている。

　したがって，本疾患と診断した場合には，性急な化学
療法や手術の施行は避け，長期間にわたるが，まずは厳
重な経過観察を行うべきである。活動的な GTN に進展
した場合には total hCG は増加してくる。そして，その

場合には，絨毛性疾患に対して用いられる化学療法が奏効する。治療の開始時期は，total hCG が持続して増加するか，明らかな臨床所見が出現した場合である。

▶注1　phantom hCG ではない持続分泌される低単位の hCG には，real hCG を示す変異体 hCG（hCG variant）が関与している。したがって，regular hCG 以外の hCG freeβ-subunit やそのほかの変異体 hCG を含めた total hCG を測定していくことが，より正しい低単位の hCG 値を反映し，疾患の管理に有用であることが明らかにされてきた（次項：「X．hCG とその測定法」を参照）。

▶注2　低単位 hCG 持続分泌症例の解析結果
　Cole & Khanlian は，低単位の hCG を持続分泌していた 189 症例を解析した結果，phantom hCG が 61 例，quiescent GTD が 121 例，そして下垂体性 hCG が 7 例であったと報告している。

X. hCG とその測定法

A hCG の heterogeneity

　Regular（intact）hCG は，92 個のアミノ酸残基をもつ α-subunit と 145 個のアミノ酸残基をもつ β-subunit の二つの subunit からなる異種 2 量体（heterodimer）で，分子量 36,000 の糖蛋白ホルモンである。α-subunit は第 6 番染色体上にある遺伝子によってコードされ，LH や FSH の subunit と同一のものであり，2 個のアスパラギン酸結合糖鎖（N-linked oligosaccharide）を含んでいる。β-subunit は 2 個のアスパラギン酸結合糖鎖と 4 個のセリン結合糖鎖（O-linked oligosaccharide）を有している。第 19 番染色体上に遺伝子があり，β-hCG の合成率の多寡が hCG 分子の産生を規定していると考えられている。hCG に含まれる 8 個の糖鎖は hCG の分子量の約 30% を占めており，並はずれて高度に糖化（glycosylated）された糖蛋白である。

　現在，hCG にはさまざまな heterogeneity があることが明らかにされている。それらにはまず，生物学的に重要な三つの分子である regular hCG，hyperglycosylated hCG，そして hyperglycosylated hCG free β-subunit に加えて二つの subunit 分子，すなわち free hCG α-subunit および free hCG β-subunit があり，

合わせて五つの重要なheterogeneity分子がある。さらに加えて，白血球のelastase様プロテアーゼによって分離・分割・減成（cleavage/nicking・dissociation・degradation）されて血中・尿中に存在するおよそ9種類の変異体hCG（hCG variants）と，分解されて尿中にのみ排泄されてくるβ-subunit core fragmentの，合計およそ15種類の変異体hCGが知られている。

このように多様な変異体が存在することは，hCGの免疫活性は単一の分子によるものではないことを示しており，したがって，測定に用いる抗体の親和性や認識部位の違いによっては変異体も測定してしまうために，得られる測定値が異なった値となる。

▶注1　hCGに関する用語
1. regular hCG
　α-subunitおよびβ-subunitの2量体からなる正常の1分子のhCG。intact hCGと同義語。
2. real hCG
　regular hCG，hyperglycosylated hCGなどの正常な分子，α-subunitやβ-subunit，そしてdegradationによってできた変異体を含んだ，真のhCG分子の総称。phantom hCGに対する反意語。
3. phantom hCG
　real（真の）hCGではなく，heterophilic antibodyによってfalse-positive（疑陽性）を示すphantom（みせかけの）hCG。false-positive hCGは同義語。
4. total hCG
　正常なhCGは容易に分解されて変異体hCGを生じる。regular（intact）hCGだけではなく，分解されて産生された種々の変異体hCGを含むhCGの総称。whole hCGと同義語。

5. hyperglycosylated hCG
 regular hCG の糖化変異体（glycosylation variant）で，regular hCG とは産生細胞や生物学的機能も異なる。合胞体栄養膜細胞から分泌される regular hCG よりも分子量が大きい。正常妊娠着床期や活動的な絨毛性疾患の浸潤性を有する細胞性栄養膜細胞から分泌される。これを最初に報告したのは，わが国のMizuochi, et al.である。

▶▶注 2 　5 種類の重要な hCG（1～5）と 10 種類の変異体 hCG（①～⑩）
1. regular hCG から生じるもの：
 ①1' : nicked regular hCG
 ②1" : nicked regular hCG missing β-subunit CTP
2. hyperglycosylated hCG から生じるもの：
 ③2' : nicked hyperglycosylated hCG
 ④2" : nicked hyperglycosylated hCG missing β-subunit CTP
3. hyperglycosylated hCG free β-subunit から生じるもの：
 ⑤3' : nicked hyperglycosylated hCG free β-subunit
 ⑥3" : nicked hyperglycosylated hCG free β-subunit missing β-subunit CTP
4. hCG free β-subunit から生じるもの：
 ⑦4' : nicked hCG free β-subunit
 ⑧4" : nicked hCG free β-subunit missing β-subunit CTP
 ⑨β-subunit core fragment（尿中検出 hCG）
5. hCG free α-subunit から生じるもの：
 ⑩5' : N-glycosylated free α-subunit

▶▶注 3 　妊娠で検出されるhCGは regular hCG であるが，絨毛癌などの悪性腫瘍では多くの変異体が発生する。

B 下垂体性 hCG

下垂体性（pituitary）hCG は regular hCG であり，男性あるいは妊娠していない女性でも低濃度で認められる。そして，性成熟期女性の正常月経周期における LH ピークの時期，卵巣摘出後あるいは閉経後ではその濃度が上昇する。このような下垂体性 hCG が高感度測定キットで検出されることがあるが，通常は 10 mIU/ml 以下のことが多い。

下垂体性 hCG の生成過程は合胞体栄養膜細胞のそれとは少し異なっているため，その生物活性と半減期は合胞体栄養膜細胞から生成される regular hCG の約 1/2 であるとされている。

▶▶注　　下垂体性 hCG の鑑別

絨毛性疾患の管理において，前述の低単位の hCG が持続分泌している場合にこの下垂体性 hCG を検出していることがある。これを誤って解釈すると不必要な治療を行ってしまうことになる。

しかし，下垂体性 hCG は GnRH agonist，あるいはエストロゲンとプロゲステロンの合剤を 2〜3 週間投与することにより抑制されるので，栄養膜細胞から分泌される hCG とは鑑別できる。

C phantom hCG

免疫学的測定法の避けられない事実として，実際には血清中に hCG が存在しないのに，heterophilic antibody を hCG として検出してしまうことがある。

　複数の抗体を用いる今日のサンドイッチ法では，この抗体の存在がfalse-positiveを示す原因の一つとなっており，誤って判断すると，前述したように不必要な治療が行われてしまうことになる。

▶▶注1　heterophilic antibody として，以下のものが挙げられる。

    1) マウスに対する抗体HAMA（human anti-murine antibody）や, ヒツジ（sheep）に対する抗体HASA, ヤギ(goat)に対する抗体HAGA

    2) 細菌感染などで変性した，既存のヒト抗体に対する抗体

    3) 自己免疫疾患やリウマチ疾患による自己抗体

▶▶注2　regular hCG と phantom hCG の鑑別

　heterophilic antibody は分子量が大きく，尿中には検出されない。したがって，血清希釈して再検査するとともに，同時に尿中 hCG を検査することが，phantom hCGかregular hCGかを判定する重要なポイントである。

　以下に，The USA hCG Reference Service における phantom hCG の鑑別基準を示す：

1. 同一検体を2種類の hCG 検査で測定した場合，両者間に5倍以上の測定値の差がある。（必須基準）なお, The USA hCG Reference Service では，使用している hCG 測定キット（Siemens Immulite）で得られた値との比較をしている。

2. 血清 hCG が陽性であるにもかかわらず，同時に採取した尿中では hCG あるいは変異体 hCG が検出されない。（必須基準）

3. 血清中には本来存在しないもの（尿中の free hCG β-subunit core fragment）に対して，hCG 検査が陽性を示す。（確定基準）

4. heterophilic antibody blocking agent を使用した場合, hCG 検査が陰性になる，あるいは hCG の検出が難しい。（確定基準）

表 9-1　各種 hCG 測定キット

hCG 測定キット（単位：mIU/ml）	原理	測定物質	感度（mIU/ml）	販売上の測定カットオフ値（mIU/ml）	測定範囲（mIU/ml）
絨毛性ゴナドトロピン（HCG）「SRL」	EIA	intact hCG	0.4（SRL 設定）	0.7 以下（正常参考値）	0.4〜32
E テスト「TOSOH」II（HCG II）	EIA	intact hCG	0.5（尿）2.5	0.5（尿）2.5	0.5〜400（尿）2.5〜2,000
シーメンス・イムライズ HCG III	CLEIA	total hCG	1.0	2.7（非妊婦）1.0 以下（男性）	1.0〜5,000
E テスト「TOSOH」II（β-HCG）*	EIA	total hCG	0.5	0.5	0.5〜400

free β-hCG subunit 測定キット（単位：ng/ml）	原理	測定物質	感度（ng/ml）	販売上の測定カットオフ値（ng/ml）	測定範囲（ng/ml）
ポールエルザ・F-β HCG・キット	IRMA	freeβ-hCG	0.1	0.1	0.1〜50
シーメンス・イムライズ free β-HCG II（LKFB1）	CLEIA	freeβ-hCG	0.04	0.1	0.04〜80

*E テスト「TOSOH」II（β-HCG）は，β-hCG ではなく，total hCG を測定するキットである。

LHとの交叉性	反応時間	陽性判定	使用期限(月)	貯蔵法(℃)	製造元(株式会社)	販売元(株式会社)
0.008%	18時間以上	吸光度測定	6	2~10	TFB	TFB
0.258%	10分	蛍光強度測定	12	2~8	Tosoh	Tosoh AIA
なし	35分	発光量測定	12	2~8	Siemens Healthcare Diagnostics	Mitsubishi Chemical Medience
なし	10分	蛍光強度測定	12	2~8	Tosoh	Tosoh AIA

LHとの交叉性	反応時間	陽性判定	使用期限(月)	貯蔵法(℃)	製造元(株式会社)	販売元(株式会社)
0.13%	3時間	放射能測定	1.5	2~8	Cisbio International	Sceti Medical Labo
0.003%	70分	発光量測定	12	2~8	Siemens Healthcare Diagnostics	Mitsubishi Chemical Medience

[表注 1]　EIA：enzyme immunoassay，CLEIA：chemiluminescent enzyme immunometric assay，RIA：radioimmunoassay，IRMA：immunoradiometric assay

[表注 2]　hCG の測定単位には mIU/ml（活性単位）と ng/ml（重量単位）があり，1 ng/ml は国際単位（international unit：IU）に換算して 9.3 mIU/ml に等しいとされている。

[表注 3]　intact hCG のみを測定する目的で作成されたキットでも免疫学的に変異体 hCG とも反応するので，intact hCG だけを測定することは実際には難しい。

[表注 4]　尿検体を用いた測定の場合には，尿量補正（1 日尿量）が必要である。

[表注 5]　どの測定法を用いても 5 mIU/ml 以下の場合には，下垂体性 hCG を検出している可能性があることに注意する（324 頁を参照）。

[表注 6]　測定に用いる抗体や標準品が同一でない場合，同じ検体でも測定値が異なる場合もあるので，測定施設で使用している測定法を理解しておく。

[表注 7]　β-subunit の内部構造である β-core fragment（分子量約 15,000 の生物活性を持たない糖蛋白）は，測定キットの製造中止のために本邦では測定できない（2011 年 7 月現在）。

D　hCG の測定

　尿中や血中に大量の hCG が存在する時の妊娠や胞状奇胎の診断などには，市販のいかなる種類の hCG 測定キットを用いて測定しても，高単位であるために臨床的に問題になることはほとんどない。しかし，絨毛性疾患の管理においては低単位の hCG 値をフォローアップする必要がある。すなわち，測定限界値に達しない存続絨毛症の診断を行い，一方では化学療法の効果判定あるいは寛解判定などを行わなければならない。したがって，高い精度が要求される hCG 測定法の選択は，絨毛性疾患の管理に極めて重要である。

　今日では，regular hCG 以外の free hCG β-subunits やそのほかの変異体 hCG を含む total hCG を測定していくことが，より正しい低単位の hCG 値を反映し，疾患の管理に有用であることが明らかにされてきた。しかし，最新のどの測定法を用いても，hCG 検出感度以下という結果が腫瘍細胞（栄養膜細胞）ゼロの状態を意味するわけではない。 表 9-1 に，現在使用されている主な hCG 測定キットとその特徴を示す。

　また， 表 9-2 に，国際的に使用されている 9 種類の hCG 測定キットの変異体 hCG 検出の差異を示す。なお，hCG 測定値の評価に際して注意すべき点は ［表注］ にも記してある。

表9-2　国際的に使用されているhCG測定キット

Common brands of hCG immuno-assay	Tosoh A1A	Siemens Immulite	Abott AxSym/IMX	Baxter Stratus
regular hCG	○	○	○	○
hyperglycosylated hCG	○	○	○	○
nicked hCG	○	○	○	○
nicked hypergly-cosylated hCG	○	○	○	○
nicked hCG missingβ-CTP	×	○	×	×
freeβ-subunit	○	○	○	?
hyperglycosylated freeβ-subunit	○	○	○	?
(urine) free β-subunit core fragment	×	○	×	×

[表注1]　○：検出可能，×：検出不可能，?：評価不能
[表注2]　ここに示した各hCG測定キットの比較から
　　　　　hCGの測定には，Tosoh A1A（Eテスト
　　　　　「TOSOH」Ⅱ（β-HCG）），Siemens Immulite
　　　　　（シーメンス・イムライズHCGⅢ）を用いるこ
　　　　　とが推奨されている。なお，Eテスト
　　　　　「TOSOH」Ⅱ（β-HCG）は，β-hCGではな
　　　　　く，total hCGを測定するキットである。

における変異体 hCG 検出の差異

Siemens ACS180/ Centaur	Beckman Access/ DXI	Siemens Dimen- sion	Ortho Vitros Eci	Roche Elecsys series
○	○	○	○	○
○	○	?	○	?
○	○	○	○	?
○	○	?	○	?
×	×	○	×	×
?	?	○	○	○
?	?	?	○	?
×	×	×	×	×

XI. FIGO 2000 staging and risk factor scoring system for gestational trophoblastic neoplasia

gestational trophoblastic neoplasia（GTN）に対する新しい FIGO 2000 staging and risk factor scoring system（FIGO 2000 system）は，FIGO anatomical staging と modified WHO risk factor scoring system を組み合わせたものであり，GTN のリスクグループを分類して化学療法レジメンを選択するための基準である（表 10）。

　本邦分類と対比すると，low risk GTN は主に奇胎後 hCG 存続症と侵入奇胎（臨床的を含む）であり，high risk GTN は絨毛癌（臨床的を含む）に相当すると考えられる。

　なお，胞状奇胎そのものは GTN とは見做されないため（注 2 を参照），この FIGO 2000 system には含まれていない。また，胎盤部トロホブラスト腫瘍はこれを適用して期別分類（staging）されるが，risk factor scoring の対象とはならない。現在のところ FIGO では GTN として分類されていない類上皮性トロホブラスト腫瘍は staging も scoring も対象とはならない。

　この FIGO 2000 system は国際的基準として重要であり，今後の本邦における絨毛性疾患の治療成績の比較あるいは登録などに際して考慮することが望まれる。

　▸▸注 1　FIGO 2000 staging and risk factor scoring system の成立までの経緯

　絨毛性疾患は栄養膜細胞を発生母地とする疾患の総称であるが，分類あるいは診断基準についての国際的な統一見解が得られていない。そのため，疾患の発生状況，治療方針，治療成績などについて国際的に比較・検討することが困難であった。

　こうした状況を改めるために International Society for the Study of Trophoblastic Diseases (ISSTD)，International Gynecologic Cancer Society (IGCS)，Society of Gynecologic Oncologist (SGO) での長期間の検討を経て，FIGO Cancer Staging and Nomenclature Committee の会議が開催された 2000 年 9 月，絨毛性疾患についての Revised FIGO 1992 staging system を変更した FIGO 2000 staging and risk factor scoring system が提言され，2002 年に FIGO Oncology Committee で承認された。

▶▶注 2　　gestational trophoblastic disease と gestational trophoblastic neoplasia

　FIGO Oncology Committee (2002) は，gestational trophoblastic disease (GTD) とは区別して gestational trophoblastic neoplasia (GTN) という呼称を使用するように推奨した。そこには，本邦と同様に，胞状奇胎を悪性腫瘍 (malignant neoplasia, cancer) とは見做さないとする考え方が反映されている。したがって，GTN とは下記の判定基準によって診断される化学療法あるいは摘出手術などの治療を必要とする疾患の総称であり，GTD は胞状奇胎と GTN の集合的な名称であるとしている。

　胞状奇胎娩出後の GTN の診断に必要な判定基準を以下のように定めており，欧米では一般的な基準となっている（本邦の基準と対比）。
(1) hCG 値が少なくとも 3 週間にわたり 4 回以上プラトーを示す場合：day 1, 7, 14, 21。

(2) hCG 値が少なくとも 2 週間にわたり 3 回以上連続して増加を示す場合：day 1, 7, 14。
(3) 組織学的検査で絨毛癌の場合。
(4) hCG が胞状奇胎娩出後 6 カ月以上持続して検出される場合。

▶▶ 注 3　gestational trophoblastic neoplasia (GTN) は，本邦分類の侵入奇胎・絨毛癌・存続絨毛症のすべてを包括している名称であるが，本邦の臨床的侵入奇胎や臨床的絨毛癌のように組織学的診断を考慮しているものではない。

表10 FIGO 2000 staging and risk factor scoring system for gestational trophoblastic neoplasia

FIGO Staging	
Stage Ⅰ	Disease confined to the uterus
Stage Ⅱ	GTN extends outside of the uterus, but is limited to the genital structures (adnexa, vagina, broad ligament)
Stage Ⅲ	GTN extends to the lungs, with or without known genital tract involvement
Stage Ⅳ	All other metastatic sites

FIGO Scoring				
Score	0	1	2	4
Age (years)	<40	≧40		
Antecedent pregnancy	Mole	Abortion	Term	
Interval months from index pregnancy	<4	4~<7	7~<13	≧13
Pre-treatment serum hCG (IU/l)	$<10^3$	$10^3 \sim <10^4$	$10^4 \sim <10^5$	$≧10^5$
Largest tumor size (cm) (including uterus)	<3	3~<5	≧5	
Site of metastases	Lung	Spleen, kidney	Gastro-intestinal	Liver, brain
Number of metastases		1~4	5~8	>8
Previous failed chemotherapy			Single drug	2 or more drugs

[表注 1]　　合計スコア 6 点以下を low risk GTN, 7 点以上を high risk GTN とし, 前者では単剤化学療法を, 後者では多剤化学療法を推奨している。

[表注 2]　　表記の方法は, stage はローマ数字, risk score の合計はアラビア数字で書き, その間にコロンを置く。たとえば stage II : 10 のように記す。

資 料

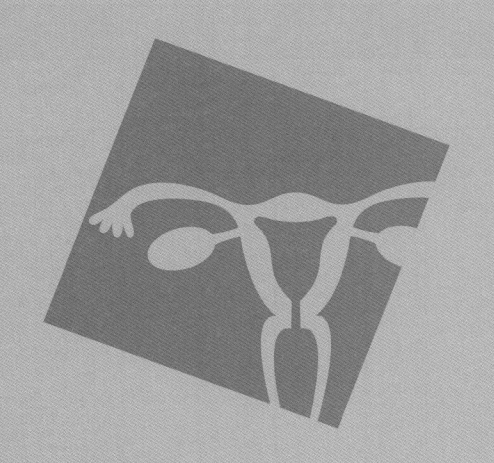

I．子宮頸癌の診断法

A　細胞診（表11，表12）

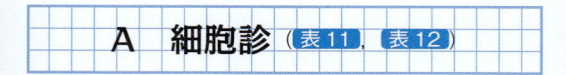

表11 ベセスダシステム 2001 細胞診結果とその運用：扁平上皮系

結果	略語	推定される病理診断	従来のクラス分類	英語表記	運用
1) 陰性	NILM	非腫瘍性所見，炎症	I II	Negative for intraepithelial lesion or malignancy	異常なし（定期検診）
2) 意義不明な異型扁平上皮細胞	ASC-US	軽度扁平上皮内病変疑い	II ｜ IIIa	Atypical squamous cells of undetermined significance (ASC-US)	要精密検査：（以下の選択肢が可能）1．直ちにハイリスク HPV 検査施行し，陰性：1年後に細胞診検査　陽性：コルポ・生検　2．HPV 検査施行せず，6 カ月目と 12 カ月目に細胞診再検。どちらか一方でも ASC-US 以上のときコルポ・生検する　3．HPV 検査施行せず，直ちにコルポ・生検することも容認される

（つづく）

（つづき）

3) HSILを除外できない異型扁平上皮細胞	ASC-H	高度扁平上皮内病変疑い	Ⅲa Ⅲb	Atypical squamous cells cannot exclude HSIL (ASC-H)	要精密検査：直ちにコルポ・生検
4) 軽度扁平上皮内病変	LSIL	HPV 感染 軽度異形成	Ⅲa	Low grade squamous intraepithelial lesion	
5) 高度扁平上皮内病変	HSIL	中等度異形成 高度異形成 上皮内癌	Ⅲa Ⅲb Ⅳ	High grade squamous intraepithelial lesion	
6) 扁平上皮癌	SCC	扁平上皮癌	Ⅴ	Squamous cell carcinoma	

日本産婦人科医会「ベセスダシステム 2001 準拠子宮頸部細胞診報告様式の理解のために」（2008）より引用，一部改変

表12 ベセスダシステム 2001 細胞診結果とその運用：腺系

結果	略語	推定される病理診断	従来のクラス分類	英語表記	運用
7) 異型腺細胞	AGC	腺異型または腺癌疑い	Ⅲ	Atypical glandular cells	要精密検査：コルポ・生検，頸管および内膜細胞診または組織診
8) 上皮内腺癌	AIS	上皮内腺癌	Ⅳ	Adenocarcinoma in situ	
9) 腺癌	Adenocarcinoma	腺癌	Ⅴ	Adenocarcinoma	
10) その他の悪性腫瘍	Other malig.	その他の悪性腫瘍	Ⅴ	Other malignant neoplasms	要精密検査：病変検索

日本産婦人科医会「ベセスダシステム 2001 準拠子宮頸部細胞診報告様式の理解のために」（2008）より引用，一部改変

B　コルポスコピー

改訂コルポスコピー所見分類：日本婦人科腫瘍学会 2014

A)	総合評価　General assessment	GA
1.	観察可　観察不可（理由：炎症，出血，瘢痕など）	
	Adequate or inadequate for the reason (inflammation, bleeding, scar, etc)	ADE or INA
2.	扁平円柱境界　Squamocolumnar junction	SCJ
	可視　Completely visible	V1
	部分的可視　Partially visible	V2
	不可視　Not visible	V3
3.	移行帯　Transformation zone	TZ
	1 型　Type 1	TZ1
	2 型　Type 2	TZ2
	3 型　Type 3	TZ3

B)	正常所見　Normal colposcopic findings	NCF
1.	扁平上皮　Original squamous epithelium	S
2.	円柱上皮　Columnar epithelium	C
3.	化生上皮　Metaplastic squamous epithelium	T
	ナボット卵　Nabothian cysts	N
	腺開口　Gland openings	Go

C)	異常所見　Abnormal colposcopic findings	ACF
1.	概観　General principles	
	病変の部位：移行帯（内，外）（　　時方向）	
	Location of the lesion : inside or outside the transformation zone (clock position)	
	病変の大きさ：子宮腟部占拠率（　　%）	
	Size of the lesion : percentage of cervix the lesion covers	
2.	軽度所見　Grade 1 (minor)	
	白色上皮（軽度）　Thin acetowhite epithelium	W1
	モザイク（軽度）　Fine mosaic	M1
	赤点斑（軽度）　Fine punctation	P1
	不規則・地図状辺縁　Irregular, Geographic border	B1
3.	高度所見　Grade 2 (major)	
	白色上皮（高度）　Dense acetowhite epithelium	W2

モザイク（高度） Coarse mosaic		M2
赤点斑（高度） Coarse punctation		P2
異常腺開口 Abnormal gland openings		aGo
鋭角辺縁，内部境界，尾根状隆起 Sharp border, Inner border, Ridge sign		B2
4. 非特異的所見 Nonspecific findings		
白斑（角化，過角化） Leukoplakia (keratosis, hyperkeratosis)		L
びらん Erosion		Er

D) 浸潤癌所見 Suspicious for invasion		IC
異型血管 Atypical vessels		aV
付随所見 Additional signs: fragile vessels, irregular surface, exophytic lesion, necrosis, ulceration (necrotic), tumor or gross neoplasm		

E) その他の非癌所見 Miscellaneous findings		MF
1. コンジローマ Condyloma		Con
2. 炎症 Inflammation		Inf
3. 萎縮 Atrophy		Atr
4. ポリープ（頸管外，頸管内） Polyp (ectocervical or endocervical)		Po
5. 潰瘍 Ulcer		Ul
6. その他 Others		etc

（日本婦人科腫瘍学会 編集. 改訂コルポスコピースタンダードアトラス：日本婦人科腫瘍学会 2014. 中外医学社，東京，2014, p8 より）

Ⅱ．婦人科腫瘍関連リンパ節の部位と名称

　従来の子宮頸癌取扱い規約におけるリンパ節の名称に関しては子宮頸癌取扱い規約ならびに 1991 年日本癌治療学会リンパ節合同委員会の提唱に基づき命名してきた。2002 年に日本癌治療学会リンパ節規約が改訂されたことを受け、『卵巣腫瘍・卵管癌・腹膜癌取扱い規約 臨床編 第 1 版』（2015 年）よりリンパ節の部位と名称が以下のように定められた。これを勘案して、本取扱い規約においても同一の名称を用いることとした。よって、2012 年 4 月に刊行された『子宮頸癌取扱い規約 第 3 版』の記載と一部異なることに留意されたい。

1) リンパ節は、主要血管の走行に沿って存在するものが多い。原則的にその血管名に従って命名される。
2) 近傍に目標となる血管のないものでは、神経、靱帯名などにより命名される。
3) 解剖学における新学名（Nomina Anatomica Parisiensia）を尊重するが、臨床上慣用されてきた名称も許容する。国際的にも採用され得る命名を採る。
4) 命名の極端な細分化を避ける。
5) 原則としてリンパ節番号は用いない。

①傍大動脈リンパ節（腹部大動脈周囲リンパ節）　para-aortic nodes
　腹部大動脈および下大静脈に沿うもの。

①-1　高位傍大動脈リンパ節：

　下腸間膜動脈根部より頭側で，横隔膜脚部までの大動脈周囲にあるリンパ節。この領域の下大静脈周辺のリンパ節も含む。

①-2　低位傍大動脈リンパ節：

　下腸間膜動脈根部から大動脈分岐部の高さまでの大動脈および下大静脈周辺のリンパ節を指し，下腸間膜動脈根部の高さに接するリンパ節も含まれる。

　大動脈左側から下大静脈右側までのリンパ節を便宜上傍大動脈リンパ節とよぶが，細区分が必要な場合には，大動脈前面から左側にかけてのリンパ節を傍大動脈リンパ節，大動脈と下大静脈の間に存在するリンパ節を大動静脈間リンパ節，下大静脈前面から右側にかけてのリンパ節を下大静脈周囲リンパ節と記載する。

　これまでの子宮頸癌取扱い規約では高位傍大動脈リンパ節を「左腎静脈下縁から下腸間膜動脈根部上縁までの領域」と規定していたが，『卵巣腫瘍・卵管癌・腹膜癌取扱い規約 臨床編 第 1 版』（2015 年）で，左腎静脈より頭側のリンパ節も含まれるようになった。以後，下腸間膜動脈根部より尾側を「低位傍大動脈リンパ節」とし，下腸間膜動脈根部より頭側で，横隔膜脚部までを「高位傍大動脈リンパ節」として分類されることになった。

②総腸骨リンパ節　common iliac nodes

　総腸骨動静脈に沿うリンパ節。浅外側総腸骨リンパ節，深外側総腸骨リンパ節，内側総腸骨リンパ節に細区分される。

③外腸骨リンパ節　external iliac nodes

　外腸骨血管分岐部より足方で，外腸骨血管の外側ある

いは動静脈間にあるもの。

④鼠径上リンパ節　suprainguinal nodes（大腿上リンパ節　suprafemoral nodes）

　外腸骨血管が鼠径靱帯下に入る直前にあるもの。

　血管の外側にあって，外腸骨リンパ節に連絡し，深腸骨回旋静脈よりも末梢にあるものを外鼠径上リンパ節といい，血管の内側にあり，閉鎖リンパ節に連絡するものを内鼠径上リンパ節という。

⑤内腸骨リンパ節　internal iliac nodes

　内腸骨血管と外腸骨血管とによって作られるいわゆる血管三角部および内腸骨動静脈に沿うもの。

⑥閉鎖リンパ節　obturator nodes

　外腸骨血管の背側で閉鎖孔および閉鎖神経，閉鎖動静脈周囲にあるもの。

⑦仙骨リンパ節　sacral nodes

　内腸骨血管より内側で仙骨前面と Waldeyer 筋膜の間にあるもの。正中仙骨動静脈に沿うものを正中仙骨リンパ節，外側仙骨動静脈に沿うものを外側仙骨リンパ節という。

⑧基靱帯リンパ節　parametrial nodes

　基靱帯およびその周辺に存在するもの。子宮傍組織リンパ節，尿管リンパ節などと称せられた表在性のもの（頸部傍組織リンパ節 paracervical nodes），および基靱帯基部近くに存在する深在性のものすべてを含める。

⑨鼠径リンパ節＊　inguinal nodes

　鼠径靱帯より足方にあるもの。

＊子宮内膜癌では同リンパ節への転移を認めるものは遠隔転移と規定されており，ⅣB 期となる。

［所属リンパ節］

①子宮頸癌

子宮頸癌の所属リンパ節は基靭帯リンパ節，閉鎖リンパ節，外腸骨リンパ節，鼠径上リンパ節，内腸骨リンパ節，総腸骨リンパ節，仙骨リンパ節である。

▶▶注1　傍大動脈リンパ節転移は M 分類に入れる。

▶▶注2　『子宮頸癌取扱い規約 第 3 版』（2012 年）において，鼠径上リンパ節を所属リンパ節に含めないこととした。しかし，TNM 分類で M（遠隔転移）とされるリンパ節転移は鎖骨上リンパ節，縦隔リンパ節，傍大動脈リンパ節，鼠径リンパ節であるので，『子宮頸癌取扱い規約 病理編 第 4 版』（2017 年）以降は，小骨盤腔内にある鼠径上リンパ節を所属リンパ節に含めることとし，鼠径上リンパ節転移を M 分類には入れず，N1 とする。これまで，鼠径上リンパ節に関する規定が，子宮頸癌，子宮体癌，卵巣腫瘍・卵管癌・腹膜癌のそれぞれの取扱い規約で異なっていたが，今回の改訂で，これらの 3 つの取扱い規約に共通させ，いずれにおいてもこれを所属リンパ節とすることとなった。

（子宮頸癌取扱い規約 病理編 第 4 版より）

②子宮体癌

子宮内膜癌ならびに子宮体部肉腫の所属リンパ節は基靭帯リンパ節，内腸骨リンパ節，閉鎖リンパ節，鼠径上リンパ節，外腸骨リンパ節，総腸骨リンパ節，仙骨リンパ節，傍大動脈リンパ節である。

（子宮体癌取扱い規約 病理編 第 4 版より）

③卵巣癌・卵管癌

TNM 分類（UICC 第 8 版）では，FIGO 手術進行期

分類（2014）に準拠するため，所属リンパ節は，

・骨盤リンパ節（基靱帯リンパ節，仙骨リンパ節，閉鎖リンパ節，内腸骨リンパ節，鼠径上リンパ節，外腸骨リンパ節，総腸骨リンパ節）

・傍大動脈リンパ節

であり，鼠径リンパ節は所属リンパ節には含まれない。

（卵巣腫瘍・卵管癌・腹膜癌取扱い規約 病理編 第1版より）

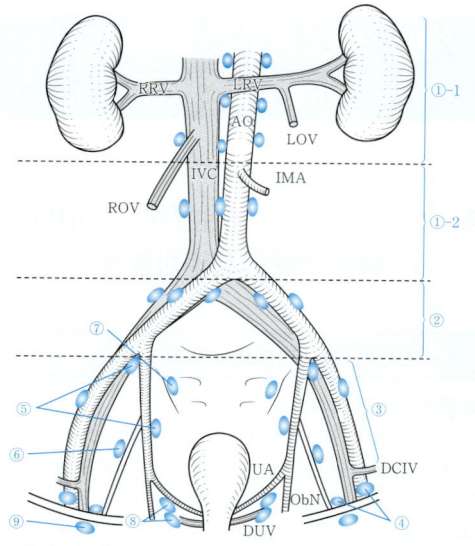

*①〜⑨は本文中の番号に対応

図 婦人科腫瘍治療に関係するリンパ節の名称と解剖学的指標

AO : 腹部大動脈（abdominal aorta）
IVC : 下大静脈（inferior vena cava）
IMA : 下腸間膜動脈（inferior mesenteric artery）
DCIV : 深腸骨回旋静脈（deep circumflex iliac vein）
ObN : 閉鎖神経（obturator nerve）
UA : 子宮動脈（uterine artery）
DUV : 深子宮静脈（deep uterine vein）
ROV : 右卵巣静脈（right ovarian vein）
LOV : 左卵巣静脈（left ovarian vein）
RRV : 右腎静脈（right renal vein）
LRV : 左腎静脈（left renal vein）

Ⅲ．RECISTに準拠した 効果判定規準

A　ベースライン（治療前）における 腫瘍病変の測定可能性

① 測定可能（measurable）

◆腫瘍病変（tumour lesions）

少なくとも1方向で正確な測定が可能であり〔測定断面における最大径（長径）を記録〕，かつ以下のいずれかのサイズ以上のもの。

- CTで10 mm（CTのスライス厚は5 mm以下）
- 測径器で正確に測定できない病変は測定不能とする
- 胸部X線写真で20 mm

◆リンパ節病変（malignant lymph nodes）

病的な腫大と判断されたリンパ節について，CTで**短径**を測定。

- 標的病変：短径15 mm以上
- 非標的病変：短径10 mm以上15 mm未満
- 正常：短径10 mm未満

② 測定不能（non-measurable）

小病変（長径が10 mm未満の腫瘍病変または短径が

10 mm 以上 15 mm 未満であるリンパ節病変)，および真の測定不能病変を含む，測定可能病変以外のすべての病変。

測定時の注意点など

①測定法：CT が最も優れている。体幹部撮影などにおいては MRI も許容される。超音波検査は客観性に乏しく，使用すべきではない。

②すべての評価は治療開始前 4 週間以内。

③真に測定不能とみなされる病変

　造骨性骨病変，軟膜髄膜病変，腹水，胸水または心嚢水，炎症性乳がん，皮膚や肺のリンパ管症，視触診では認識できるが再現性のある画像検査法では測定可能ではない腹部腫瘤や腹部臓器の腫大。

④嚢胞性病変

　嚢胞性部分と充実性部分を含んだ病変：嚢胞部分を含まない充実性部分が測定可能の定義を満たす場合，充実性部分のみを測定。

⑤臨床的測定可能病変

　ⅰ．表在性（皮膚小結節，触知可能なリンパ節など）で，かつ長径が 10 mm 以上の場合に限る。

　ⅱ．皮膚病変の場合は，定規を写し込んだカラー写真により記録する。

⑥腫瘍マーカー

　ⅰ．単独では効果の評価には使用しない。

　ⅱ．ただしベースラインでマーカーが基準値上限を超えていた患者で，全病変が消失した場合，完全奏効（CR）の判定にはマーカーの正常化が必要。

B　腫瘍縮小効果の判定

1　ベースライン（治療前）評価

（1）全体的な腫瘍量および測定可能病変の評価

　ベースライン評価における全体的な腫瘍量（overall tumour burden）を評価し，経過中の測定値の対照として使用する。客観的な腫瘍縮小効果が primary endpoint である試験では，少なくとも 1 つの測定可能病変を有する患者を対象とすべきである。

（2）「標的」および「非標的」病変のベースライン評価と記録

◆標的病変

　①すべての測定可能病変において，**各臓器につき最大 2 病変，合計 5 病変まで**を標的病変として選択。

　②治療前（早くとも治療開始前 4 週以内）に測定，記録。

　③大きさと，繰り返して正確に測定できるかどうかに基づいて選択。

　④すべての標的病変の径の和を算出：非リンパ節病変では長径，リンパ節病変では短径を用い，ベースライン径和（baseline sum diameter）として記録。

◆非標的病変

　①標的病変以外のすべての病変。

　②治療前に記録。

　③追跡期間中，非標的病変の測定は不要。

　④各々の病変の有無と明らかな増悪は記録する。

② 効果判定規準

（1）標的病変の評価

◆**完全奏効（Complete Response；CR）**

すべての標的病変の消失。

標的病変として選択したすべてのリンパ節病変は，短径で 10 mm 未満に縮小しなくてはならない。

◆**部分奏効（Partial Response；PR）**

ベースライン径和に比して，標的病変の径和が 30％以上減少。

◆**進行（Progressive Disease；PD）**

経過中の最小の径和に比して，標的病変の径和が 20％以上増加，かつ，5mm 以上増加。

◆**安定（Stable Disease；SD）**

経過中の最小の径和に比して，PR に相当する縮小がなく PD に相当する増大がない。

（2）非標的病変の評価

◆**完全奏効（CR）**

すべての非標的病変の消失かつ腫瘍マーカー値が基準値上限以下。

すべてのリンパ節は短径が 10 mm 未満。

◆**非 CR/非 PD（Non-CR/Non-PD）**

1 つ以上の非標的病変の残存かつ/または腫瘍マーカーが基準値上限を超える。

◆**進行（PD）**

既存の非標的病変の明らかな増悪。

（3）新病変

　新しい腫瘍性病変の出現は，疾患の増悪を示す。新病変の所見は明らかなものでなければならない。

> ▶▶注　　FDG-PET による新病変の評価
> ・ベースラインで PET 陰性：その後の PET 陽性なら「新病変」。
> ・ベースラインで PET 評価なし：PET 陽性部位に一致して CT で新病変があれば「新病変」。なければ検査を繰り返す。CT で増悪と判断されなかった病変で，PET が陽性であってもそれは PD としない。

（4）最良総合効果の評価

◆最良総合効果（best overall response）

● 治療開始から治療終了までに記録された**最良の客観的腫瘍縮小効果**のこと。

● 標的病変および非標的病変双方の所見に基づく。

● 新病変出現の有無も考慮される。

　各時点での効果で標的病変を有する場合は 表13，非標的病変のみを有する場合は 表14，また CR と PR の確定が必要とされる場合の最良総合効果は 表15 により判定する。

3　確定のための測定/奏効期間

（1）確定（Confirmation）

① 奏効率が primary endpoint である非ランダム化試験の場合は確定が必要。それ以外は確定不要である。

② 観察された**奏効率の過大評価を回避する**のが目的。

　確定の規準
　PR または CR の確定：4 週以上の PR 期間または CR

表13　各時点での効果：標的病変（非標的病変の有無にかかわらず）を有する場合

標的病変	非標的病変	新病変	総合効果
CR	CR	なし	CR
CR	Non-CR/non-PD	なし	PR
CR	評価なし	なし	PR
PR	Non-PD or 評価の欠損あり	なし	PR
SD	Non-PD or 評価の欠損あり	なし	SD
評価の欠損あり	Non-PD	なし	NE
PD	問わない	あり or なし	PD
問わない	PD	あり or なし	PD
問わない	問わない	あり	PD

CR：完全奏効，PR：部分奏効，SD：安定，PD：進行，NE：評価不能

表14　各時点での効果：非標的病変のみを有する場合

非標的病変	新病変	総合効果
CR	なし	CR
Non-CR/non-PD	なし	Non-CR/non-PD*
評価なしがある	なし	NE
明らかな増悪	あり or なし	PD
問わない	あり	PD

CR：完全奏効，PD：進行，NE：評価不能
*いくつかの試験では有効性評価のエンドポイントとして SD の使用が増えており，測定可能病変がない場合にこのカテゴリーを適用することは推奨されないため，非標的疾患に関しては「安定」よりも「非 CR/非 PD」の方が望ましい。

表15 CRとPRの確定が必要とされる場合の最良総合効果

最初の総合評価	その次の総合評価	最良総合効果
CR	CR	CR
CR	PR	SD, PD or PR*
CR	SD	SD の最短規準を満たせば SD，それ以外は PD
CR	PD	SD の最短規準を満たせば SD，それ以外は PD
CR	NE	SD の最短規準を満たせば SD，それ以外は NE
PR	CR	PR
PR	PR	PR
PR	SD	SD
PR	PD	SD の最短規準を満たせば SD，それ以外は PD
PR	NE	SD の最短規準を満たせば SD，それ以外は NE
NE	NE	NE

CR：完全奏効，PR：部分奏効，SD：安定，PD：進行，NE：評価不能

*最初の時点で本当にCRであった場合，それ以降の時点で病変が認められると，それがベースラインとの比較でPR規準を満たす病変であっても，その時点でPDとなる（CR後に病変が再出現したとみなすため）。その場合の最良総合効果はSDの最短期間の規準が満たされていたか否かによって決まる。ただし，いったん「CR」と判定された場合でも，その次の検査で小病変が残存していたと判断され，最初の評価時点では実際にはCRではなくPRであったということが後から考察されることがある。そうした場合には，最初のCRはPRに変更すべきであり，最良総合効果はPRとなる。

期間を確認。

SD の確定：一般に，6〜8 週を超えて，少なくとも 1 回は測定値が SD 規準を満たす。

(2) 奏効期間（duration of overall response）

CR あるいは PR の測定規準を満たした時点（最初に記録された方がどちらであれ）から，再発あるいは増悪が客観的に確認された最初の日までの期間。

◆**完全奏効期間**（duration of overall complete response）

初めて CR の測定規準を満たした時点から，再発が客観的に確認された最初の日までの期間。

(3) 安定期間（duration of stable disease）

安定（SD）は，経過中の径和の最小値を比較対照として（ベースラインの径和が最小の場合はこれを比較対照とする），治療開始から増悪の規準が満たされた時点までの期間。

4　無増悪生存期間（progression-free survival）/無増悪生存割合（proportion progression-free）

状況により「奏効率」が新規薬剤や新規レジメンの抗腫瘍効果を評価する方法として最適でない場合がある。この場合，無増悪生存期間や，ある時点での無増悪生存割合が新規薬剤の生物学的効果に関する最初の結果を示すのに適切な代替指標となる可能性がある。

資料

本資料では下記の文献を引用改変・参考としている。

E.A. Eisenhauer, et al. New response evaluation criteria in solid tumours : Revised RECIST guideline (version 1.1). Eur J Cancer. 2009 Jan ; 45 (2) : 228-247

「固形がんの治療効果判定のための新ガイドライン (RECIST ガイドライン)-改訂版 version 1.1-日本語訳 JCOG 版 ver.1.0」 JCOG ホームページ (http://www.jcog.jp)

IV. Performance Status Score

ECOG の Performance Status（PS）の日本語訳

Score	定義
0	全く問題なく活動できる。 発病前と同じ日常生活が制限なく行える。
1	肉体的に激しい活動は制限されるが，歩行可能で，軽作業や座っての作業は行うことができる。 例：軽い家事，事務作業
2	歩行可能で自分の身の回りのことはすべて可能だが作業はできない。 日中の 50％ 以上はベッド外で過ごす。
3	限られた自分の身の回りのことしかできない。 日中の 50％ 以上をベッドか椅子で過ごす。
4	全く動けない。 自分の身の回りのことは全くできない。 完全にベッドか椅子で過ごす。

（Common Toxicity Criteria, Version2.0 Publish Date April 30, 1999　http://ctep.info.nih.gov/protocolDevelopment/electronic_applications/docs/ctcv20_4-30-992.pdf）

Ⅴ．有害事象共通用語規準 v4.0
日本語訳 JCOG 版─2017 年 9 月 12 日（抜粋）

血液およびリンパ系障害		
項目	Grade 1	Grade 2
貧血	ヘモグロビン<LLN-10.0 g/dL；<LLN-6.2 mmol/L；<LLN-100 g/L	ヘモグロビン<10.0-8.0 g/dL；<6.2-4.9 mmol/L；<100-80 g/L
播種性血管内凝固	－	検査値異常はあるが出血なし
発熱性好中球減少症	－	－

心臓障害		
項目	Grade 1	Grade 2
心嚢液貯留	－	症状がない少量から中等量の心嚢液貯留

資料

Grade 3	Grade 4	Grade 5	【注釈】
ヘモグロビン＜8.0g/dL；＜4.9mmol/L；＜80g/L；輸血を要する	生命を脅かす；緊急処置を要する	死亡	血液100mL中のヘモグロビン量の減少。皮膚・粘膜の蒼白，息切れ，動悸，軽度の収縮期雑音，嗜眠，易疲労感の貧血徴候を含む
検査値異常および出血がある	生命を脅かす；緊急処置を要する	死亡	全身の凝血形成をきたす血液凝固機序の全身性かつ病的な活性化。血小板と凝固因子の消耗による出血リスクの増加
ANC＜1,000/mm^{3}で，かつ，1回でも38.3℃（101℉）を超える，または1時間を超えて持続する38℃以上（100.4℉）の発熱	生命を脅かす；緊急処置を要する	死亡	ANC＜1,000/mm^{3}で，かつ，1回でも38.3℃（101℉）を超える，または1時間を超えて持続する38℃以上（100.4℉）の発熱

Grade 3	Grade 4	Grade 5	【注釈】
生理機能に影響する心嚢液貯留	生命を脅かす；緊急処置を要する	死亡	心嚢内の液体貯留。多くは炎症による

耳および迷路障害

項目	Grade 1	Grade 2
聴力障害	成人の評価プログラム(1, 2, 3, 4, 6, 8 kHz のオージオグラム): 15-25 dB の閾値変動 (少なくとも片側の耳で, オージオグラム上の2つ以上の隣接する周波数での平均聴力を用いる) 成人で評価プログラムを用いない場合: 記録として残る聴力損失はないが聴力の自覚的な変化がある 小児の評価プログラム(1, 2, 3, 4, 6, 8 kHz のオージオグラム): 少なくとも片側の聴力が8 kHz の周波数で>20 dB の閾値変動	成人の評価プログラム(1, 2, 3, 4, 6, 8 kHz のオージオグラム): >25 dB の閾値変動 (少なくとも片側の耳で, オージオグラム上の2つの隣接する周波数での平均聴力を用いる) 成人で評価プログラムを用いない場合: 補聴器/治療を要さない聴力低下; 身の回り以外の日常生活動作の制限 小児の評価プログラム(1, 2, 3, 4, 6, 8 kHz のオージオグラム): 少なくとも片側の聴力が≧4 kHz で>20 dB の閾値変動
耳鳴	軽度の症状がある; 治療を要さない	中等度の症状がある; 身の回り以外の日常生活動作の制限
回転性めまい	軽度の症状がある	中等度の症状がある; 身の回り以外の日常生活動作の制限

Grade 3	Grade 4	Grade 5	【注釈】
成人の評価プログラム(1, 2, 3, 4, 6, 8 kHzのオージオグラム):>25 dBの閾値変動(少なくとも片側の耳で, オージオグラム上の3つの隣接する周波数での平均聴力を用いる); 治療を要する 成人で評価プログラムを用いない場合:補聴器/治療を要する聴力低下; 身の回りの日常生活動作の制限 小児の評価プログラム(1, 2, 3, 4, 6, 8 kHzのオージオグラム):少なくとも片側の聴力が補聴器等の治療を要する聴力低下; 片側聴力が≧3 kHzで>20 dBの閾値変動; 音声言語関連の補助を要する	成人: 両側の顕著な聴力低下 (≧2 kHzで閾値の絶対値が>80 dB); 日常生活で用をなさない聴力 小児: 聴覚医学的にみて人工内耳が必要と判断され, さらに音声言語関係の補助を要する	—	耳の構造への損傷の結果として, 音を感知したり認知する力を, 部分的または全体的に消失した状態
高度の症状がある; 身の回りの日常生活動作の制限	—	—	耳に雑音 (リンリン, ザーザー, ウォーウォー, カチカチなど) を感じる病態
高度の症状がある; 身の回りの日常生活動作の制限	—	—	本人の周囲がぐるぐる回っているような感覚(客観的めまい), または本人が空中で回っているような感覚 (主観的めまい)

胃腸障害

項目	Grade 1	Grade 2
下痢	ベースラインと比べて<4回/日の排便回数増加; ベースラインと比べて人工肛門からの排泄量が軽度に増加	ベースラインと比べて4-6回/日の排便回数増加; ベースラインと比べて人工肛門からの排泄量が中等度増加
口腔粘膜炎	症状がない, または軽度の症状がある; 治療を要さない	中等度の疼痛; 経口摂取に支障がない; 食事の変更を要する
悪心	摂食習慣に影響のない食欲低下	顕著な体重減少, 脱水または栄養失調を伴わない経口摂取量の減少
嘔吐	24時間に1-2エピソードの嘔吐 (5分以上間隔が開いたものをそれぞれ1エピソードとする)	24時間に3-5エピソードの嘔吐 (5分以上間隔が開いたものをそれぞれ1エピソードとする)

一般・全身障害および投与部位の状態

項目	Grade 1	Grade 2
注射部位反応	症状を伴う/伴わない圧痛 (例: 熱感, 紅斑, そう痒)	疼痛; 脂肪変性; 浮腫; 静脈炎

Grade 3	Grade 4	Grade 5	【注釈】
ベースラインと比べて7回以上/日の排便回数増加;便失禁;入院を要する;ベースラインと比べて人工肛門からの排泄量が高度に増加;身の回りの日常生活動作の制限	生命を脅かす;緊急処置を要する	死亡	頻回で水様の排便
高度の疼痛;経口摂取に支障がある	生命を脅かす;緊急処置を要する	死亡	口腔粘膜の炎症
カロリーや水分の経口摂取が不十分;経管栄養/TPN/入院を要する	—	—	ムカムカ感や嘔吐の衝動
24時間に6エピソード以上の嘔吐(5分以上間隔が開いたものをそれぞれ1エピソードとする);TPNまたは入院を要する	生命を脅かす;緊急処置を要する	死亡	胃内容が口から逆流性に排出されること

Grade 3	Grade 4	Grade 5	【注釈】
潰瘍または壊死;高度の組織損傷;外科的処置を要する	生命を脅かす;緊急処置を要する	死亡	注射部位に生じる(通常は免疫学的な)強い有害反応

免疫系障害		
項目	Grade 1	Grade 2
アレルギー反応	一過性の潮紅または皮疹; <38℃(100.4°F)の薬剤熱; 治療を要さない	治療または点滴の中断が必要。ただし症状に対する治療（例: 抗ヒスタミン薬, NSAIDs, 麻薬性薬剤）には速やかに反応する; ≦24時間の予防的投薬を要する
アナフィラキシー	―	―

●貧血

　CTCAE v4.0 では，Grade 3 の定義に事象評価が加わり，Grade 4 の定義が数値評価から事象評価へと変わったが，JCOG では，いずれも CTCAE v3.0 と同じ数値評価を用いる。

　Grade 1　<11.6-10 g/dL（女性）
　Grade 2　<10-8 g/dL（男女共通）
　Grade 3　<8.0-6.5 g/dL（男女共通）
　Grade 4　<6.5 g/dL（男女共通）

Grade 3	Grade 4	Grade 5	【注釈】
遷延（例：症状に対する治療および/または短時間の点滴中止に対して速やかに反応しない）；一度改善しても再発する；続発症（例：腎障害，肺浸潤）により入院を要する	生命を脅かす；緊急処置を要する	死亡	抗原物質への暴露により生じる局所あるいは全身の有害反応
蕁麻疹の有無によらず症状のある気管支痙攣；非経口的治療を要する；アレルギーによる浮腫/血管性浮腫；血圧低下	生命を脅かす；緊急処置を要する	死亡	肥満細胞からのヒスタミンやヒスタミン様物質の放出により引き起こされる急性炎症反応を特徴とする過剰な免疫反応。臨床的には，呼吸困難，めまい，血圧低下，チアノーゼ，意識消失を呈し，死に至ることもある

●低アルブミン血症

　CTCAE v4.0 では，Grade 4 の定義が新たに設けられたが，JCOG では，CTCAE v3.0 を踏襲し，Grade 4 は定義しない。

　Grade 1　　<4.1-3 g/dL
　Grade 2　　<3-2 g/dL
　Grade 3　　<2 g/dL
　Grade 4　　−（定義せず）

感染症および寄生虫症		
項目	Grade 1	Grade 2
尿路感染	—	限局性; 局所的処置を要する（例: 外用の抗菌薬/抗真菌薬/抗ウイルス薬）
子宮感染	—	中等度の症状がある; 内服治療を要する（例: 抗菌薬/抗真菌薬/抗ウイルス薬）
放射線性皮膚炎	わずかな紅斑や乾性落屑	中等度から高度の紅斑; まだらな湿性落屑。ただしほとんどが皺や襞に限局している; 中等度の浮腫

●低カリウム血症

CTCAE v4.0 では，Grade 2 の定義が新たに設けられたが，JCOG では，CTCAE v3.0 を踏襲し，Grade 2 は定義しない。

Grade 1　<3.6-3.0 mmol/L
Grade 2　−（定義せず）
Grade 3　<3.0-2.5 mmol/L
Grade 4　<2.5 mmol/L

Grade 3	Grade 4	Grade 5	【注釈】
抗菌薬/抗真菌薬/抗ウイルス薬の静脈内投与による治療を要する；IVRによる処置または外科的処置を要する	生命を脅かす；緊急処置を要する	死亡	尿路の感染で，多くは膀胱と尿道に生じる
抗菌薬/抗真菌薬/抗ウイルス薬の静脈内投与による治療を要する；IVRによる処置または外科的処置を要する	生命を脅かす；緊急処置を要する	死亡	子宮内膜の感染。子宮筋層や子宮傍組織へ広がることもある
皺や襞以外の部位の湿性落屑；軽度の外傷や摩擦により出血する	生命を脅かす；皮膚全層の壊死や潰瘍；病変部より自然に出血する；皮膚移植を要する	死亡	生物学的な効果を生じるレベルに達した電離放射線の暴露の結果生じる皮膚の炎症反応

●クレアチニン増加

CTCAE v4.0 では，ベースラインからの変化を評価する規準が加わったが，JCOG では，CTCAE v3.0 を踏襲し，（共用）基準範囲上限を基準にして絶対値で評価する。

Grade 1　>0.79-1.185 mg/dL（女性）

Grade 2　>1.185-2.37 mg/dL（女性）

Grade 3　>2.37-4.74 mg/dL（女性）

Grade 4　>4.74 mg/dL（女性）

資料

臨床検査		
項目	Grade 1	Grade 2
アラニンアミノトランスフェラーゼ増加	>ULN-3.0×ULN	>3.0-5.0×ULN
アルカリホスファターゼ増加	>ULN-2.5×ULN	>2.5-5.0×ULN
アスパラギン酸アミノトランスフェラーゼ増加	>ULN-3.0×ULN	>3.0-5.0×ULN
血中ビリルビン増加	>ULN-1.5×ULN	>1.5-3.0×ULN
一酸化炭素拡散能減少	LLN から 3-5 units 下回る; フォローアップでベースラインと比べ 3-5 units（mL/min/mmHg）低下	LLN から >5-8 units 下回る; フォローアップで症状がなくベースラインと比べ >5-8units（mL/min/mmHg）低下
クレアチニン増加	>1-1.5×ベースライン; >ULN-1.5×ULN	>1.5-3.0×ベースライン; >1.5-3.0×ULN
駆出率減少	—	安静時駆出率（EF）が50-40%; ベースラインから 10-20% 低下
好中球数減少	<LLN-1,500/mm³; <LLN-1.5×10e9/L	<1,500-1,000/mm³; <1.5-1.0×10e9/L

Grade 3	Grade 4	Grade 5	【注釈】
>5.0−20.0×ULN	>20.0×ULN	—	臨床検査にて血中アラニンアミノトランスフェラーゼ（ALTまたはsGPT）レベルが上昇
>5.0-20.0×ULN	>20.0×ULN	—	臨床検査にて血中アルカリホスファターゼレベルが上昇
>5.0-20.0×ULN	>20.0×ULN	—	臨床検査にて血中アスパラギン酸アミノトランスフェラーゼ（ASTまたはsGOT）レベルが上昇
>3.0-10.0×ULN	>10.0×ULN	—	臨床検査にて血中ビリルビンレベルが上昇。ビリルビン過剰は黄疸と関連
症状がなく>8 unitsの低下; 肺の症状があり>5 unitsの低下（例: >Grade 2の低酸素血症, 高度の呼吸困難）	—	—	肺機能検査にて一酸化炭素拡散能が減少
>3.0×ベースライン; >3.0-6.0×ULN	>6.0×ULN	—	臨床検査にて生体試料のクレアチニンレベルが上昇
安静時駆出率（EF）が<40-20%; ベースラインから>20%低下	安静時駆出率（EF）<20%	—	収縮前に心室内にあった血液が心室収縮により駆出されるパーセンテージ
<1,000-500/mm³; <1.0-0.5×10e9/L	<500/mm³; <0.5×10e9/L	—	臨床検査にて血中好中球数が減少

臨床検査（続き）		
血小板数減少	<LLN-75,000/mm³; <LLN-75.0×10e9/L	<75,000-50,000/mm³; <75.0-50.0×10e9/L
血清アミラーゼ増加	>ULN-1.5×ULN	>1.5-2.0×ULN
白血球減少	<LLN-3,000/mm³; <LLN-3.0×10e9/L	<3,000-2,000/mm³; <3.0-2.0×10e9/L

<50,000–25,000/mm³; <50.0–25.0×10e9/L	<25,000/mm³; <25.0×10e9/L	—	臨床検査にて血中血小板数が減少
>2.0–5.0×ULN	>5.0×ULN	—	臨床検査にて血清アミラーゼレベルが上昇
<2,000–1,000/mm³; <2.0–1.0×10e9/L	<1,000/mm³; <1.0×10e9/L	—	臨床検査で血中白血球が減少

代謝および栄養障害

項目	Grade 1	Grade 2
食欲不振	食生活の変化を伴わない食欲低下	顕著な体重減少や栄養失調を伴わない摂食量の変化; 経口栄養剤による補充を要する
脱水	経口水分補給の増加を要する; 粘膜の乾燥; 皮膚ツルゴールの低下	<24 時間の静脈内輸液を要する
高カルシウム血症	補正血清カルシウム>ULN-11.5 mg/dL; >ULN-2.9 mmol/L; イオン化カルシウム>ULN-1.5 mmol/L	補正血清カルシウム>11.5-12.5 mg/dL; >2.9-3.1 mmol/L; イオン化カルシウム>1.5-1.6 mmol/L; 症状がある
高カリウム血症	>ULN-5.5 mmol/L	>5.5-6.0 mmol/L
高ナトリウム血症	>ULN-150 mmol/L	>150-155 mmol/L
低アルブミン血症	<LLN-3 g/dL; <LLN-30 g/L	<3-2 g/dL; <30-20 g/L
低カルシウム血症	補正血清カルシウム<LLN-8.0 mg/dL; <LLN-2.0 mmol/L; イオン化カルシウム<LLN-1.0 mmol/L	補正血清カルシウム<8.0-7.0 mg/dL; <2.0-1.75 mmol/L; イオン化カルシウム<1.0-0.9 mmol/L; 症状がある

Grade 3	Grade 4	Grade 5	【注釈】
顕著な体重減少または栄養失調を伴う（例: カロリーや水分の経口摂取が不十分）; 静脈内輸液/経管栄養/TPN を要する	生命を脅かす; 緊急処置を要する	死亡	食欲の低下
≧24 時間の静脈内輸液または入院を要する	生命を脅かす; 緊急処置を要する	死亡	体から過度に水分が失われた状態。通常、高度の下痢、嘔吐、発汗により起こる
補正血清カルシウム＞12.5-13.5 mg/dL; ＞3.1-3.4 mmol/L; イオン化カルシウム＞1.6-1.8 mmol/L; 入院を要する	補正血清カルシウム＞13.5 mg/dL; ＞3.4 mmol/L; イオン化カルシウム＞1.8 mmol/L; 生命を脅かす	死亡	臨床検査にて血中カルシウム濃度（アルブミン補正）が増加
＞6.0-7.0 mmol/L; 入院を要する	＞7.0 mmol/L; 生命を脅かす	死亡	臨床検査にて血中カリウム濃度が上昇。腎障害や、時に利尿薬の使用に関連する
＞155-160 mmol/L; 入院を要する	＞160 mmol/L; 生命を脅かす	死亡	臨床検査にて血中ナトリウム濃度が上昇
＜2 g/dL; ＜20 g/L	生命を脅かす; 緊急処置を要する	死亡	臨床検査にて血中アルブミン濃度が低下
補正血清カルシウム＜7.0-6.0 mg/dL; ＜1.75-1.5 mmol/L; イオン化カルシウム＜0.9-0.8 mmol/L; 入院を要する	補正血清カルシウム＜6.0 mg/dL; ＜1.5 mmol/L; イオン化カルシウム＜0.8 mmol/L; 生命を脅かす	死亡	臨床検査にて血中カルシウム濃度（アルブミン補正）が低下

資料

代謝および栄養障害（続き）

低カリウム血症	<LLN-3.0 mmol/L	<LLN-3.0 mmol/L; 症状がある; 治療を要する
低ナトリウム血症	<LLN-130 mmol/L	—

筋骨格系および結合組織障害

項目	Grade 1	Grade 2
関節痛	軽度の疼痛	中等度の疼痛; 身の回り以外の日常生活動作の制限
全身筋力低下	症状がある; 自覚的な筋力低下があるが、診察では明らかではない	症状がある; 診察にて筋力低下が明らか; 身の回り以外の日常生活動作の制限
筋肉痛	軽度の疼痛	中等度の疼痛; 身の回り以外の日常生活動作の制限

神経系障害

項目	Grade 1	Grade 2
末梢性運動ニューロパチー	症状がない; 臨床所見または検査所見のみ; 治療を要さない	中等度の症状がある; 身の回り以外の日常生活動作の制限
末梢性感覚ニューロパチー	症状がない; 深部腱反射の低下または知覚異常	中等度の症状がある; 身の回り以外の日常生活動作の制限
血管迷走神経性反応	—	—

<3.0-2.5 mmol/L; 入院を要する	<2.5 mmol/L; 生命を脅かす	死亡	臨床検査にて血中カリウム濃度が低下
<130-120 mmol/L	<120 mmol/L; 生命を脅かす	死亡	臨床検査にて血中ナトリウム濃度が低下

Grade 3	Grade 4	Grade 5	【注釈】
高度の疼痛; 身の回りの日常生活動作の制限	—	—	関節の著しく不快な感覚
身の回りの日常生活動作が制限される; 活動不能/動作不能	—	—	複数の解剖学的部位の筋力の低下
高度の疼痛; 身の回りの日常生活動作の制限	—	—	筋または筋群の著しく不快な感覚

Grade 3	Grade 4	Grade 5	【注釈】
高度の症状がある; 身の回りの日常生活動作の制限; 補助具を要する	生命を脅かす; 緊急処置を要する	死亡	末梢運動神経の炎症または変性
高度の症状がある; 身の回りの日常生活動作の制限	生命を脅かす; 緊急処置を要する	死亡	末梢知覚神経の炎症または変性
あり	生命を脅かす; 緊急処置を要する	死亡	突然の血圧低下, 徐脈, 末梢血管拡張で, 意識消失を生じ得る。迷走神経刺激の亢進による

腎および尿路障害

項目	Grade 1	Grade 2
急性腎障害	クレアチニンが＞0.3 mg/dL 増加; ベースラインの 1.5-2 倍に増加	クレアチニンがベースラインの＞2-3 倍に増加
蛋白尿	蛋白尿 1+; 尿蛋白＜1.0 g/24 時間	成人: 蛋白尿 2+; 尿蛋白 1.0-＜3.5 g/24 時間; 小児: 尿蛋白/クレアチニン比 0.5-1.9

呼吸器，胸郭および縦隔障害

項目	Grade 1	Grade 2
肺水腫	画像所見のみ; 労作に伴う軽微な呼吸困難	労作に伴う中等度の呼吸困難; 内科的治療を要する; 身の回り以外の日常生活動作の制限
肺線維症	軽度の低酸素血症; 画像所見上の線維化が総肺容積の＜25%	中等度の低酸素血症; 肺高血圧症; 画像所見上の線維化が25-50%

Grade 3	Grade 4	Grade 5	【注釈】
クレアチニンがベースラインよりも>3倍または>4.0 mg/dL増加; 入院を要する	生命を脅かす; 人工透析を要する	死亡	急性の腎機能低下であり, 伝統的に, 腎前性 (腎臓への血流減少), 腎性 (腎障害), 腎後性 (尿管/膀胱流出路の閉塞) に分類される
成人: 尿蛋白≧3.5 g/24時間; 小児: 尿蛋白/クレアチニン比>1.9	—	—	臨床検査で尿中に過剰に蛋白が認められる状態。主にアルブミンであるが, グロブリンも含まれる

Grade 3	Grade 4	Grade 5	【注釈】
高度の呼吸困難/安静時呼吸困難; 身の回りの日常生活動作の制限	生命を脅かす; 緊急処置/人工呼吸を要する	死亡	肺組織への液体の貯留, ガス交換障害を引き起こし肺機能不全を生じ得る
高度の低酸素血症; 右心不全; 画像所見上の線維化が>50-75%	生命を脅かす (例: 循環動態/肺合併症); 人工呼吸を要する; 画像所見上の線維化が>75%であり, 高度な蜂巣状変化を伴う	死亡	結合組織による肺組織の置換。進行性の呼吸困難, 呼吸不全, 右心不全の原因となる

資料

皮膚および皮下組織障害

項目	Grade 1	Grade 2
脱毛症	遠くからではわからないが近くで見ると正常よりも明らかな50%未満の脱毛; 脱毛を隠すために, かつらやヘアピースは必要ないが, 通常と異なる髪形が必要となる	他人にも容易に明らかな50%以上の脱毛; 患者が脱毛を完全に隠したいと望めば, かつらやヘアピースが必要; 社会心理学的な影響を伴う
多形紅斑	虹彩様皮疹が体表面積の<10%を占め, 皮膚の圧痛を伴わない	虹彩様皮疹が体表面積の10-30%を占め, 皮膚の圧痛を伴う
爪変色	症状がない; 臨床所見または検査所見のみ; 治療を要さない	—
爪脱落	症状のない爪の剥離または爪の脱落	爪の剥離または爪による症状がある; 身の回り以外の日常生活動作の制限

血管障害

項目	Grade 1	Grade 2
血管炎	症状がない; 治療を要さない	中等度の症状がある; 内科的治療を要する

Grade 3	Grade 4	Grade 5	【注釈】
—	—	—	年齢，部位に相応の量よりも毛髪が減少
虹彩様皮疹が体表面積の >30% を占め，口腔内や陰部のびらんを伴う	虹彩様皮疹が体表面積の >30% を占め，水分バランスの異常または電解質異常を伴う；ICU や熱傷治療ユニットでの処置を要する	死亡	中心部は暗赤色で同心円状に辺縁は鮮紅色を呈する矢の的のような斑状病変
—	—	—	爪の変色
—	—	—	爪のすべてまたは一部の脱落

Grade 3	Grade 4	Grade 5	【注釈】
高度の症状がある；内科的治療を要する（例：副腎皮質ステロイド）	生命を脅かす；末梢または内臓の虚血；緊急処置を要する	死亡	血管壁の炎症

婦人科がん取扱い規約
抜粋

定価（本体 4,200 円＋税）

1999 年 2 月25日　第 1 版発行
2013 年 2 月20日　第 2 版発行
2018 年 5 月10日　第 3 版第 1 刷発行

編　集　日本産科婦人科学会・日本病理学会・
　　　　日本医学放射線学会・日本放射線腫瘍学会

発行者　福村　直樹

発行所　金原出版株式会社

　　　　〒 113-0034　東京都文京区湯島 2-31-14
　　　　電話　編集　（03）3811-7162
　　　　　　　営業　（03）3811-7184
　　　　FAX　　　　（03）3813-0288
　　　　振替口座　　00120-4-151494
　　　　http://www.kanehara-shuppan.co.jp

ISBN 978-4-307-30137-4　　　　印刷・製本／横山印刷

JCOPY ＜出版者著作権管理機構　委託出版物＞